MY MINDFUL ASIAN KITCHEN

Für unsere lieben Eltern
Shuying und Quanyi

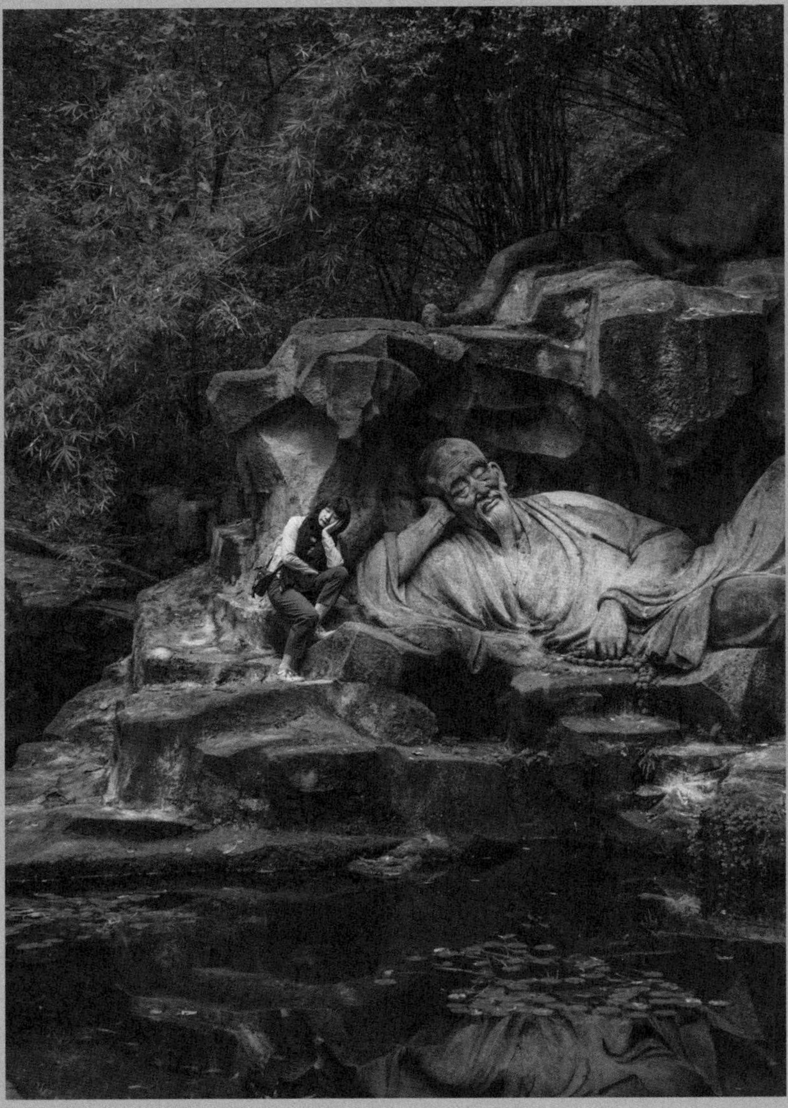

Yaxin Yang

Unentdeckte Schätze:
chinesische Rezepte für Körper und Seele

MY MINDFUL ASIAN KITCHEN

vegetarisch & vegan

FOTOGRAFIE & GESTALTUNG: FEIPENG JIANG

CHRISTIAN

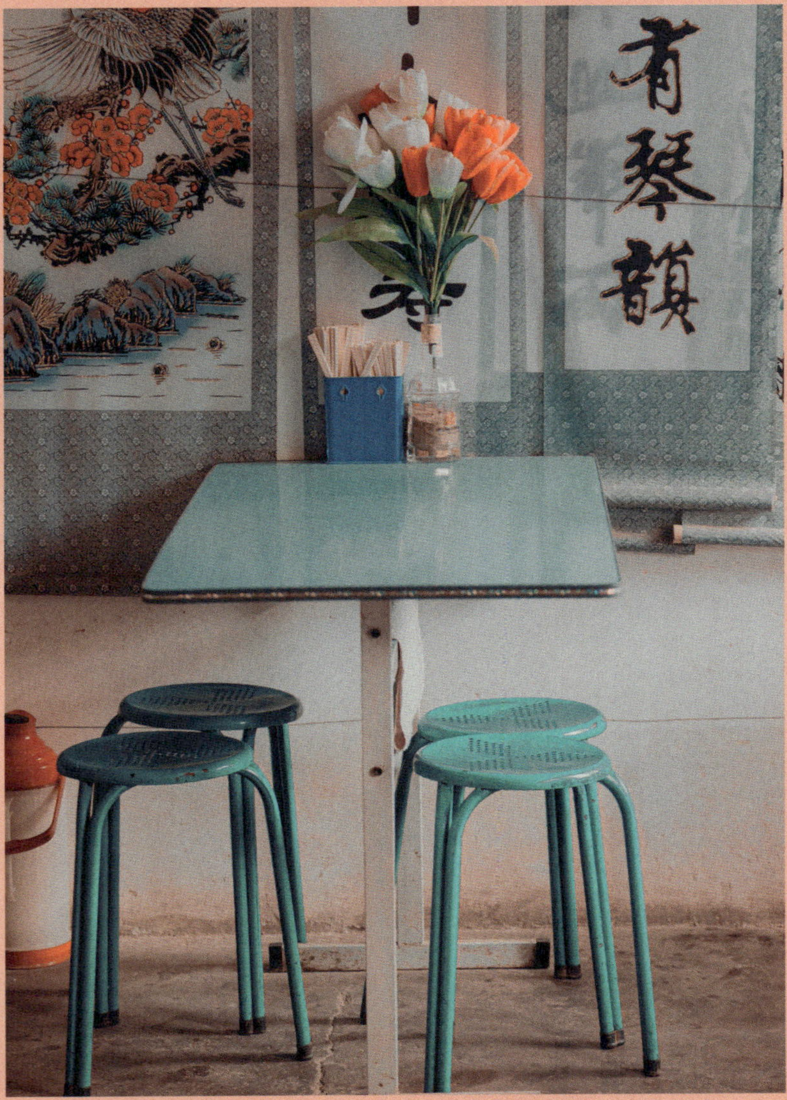
有琴韻

Mehr als nur Essen

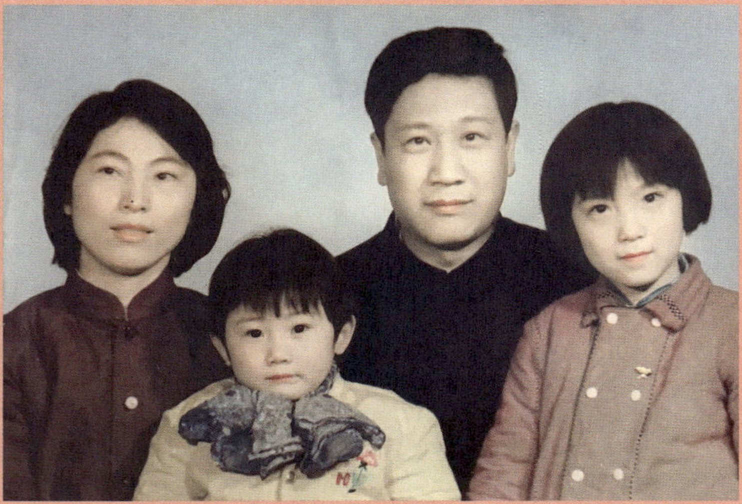

Meine Mutter Shuying (links), ich (vorne), mein Vater Quanyi (mittig)
und meine Schwester Yatong (rechts)

食养

Wie die chinesische Alltagsküche Körper und Seele nährt

Meine Eltern, Shuying (淑英) und Quan Yi (全意), sind echte Pekinger. Mein Vater, Quan Yi, war Lehrer für traditionelle chinesische Malerei. Seine Werke zeigen prachtvolle Winterpflaumen, Frühlingsorchideen, Sommerbambus und Herbstchrysanthemen. Meine Mutter arbeitete in der Schulverwaltung. Sie ist eine offene, zupackende Frau mit klaren Worten und flinken Händen.

Unsere Familie – meine Eltern, meine vier Jahre ältere Schwester und ich – lebte in einem kleinen traditionellen Hofhaus, einem sogenannten Si He Yuan, inmitten der alten Pekinger Hutongs. Es war ein Lehm-Holz-Haus mit alten Dachbalken, das im Winter mit einem kleinen Ofen und Wabenkohle beheizt wurde. Nach der Wintersonnenwende wurde es in Peking plötzlich richtig kalt, oft rutschte das Thermometer unter minus zehn Grad. Damals gab es kaum ein Kind in der Nachbarschaft, das im Winter nicht erkältet war. Der Husten hallte in der engen Gasse wie ein Chor wider, und ein Kind, das nicht hustete, war eine Seltenheit.

Ich erinnere mich genau: Jedes Mal, wenn ich mich erkältete oder auch nur ein Kratzen im Hals hatte, zauberte meine Mutter eine dampfende gedünstete Birne mit Kandiszucker in der Küche. Die Birnensuppe (s. S. 164) wurde in eine kleine emaillierte Schale gefüllt und der warme Dampf stieg in feinen Schwaden auf. Ich hielt meine Nase darüber und ein sanfter, süßer Duft kitzelte erst meine Nasenspitze, um sich dann in meinen trockenen Hals zu schleichen. Leise sagte meine Mutter: »Kleine Yaxin, trink die Birnensuppe, die macht die Lunge feucht!« Ich löffelte sogleich ein weiches Stück gekochte Birne in den Mund. Diese süße, warme Zartheit glitt meine Kehle hinab, als würde sie den Husten gleich mitnehmen und den Hals sanft beruhigen.

Tatsächlich war meine Mutter wie eine Zauberin aus dem Hutong. Noch bevor das Fieber stieg, wusste sie instinktiv, was mir guttun würde. Nach dem ersten Nieser gab es eine Schale heißen Reisbrei mit Ingwer und Frühlingszwiebeln, bei Magengrummeln eine dampfende Nudelsuppe und sobald die Erkältung abklang, aber der Appetit noch zaghaft war, servierte sie ein gedämpftes Ei (s. S. 108). Im heißen Sommer kochte sie ein kühles Mungbohnen-Getränk (s. S. 160) – klargrün und erfrischend, perfekt gegen Hitze. In meiner Erinnerung waren die vielen Suppen und Brühen meiner Mutter nicht nur Alltagsküche, sondern auch stumme Fürsorge, leise Zuwendung und ein stilles Versprechen von Wärme in den kalten Wintern ohne Heizung. Und sie wärmten weit mehr als den Magen – sie wärmten meine ganze Kindheit.

Im Frühling aß man zarte Sprossen, um den Körper zu wecken, im Sommer kühlten Melonen, im Herbst nährten Birnen und Äpfel die Lunge und der Winter war die Zeit der Wurzelgemüse wie Rettich, Yams und Süßkartoffeln, um die inneren Reserven zu stärken und die Yang-Energie zu pflegen. Gesundheitsfördernde Ernährung war im Alltag allgegenwärtig. Es ging nie darum, Krankheiten zu behandeln, sondern immer um Vorbeugung. Die Weisheit dieser einfachen Ernährungsweise wurde durch praktische Küchenerfahrung weitergegeben. Weniger Rohkost, mehr warmes, leicht gegartes Essen; im Sommer nicht zu viel Kaltes, im Winter gerne etwas Nährendes. Es brauchte keinen aufwendigen Heiltrank und auch kein Superfood, sondern eine Schale Roter-Bohnen-Reis (s. S. 109), ein paar würzig eingelegte Teeeier (s. S. 72) oder einen Eintopf mit Chinakohl, Shiitake-Pilzen und Tofu (s. S. 112). Diese alltäglichen Rezepte zur Ernährungspflege wurden von Haus zu Haus weitergegeben – in den kleinen, dampfenden Küchen tief in den Hutongs – und schenkten den Menschen Geborgenheit und Gesundheit.

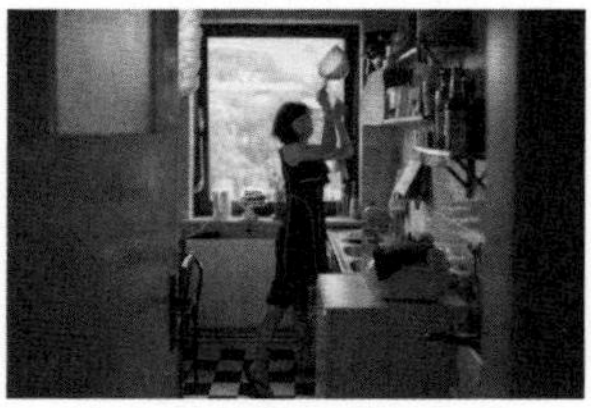

Meine Liebe zum Kochen begann im Studentenwohnheim in Deutschland.

Mit 24 Jahren setzte ich den Traum meines Vaters fort und kam nach Deutschland, um Illustration zu studieren. Allein zu kochen wurde schnell zu einem selbstverständlichen Teil meines Alltags. Erst nach und nach wurde mir bewusst, dass die chinesische Philosophie der familiären Ernährungspflege in der kleinen Bauhaus-Küche meines Studentenheims längst Wurzeln geschlagen hatte – und dort begann sie zu keimen. Essen im Einklang mit der Jahreszeit, viel Gemüse und Obst, das Wesen der Zutaten respektieren – so füllte ich meinen Körper mit Energie. Ich begann, die Veränderungen der Jahreszeiten in meinen Mahlzeiten widerzuspiegeln, und fand so das Gleichgewicht.

Deutschland und Nordchina liegen beide auf der Nordhalbkugel, weshalb es hier ebenfalls einen ausgeprägten Wechsel der Jahreszeiten gibt. Rettich, Kohl, Birnen, Bohnen, Wurzelgemüse … viele der bekannten, saisonalen Zutaten fand ich auch hier wieder. Im Austausch mit meinen deutschen Freunden sprach man viel über »Pflege«, meist im Zusammenhang mit Autos oder Häusern. Winterreifen wechseln, Frostschutzmittel einfüllen, im Herbst regelmäßig lüften, damit die Wände nicht schimmeln. Solche »Pflege-Tricks« waren mir vorher nicht bekannt, haben mir aber viel Ärger erspart.

Denn ich denke, der menschliche Körper ist wie ein Auto oder ein Haus – er braucht tägliche Pflege. Wird er vernachlässigt, führt das unweigerlich zu vorzeitigem Verschleiß und später zu teuren Reparaturen oder lästigen und schmerzhaften Leiden.

Je mehr ich mit Menschen aus aller Welt ins Gespräch kam, desto größer wurde meine Faszination für die eigene Kultur – insbesondere für den Zen-Buddhismus und den Daoismus. Diese Lehren wollen die Welt nicht verändern, sondern lehren uns, unsere Beziehung zur Natur neu zu begreifen. In dieser Philosophie ist der menschliche Körper winzig wie eine kleine Figur in einem riesigen chinesischen Landschaftsbild. Zugleich ist der Geist grenzenlos und kann mit Himmel und Erde verschmelzen. Er ist so formlos wie der Wind und so fließend wie das Wasser: sanft und ruhig, aber auch stark und unaufhaltsam.

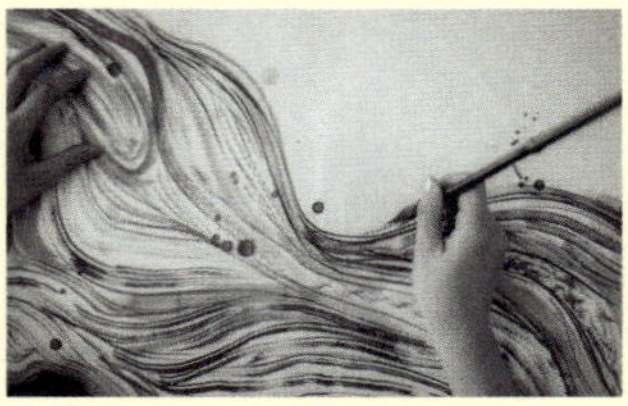

Im Jahr 2008 erschien mein illustriertes Kinderbuch *Der neunfarbige Hirsch* – eine moderne Nacherzählung einer über 1200 Jahre alten buddhistischen Parabel. Die Geschichte zeigt, wie maßlose Gier das fragile Gleichgewicht zwischen Mensch und Natur zerstört – eine zeitlose Warnung. 2017 folgte mein erstes vegetarisches Kochbuch *Sojabohne – Königin der Bohnen*. Es entstand aus der stillen Beobachtung, wie eine Sojabohne keimt, wächst und schließlich Edamameschoten trägt. Dieses Buch war mein erster Versuch, Kunst, Kulinarik, fernöstliche Philosophie und den westlichen Alltag miteinander zu verbinden.

Doch mit der Zeit merkte ich, dass die östliche Philosophie oft vom Unsichtbaren spricht: Qi, Yin und Yang, die fünf Elemente, das Leben im Fluss. Diese Ideen sind schwer wissenschaftlich nachweisbar und lassen sich Außenstehenden nur schwer vermitteln. Wenn man nicht achtsam ist, kann man leicht in den Aberglauben abgleiten.

Deshalb begann ich im Jahr 2022 eine Weiterbildung zur »Ernährungsberaterin für vegetarische und vegane Kostformen« und schloss diese erfolgreich ab. Durch diese Ausbildung konnte ich die traditionelle chinesische Ernährungskultur mit einem wissenschaftlichen Blick neu entdecken, das Wertvolle bewahren, Veraltetes hinterfragen und alles mit der modernen Lebensweise in Einklang bringen.

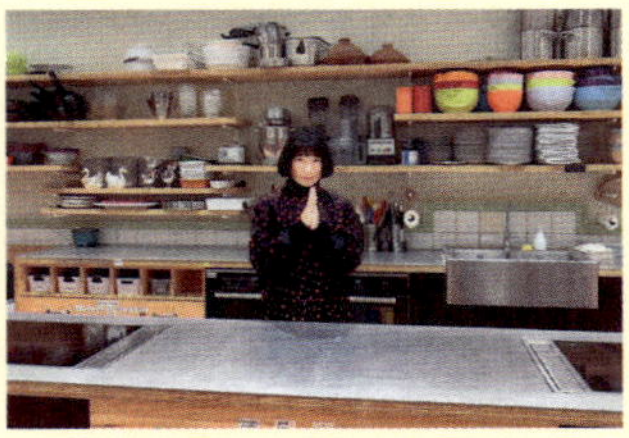

Kochkursleiterin bei Goldhahn & Sampson, Berlin

Seit 2019 gebe ich im Raum Berlin und Brandenburg Kochkurse und Vorträge zur chinesischen Pflanzenküche und gesunden Ernährung – online wie offline. Dabei höre ich viele Fragen, Zweifel und auch Sorgen meiner Teilnehmerinnen und Teilnehmer rund um das Thema gesunde Ernährung. Diese Rückmeldungen betrachte ich als wertvolle Geschenke, denn sie helfen mir, mein Konzept einer modernen Ernährungspflege kontinuierlich weiterzuentwickeln. Dieses Konzept ist auf die jeweilige Person, die Jahreszeit und die Region abgestimmt, folgt aber stets dem gleichen Prinzip: Es ist einfach, praktisch, wohltuend und lebendig.

Wie Laozi sagte: »Das Einfache ist die tiefste Weisheit.« Egal, ob im Leben, im Lernen, im Denken oder im Essen – alles kann zur Quelle der Klarheit werden, wenn man zum Wesentlichen zurückkehrt.

Und das Schönste: Eines Tages im Jahr 2025 erhielt ich eine E-Mail von Stefanie Gückstock vom Christian Verlag. Sie fragte mich, ob ich meine Erfahrungen im Bereich der gesunden asiatischen Küche in einem Buch teilen möchte. Für mich war das, als würde der erste zarte Spross einer Saat sprießen, die ich schon lange zuvor still und geduldig gepflanzt hatte.

Wie es in einem alten Zen-Vers heißt: »Eine Blume öffnet fünf Blätter, und die Frucht reift von selbst.« – ein Spruch von Bodhidharma, der den Zen nach China brachte. Er bedeutet: Wenn die Zeit reif ist, geschieht alles ganz natürlich. Für mich ist diese Reise wie eine Lotusblume, die sich langsam entfaltet. Wenn sie Ihnen, während Sie diese Zeilen lesen, auch nur ein klein wenig helfen kann, dann wäre das der glänzende Moment, in dem diese Blume ihre Frucht trägt – der Höhepunkt dieses Buches.

Mindful

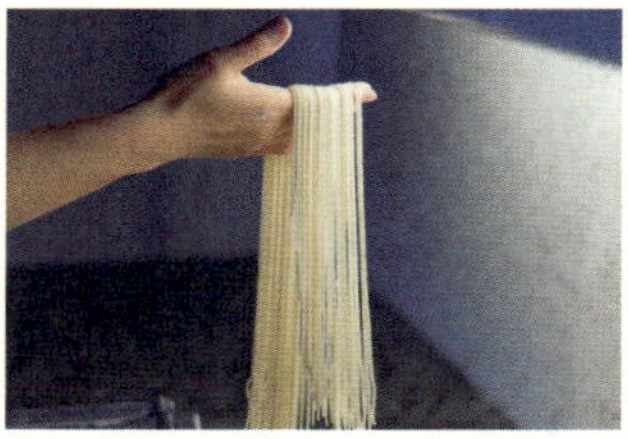
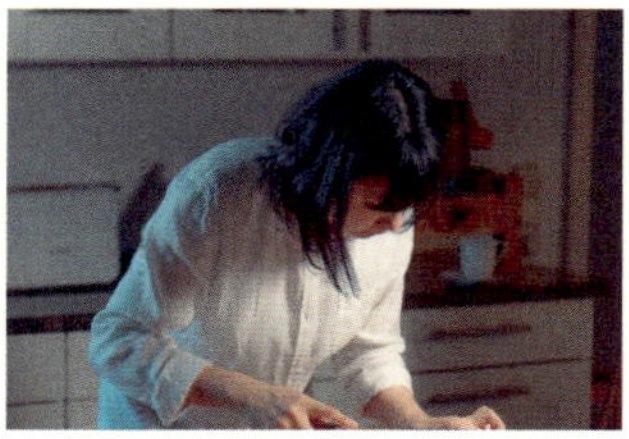
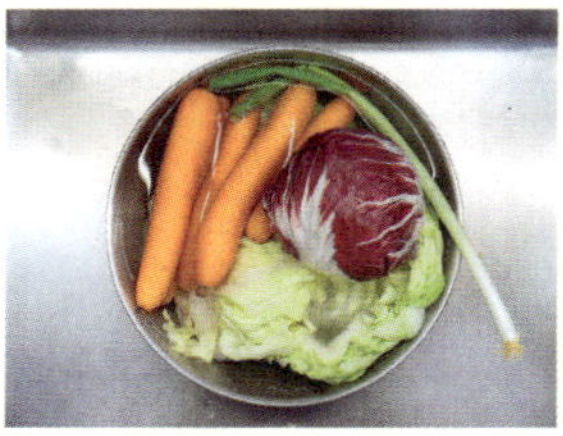
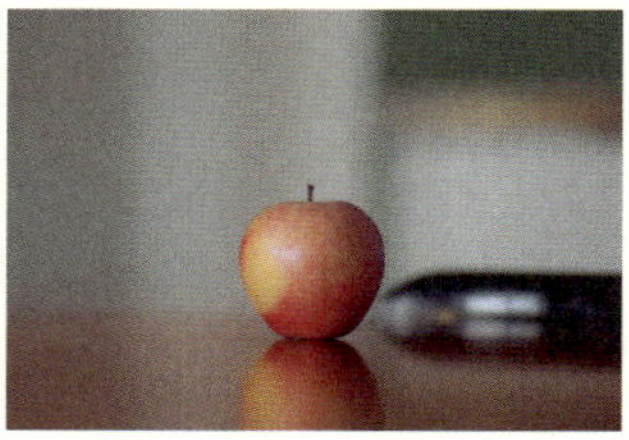
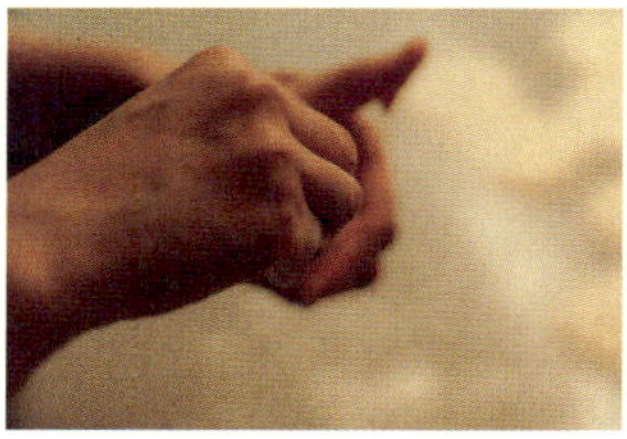
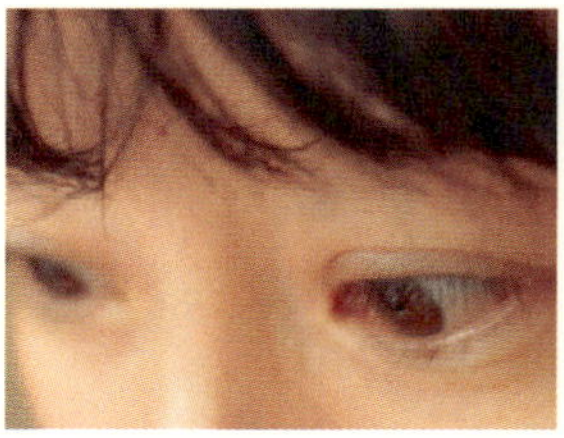
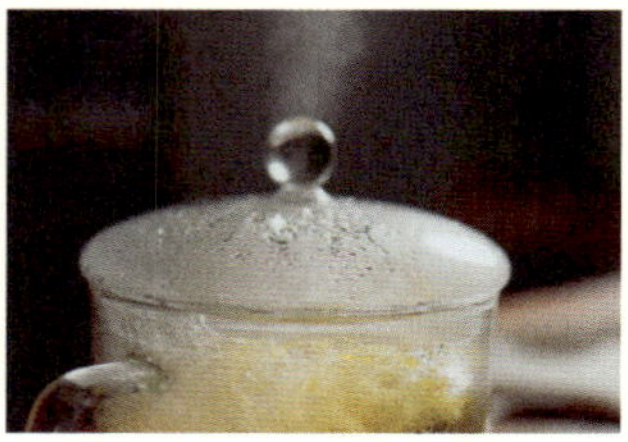
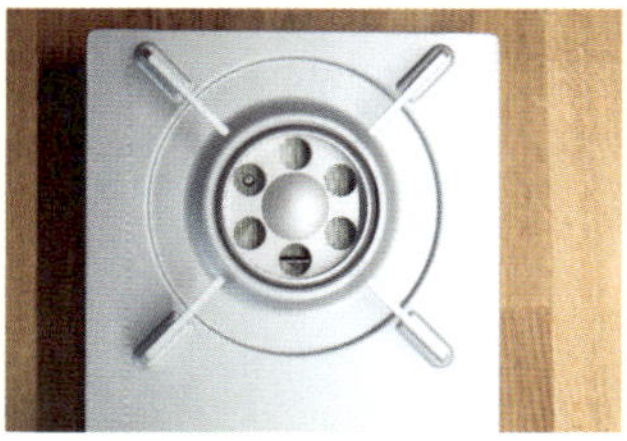
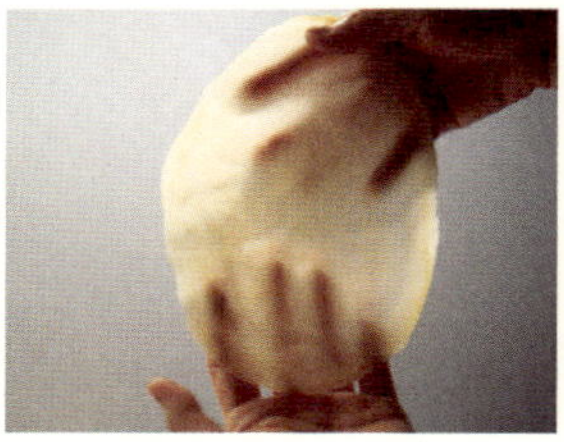

正
念

My Mindful Asian Kitchen

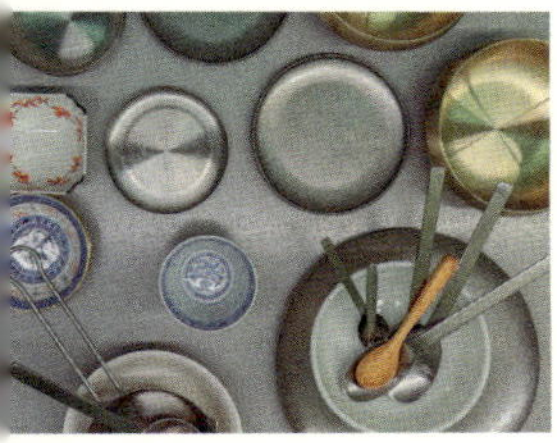

Vor über tausend Jahren lebte in China ein alter Zen-Meister namens Zhaozhou Congshen. Eines Tages kam ein junger Mönch zu ihm und fragte: »Meister, was ist das Dao? Wie soll ich praktizieren, um zur Klarheit des Geistes zu gelangen?«
Zhaozhou antwortete nur: »Geh Tee trinken.«
Der Mönch war verwirrt und entgegnete: »Aber ich frage nach dem Weg der Praxis, nicht danach, ob ich Durst habe.«
Zhaozhou wiederholte lediglich: »Geh Tee trinken.«
Am nächsten Tag kam ein anderer Mönch und fragte: »Ich bin neu im Kloster und habe noch nicht meditiert. Was ist das Dao? Bitte weist mich an.« Zhaozhou sagte erneut: »Geh Tee trinken.«

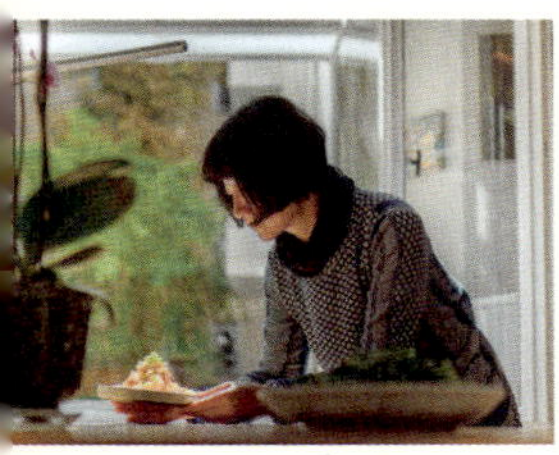

Warum antwortete Meister Zhaozhou immer nur mit »Geh Tee trinken«?
War das eine Ausflucht?
Was ist das Dao und wo verbirgt es sich?
In Wahrheit hatte Meister Zhaozhou die Antwort längst gegeben.
Das Dao liegt im Alltag.
Wenn du Tee trinkst, dann trinke Tee.
Wenn du isst, dann iss.
Wenn du gehst, dann gehe.
Du musst das Dao nicht irgendwo suchen.
Denn wenn du vollkommen im gegenwärtigen Moment lebst, dann ist der Tee das Dao, das Essen ist das Dao – in jedem Ein- und Ausatmen ist das Dao gegenwärtig.

Wenn wir beim Teetrinken an die Arbeit, beim Essen an morgen denken und beim Gehen aufs Handy schauen, dann scheinen wir zwar viel zu tun, leben aber keinen einzigen Moment wirklich. So entfernen wir uns immer weiter vom Dao und verlieren uns selbst. Darum erinnert uns Meister Zhaozhou: »Begegnest du dem Tee, trink Tee. Begegnest du dem Essen, iss.« Wahre Praxis liegt weder in der Ferne noch nur im Sitzen zur Meditation. Sie liegt im gegenwärtigen Atemzug, im Hier und Jetzt. Jeder Mensch kann auf seine eigene Weise in die Tiefe eintauchen und so das Dao erfahren – mit der Freiheit und Energie, die es schenkt.

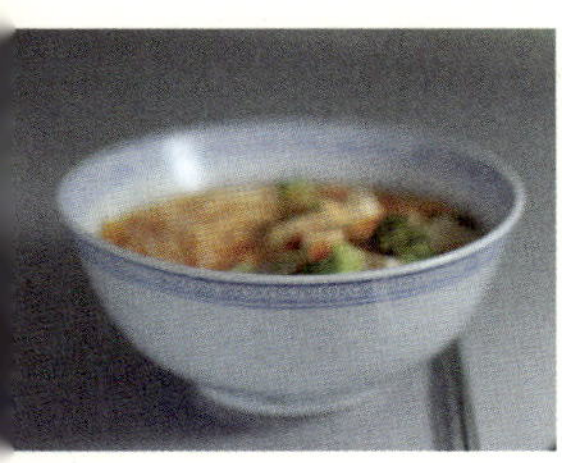

Für mich liegt mein persönliches Dao im vollkommenen Aufgehen beim Kochen. In diesen Momenten ist mein Herz weder von der Vergangenheit belastet noch von der Zukunft gezogen. Wenn meine Finger die feinen Rillen der Zucchini, die glatte, energiegeladene Haut der Tomate, den babyweichen Flaum der Edamameschoten oder die zarten Spinatblätter berühren, gleicht diese Fülle an Tastempfindungen einer Entdeckungsreise durch den Amazonas. Das leise »Fuuuh« des Gasherds klingt wie ein wärmendes Lagerfeuer. Das Zischen der Frühlingszwiebeln im heißen Öl wirkt wie eine tiefe Massage für die Großhirnrinde. Das »Blubb-blubb« unter dem Topfdeckel wirkt wie der Rhythmus eines Schlagzeugers, begleitet von aufsteigenden Düften, die meinen Magen wecken und meine Lust auf Essen steigern.

Erstaunlicherweise fand ich dazu auch eine wissenschaftliche Erklärung im Buch *Ernährung – meine Quintessenz* des Charité-Professors für klinische Naturheilkunde Andreas Michalsen. In seinem Buch *Ernährung – meine Quintessenz* schreibt er im Kapitel »Die Verbindung zwischen Kopf und Bauch« sinngemäß, dass wir die nervale Aktivität im Bauch bereits dadurch unterstützen können, dass wir mehr selbst kochen und wieder lernen, unser Essen zu genießen. Schon das Anbraten von Oregano, Thymian und Knoblauch entfaltet Düfte, die den Magen-Darm-Trakt vorbereiten. Auch das Sprichwort »Mir läuft das Wasser im Mund zusammen« hat demnach eine wissenschaftliche Grundlage da sich sogar der Vagusnerv auf das Essen freut. Das Kauen steigert diesen »Übungsweg« schließlich zum Höhepunkt. Langsames, bewusstes Kauen holt den Geist vollständig aus dem automatischen »Autopilot-Modus« zurück in die reale Sinneswelt. Die Zunge und der Mund dürfen die vielschichtigen Geschmäcker erleben: fest und weich, süß und salzig, jene magische Nuance von Säure – und manchmal macht gerade ein Hauch von Bitterkeit die Balance von süß, sauer, scharf und salzig vollkommen. Der Genuss steigt spürbar. Professor Michalsen weist außerdem darauf hin, dass schmackhafte Gerichte, die ihre volle Aromenvielfalt erst durch längeres Kauen entfalten, unsere neuronalen Verdauungssignale aktivieren. Sie fördern Botenstoffe wie Dopamin und Serotonin und damit auch den Vagusnerv.

Sehen Sie: Mit ein wenig Achtsamkeit werden Kochen und Essen nicht länger nur Mittel zum Überleben, sondern ein Weg – hin zu körperlicher Gesundheit, innerer Ruhe und innerer Freiheit. Dafür brauchen wir weder komplexe philosophische Theorien noch eine Reise in abgelegene Zen-Klöster. Es geschieht hier und jetzt – in der eigenen Küche.

Mit einem Zitat aus dem Film *Green Book* (2018) möchten wir diese Reise in die achtsame Genussküche eröffnen: »Whatever you do, do it one hundred percent. When you work, work. When you laugh, laugh. When you eat, eat like it's your last meal.«

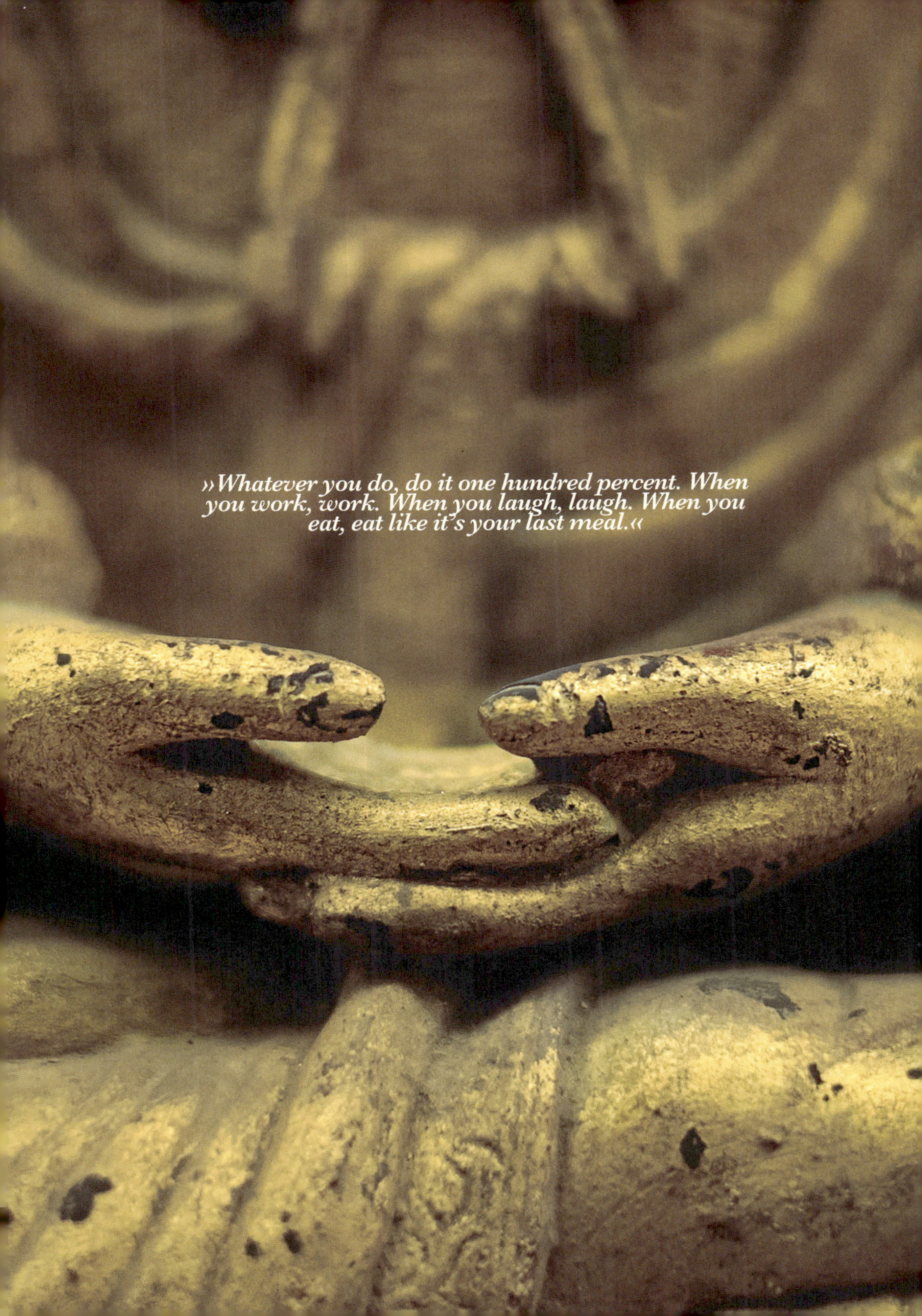

»Whatever you do, do it one hundred percent. When you work, work. When you laugh, laugh. When you eat, eat like it's your last meal.«

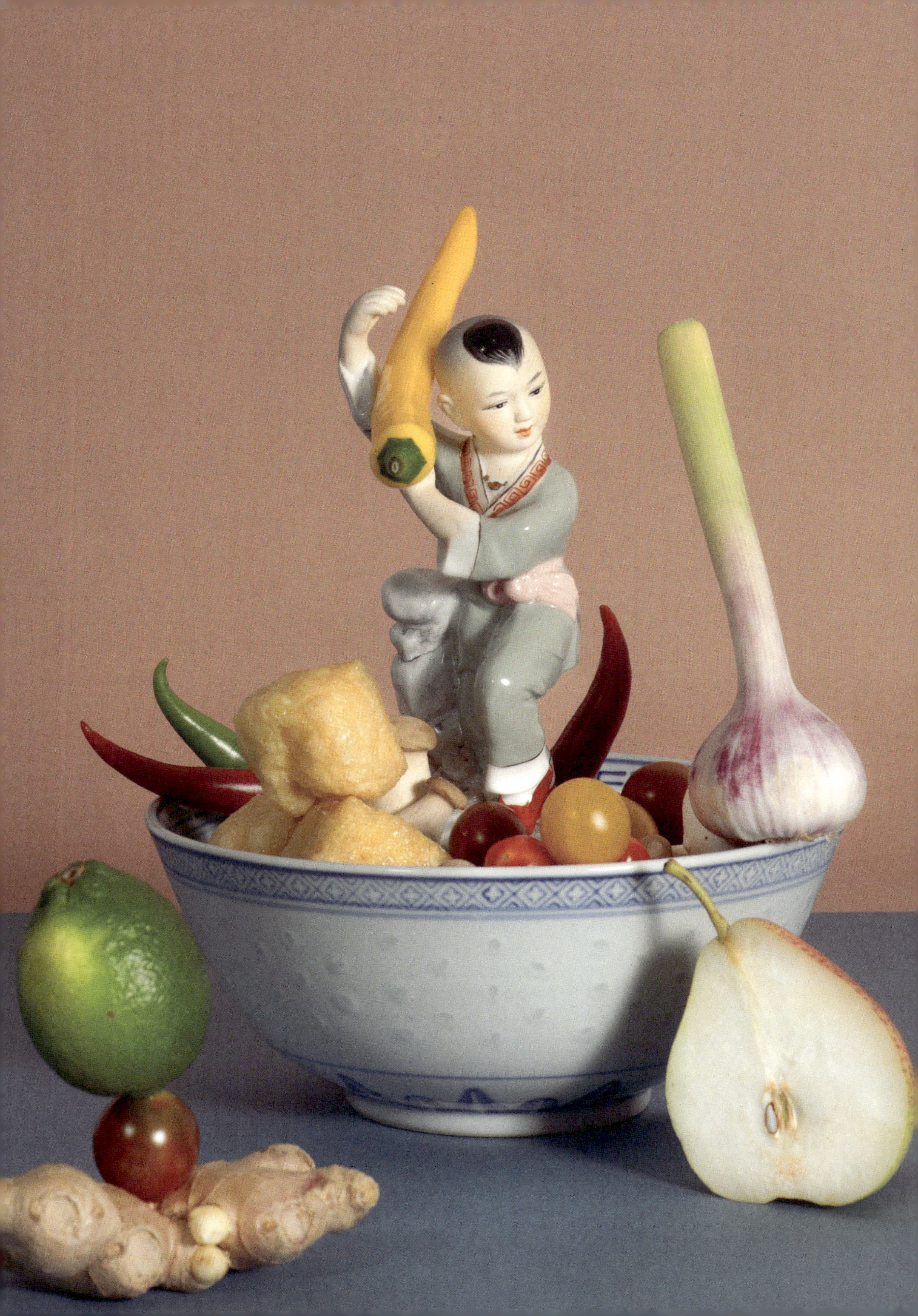

Qi entsteht aus der Nahrung – und Nahrung nährt wiederum das Qi

氣

Das chinesische Schriftzeichen für »Qi«

Was ist Qi?

Ich erinnere mich noch vage daran, dass ich kurz nach meiner Ankunft in Deutschland im Sprachkurs mit Mitschülerinnen und Mitschülern aus aller Welt über Qi gesprochen habe. Sie dachten dabei sofort an Bruce Lee – genauer gesagt an dieses explosive »Qi-Gefühl«, das entsteht, wenn er in seinen Kung-Fu-Filmen Kraft freisetzt. In dem Moment, in dem die Energie zusammen mit seinem charakteristischen Schrei durch den Körper nach außen bricht, zeigt sich Qi in einer seiner eindrucksvollsten Ausdrucksformen. Andere wiederum verbinden Qi mit Qigong oder Tai-Chi: sanfte Bewegungen mit innerer Kraft, die leicht und schwebend wirken, als würden sie vorsichtig nach den Spuren des Qi tasten, es aufnehmen und uns an die Hand nehmen – auf der Suche nach dem anderen Ufer der Energie.

Im Chinesischen bedeutete »Qi« ursprünglich Luft und Atem. Zugleich ist es ein zentraler Begriff für Energie. Im Daoismus, Konfuzianismus und in der Traditionellen Chinesischen Medizin (TCM) gilt Qi als die grundlegende Lebenskraft, die im Universum und in allen Lebewesen zirkuliert. Auch in unserem Alltag ist Qi allgegenwärtig. Ein Blick auf das Schriftzeichen Qi hilft beim Verständnis: Der obere Teil erinnert an aufsteigenden Dampf – ein Bild, das aus der Beobachtung entstand, wie Eis zu Wasser schmilzt und Wasser zu Dampf wird. Der untere Teil ist das Zeichen für »Reis«, also für Getreide und Nahrung. Das bedeutet, dass unsere Energie in erster Linie aus dem stammt, was wir essen und trinken. Über die unsichtbaren Energiebahnen, die sogenannten Meridiane, verteilt sich diese Energie im Körper, unterstützt durch den Atem, und ermöglicht Bewegung, Denken und Fühlen. Qi ist also in unserer Schale, in unserem Glas und in unserem Atem.

Wenn das Qi frei fließt, fühlen wir uns körperlich wohl und innerlich ausgeglichen. Ist das Qi hingegen geschwächt oder blockiert, gleicht der Körper einer entladenen Batterie: Er funktioniert noch, sendet aber ständig Warnsignale. Zunächst zeigen sich Müdigkeit, Antriebslosigkeit oder Konzentrationsschwäche. Bei stärkerer Stagnation können Schmerzen entstehen. Langfristig können daraus Beschwerden wie Übergewicht, Kopf- oder Migränekopfschmerzen, Haarausfall, Verdauungsstörungen oder auch psychische Belastungen entstehen.

Wie halten wir Qi im Fluss?

Die chinesische Kultur kennt viele Wege, um den Energiefluss zu fördern. Akupunktur, Qigong, Tai-Chi und vieles mehr. Daneben gibt es sehr einfache Methoden, wie das sanfte Drücken bestimmter Akupunkte. Diese lassen sich problemlos im Alltag anwenden, beispielsweise am Schreibtisch, in der U-Bahn oder auf einer Parkbank in der Sonne. Sie sind leicht zu erlernen, wirksam und in der Regel frei von Nebenwirkungen. Deshalb werden sie seit Generationen weitergegeben. (Mehr dazu finden Sie im letzten Teil dieses Buches.) Probieren Sie es aus – vielleicht einmal bewusst ohne Handy. Wenn Sie diese Methode zur Gewohnheit machen, kann dies erstaunliche Auswirkungen haben.

Qi entsteht aus der Nahrung und Nahrung nährt das Qi. Deshalb ist die Ernährung der wichtigste Schlüssel für Energiefluss und innere Balance. Die ältesten überlieferten Konzepte der chinesischen Ernährungstherapie reichen mehr als 3000 Jahre zurück bis in die Zhou-Dynastie. Der berühmte Arzt Sun Simiao (581–682) sagte: »Ein guter Arzt behandelt Krankheiten, bevor sie entstehen. Zuerst mit Ernährung; wirkt diese nicht, erst dann mit Medizin.« Mit anderen Worten: Der beste Weg zur Heilung beginnt mit dem Lebensstil und dem Essen.

Wie finden wir in der modernen Welt eine Balance zwischen Energie und Genuss?
Die Antwort lautet: durch eine starke Mitte. In der Traditionellen Chinesischen Medizin (TCM) steht eine starke Mitte für gesunde Milz- und Magenfunktionen. Sie sind unser Kraftzentrum und die Quelle von Energie, Lebensqualität und Lebensfreude. Eine starke Mitte sorgt für ausreichend Qi und Blut, unterstützt das harmonische Zusammenspiel der Organe, stärkt das Immunsystem und stabilisiert unsere Emotionen. Dabei umfasst der Begriff »Milz« in der TCM nicht nur das anatomische Organ, sondern auch Funktionen, die heute der Bauchspeicheldrüse zugeschrieben werden. Eine starke Mitte entsteht vor allem durch kluge Ernährung, denn alles, was wir essen, wird im Magen-Darm-System in Qi und Blut umgewandelt.

Die chinesische Ernährungslehre berücksichtigt dabei zwei Grundprinzipien: erstens die thermische Wirkung der Lebensmittel – kalt, kühl, neutral, warm oder heiß – und ihre Anpassung an die Jahreszeiten. Gurke und Tofu wirken beispielsweise kühlend, Ingwer und Kürbis hingegen wärmend. Im Frühling und Sommer sind leichtere Speisen gefragt, im Herbst und Winter eher wärmende und nährende Gerichte. Zweitens spielen die Zubereitungsart und die Kombination der Lebensmittel eine große Rolle. So können kühlende Lebensmittel durch Ingwer, Sesamöl oder Gewürze ausgeglichen werden. Rohkost ist zwar nährstoffreich, kann im Herbst und Winter jedoch den Magen belasten. Gedünstet oder gekocht wird sie bekömmlicher und entwickelt oft neue Aromen.

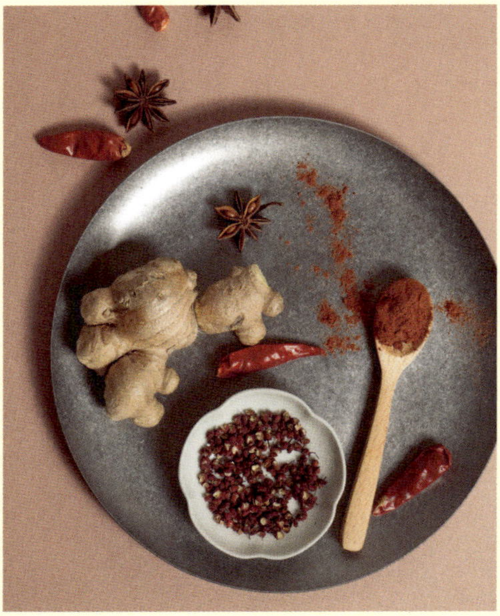

Was erwartet Sie in diesem Buch?
Dieses Buch begleitet Sie Schritt für Schritt durch eine Küche, die Milz und Magen stärkt. Es beginnt mit den wichtigsten Zutaten und zeigt das Beste aus zwei Welten: meine Vorratskammer nach über zwanzig Jahren in Deutschland. Sie ermöglicht authentisches chinesisches Kochen mit möglichst wenig Einkaufsaufwand. Darauf aufbauend vermittle ich die Grundlagen der chinesischen Küche – Feuer, Messer und Harmonie – und öffne den Weg zu saisonalen Rezepten durch das Jahr.

Wie ein roter Faden ziehen sich Frühlingszwiebeln, Ingwer und Knoblauch durch das ganze Buch. Diese drei unscheinbaren Zutaten sind weit mehr als bloße Gewürze. In der chinesischen Küche gelten sie seit jeher als kleine »Hausärzte«, die Aromen verbinden, Gerichte ausbalancieren und den Körper sanft unterstützen. Ergänzt wird dies durch ein eigenes Getränkekapitel, das mit einem Glas warmem Wasser beginnt und anschließend acht leicht zuzubereitende Tees vorstellt – alltagstauglich, wohltuend und voller Energie.

Da eine pflanzenbetonte Ernährung seit jeher zum Kern der chinesischen Alltagsküche gehört, ist dieses Buch vegetarisch ausgerichtet und bietet zahlreiche vegane Varianten. Hülsenfrüchte, Gemüse, Tofu und hausgemachte pflanzliche Eiweißgerichte zeigen, wie

Be water, my friend.

— Bruce Lee

vielfältig und kraftvoll Energie aus Pflanzen sein kann. Fünf kreative Rezepte für »Fleisch ohne Knochen« schlagen dabei Brücken zu nicht-vegetarischen Esser:innen und laden zum gemeinsamen Genießen ein. Für urbane Genussmenschen, die moderne Küche lieben, enthält das Buch zudem trendige und zugleich gesunde Lieblingsgerichte – für kulinarische Freude und mehr Vitalität im Alltag.

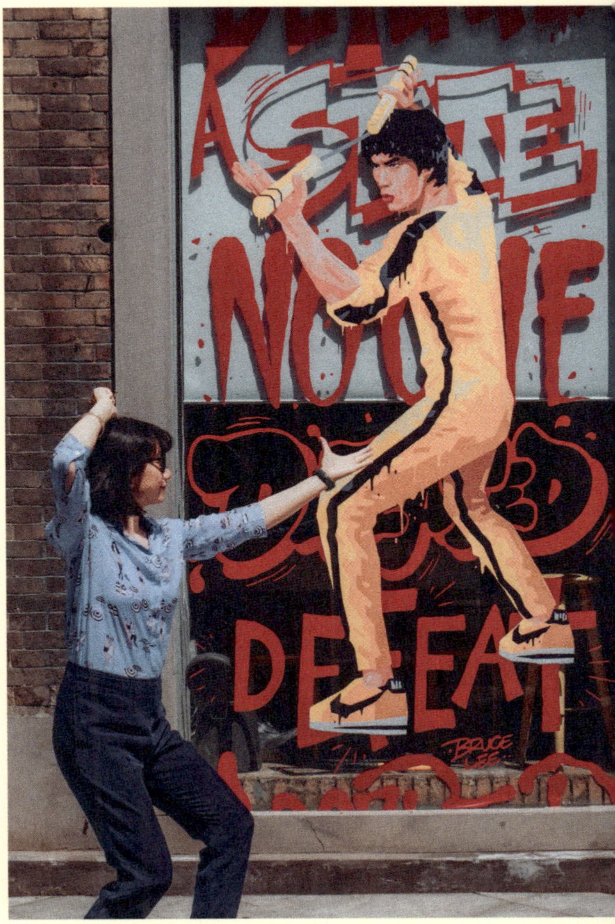

Das Buch widmet sich zum Abschluss den magischen Momenten der Pflege von Körper und Geist. In diesem Kapitel stelle ich vier alte, einfache Selbstpflege-Gewohnheiten vor, die mich und viele meiner Freundinnen seit Jahren begleiten: Sie sind still, wirkungsvoll und tief in der chinesischen Lebenskunst verwurzelt.

Entstanden ist dieses Buch aus dem Wunsch, Sie mit einfachen Alltagsgerichten durch die vier Jahreszeiten zu begleiten und die chinesische Küche aus der Perspektive der Ernährungspflege neu erlebbar zu machen. Wenn wir vertraute Zutaten auf leicht veränderte Weise zubereiten und bewusst genießen, erwacht oft die Freude am Kochen neu. Vielleicht entstehen daraus auch mehr Momente, in denen wir mit Familie und Freund:innen gemeinsam kochen, essen und wirklich präsent sind. Zum Schluss freue ich mich sehr, hier mit Ihnen meine Beobachtungen und Erfahrungen zum Qi zu teilen – im Schälchen, im Becher und im Herzen. Sie sind eine Weitergabe und gelebte Praxis der Weisheit unserer Vorfahren, aber auch eine behutsame Übersetzung und Verfeinerung dieser heilsamen alten Kultur für den modernen Alltag. Wenn wir beim Kochen und Essen achtsam sind, wird jede Mahlzeit zu einem Moment der Rückverbindung mit uns selbst. Möge sie uns durch alle Jahreszeiten begleiten und die Lebensenergie wieder frei fließen lassen wie Wasser.

常备食材

Wichtige Grundzutaten

Das Beste aus zwei Welten: meine Vorratskammer nach zwanzig Jahren in Deutschland

Über zwanzig Jahre Leben in Deutschland haben meinen Blick auf die unverzichtbaren Zutaten der chinesischen Küche verändert – er ist weiter, offener und entspannter geworden. Einerseits findet man heute selbst im Supermarkt um die Ecke fast immer ein Regal mit einer wachsenden Auswahl an asiatischen Gewürzen und Spezialitäten, die den täglichen Bedarf gut abdecken. Andererseits hat mich meine Neugier immer wieder dazu angeregt, lokale Gewürze und Zutaten auszuprobieren und sie mit ihren chinesischen Pendants im Geschmack, in der Qualität und im Preis zu vergleichen. So hat sich meine persönliche Grundausstattung für die chinesische Küche im Laufe der Jahre stetig weiterentwickelt, mit dem Ziel, den Einkauf zu vereinfachen und zugleich Geschmack und Qualität zu bewahren. Im Folgenden stelle ich einige der in diesem Buch häufig verwendeten Würzmittel, Öle und Trockenwaren vor und gebe praktische Hinweise zu Auswahl und Einkauf.

Speiseöl

Schonendes Braten

Zum sanften Braten verwende ich gerne natives, kalt gepresstes Rapsöl in Bioqualität. Bei mittlerer Temperatur sollte die Pfanne dabei keinen Rauch erzeugen. Rapsöl eignet sich hervorragend für die alltägliche Küche, da es hitzestabil ist und gleichzeitig viele wertvolle Omega-3-Fettsäuren sowie Vitamin E liefert. In diesem Buch bedeutet ein Ölhinweis beim Braten immer diese Art des schonenden Bratens, sofern nichts anderes vermerkt ist.

Alternativ kann natürlich auch jedes andere gesunde Öl verwendet werden. Selbst mit nativem Olivenöl extra kann man chinesisch kochen – dieses Öl findet immer mehr Einzug in die moderne chinesische Küche. Es ist völlig geeignet für schonendes Braten, Dünsten oder kurzes Pfannenrühren auf mittlerer Temperatur. Zudem verleiht es den Gerichten ein leichtes, mediterran-asiatisches Aroma, das ich selbst gelegentlich sehr gerne einsetze.

Braten bei hoher Temperatur

Für hohe Temperaturen verwende ich gerne Erdnussöl oder helles Sesamöl, um einen authentischen Geschmack zu erzielen. Mit seinem hohen Rauchpunkt von rund 230 °C eignet sich raffiniertes Erdnussöl sehr gut zum Braten, Kochen, Grillen und Frittieren. Helles Sesamöl wird aus ungerösteten Samen gewonnen und schmeckt daher mild bis neutral. Beide Öle sind bis über 200 °C hitzestabil und hervorragend für die Zubereitung von selbst gemachtem Chiliöl (s. S. 184) oder der würzigen Sauce für Hand-Pulled Noodles (s. S. 171) geeignet. Sie verleihen den Gerichten einen authentischen, aromatischen Geschmack. Alternativ können auch andere raffinierte Öle verwendet werden, etwa raffiniertes Rapsöl, Olivenöl oder sogenannte High-Oleic-Öle (HO-Öle).

Würzmittel

Sojasauce

Es gibt hauptsächlich zwei Sorten Sojasauce. Die erste ist helle Sojasauce (Sheng Chou, 生抽), die in fast jedem Geschäft erhältlich ist. Eine gute Qualität erkennt man daran, dass die Zutatenliste klar und sauber ist und im Idealfall nur vier Bestandteile enthält: Wasser, Sojabohnen, Weizen und Salz.

Die zweite Sorte, die in der chinesischen Küche häufig verwendet wird, ist die dunkle Sojasauce (Lao Chou 老抽). Sie unterscheidet sich von der hellen Sojasauce vor allem in Konsistenz, Geschmack und Verwendung. Dunkle Sojasauce ist dicker, weniger salzig und leicht süßlich, während helle Sojasauce dünnflüssiger, salziger und voller Umami ist. In der Küche verwendet man die helle Sauce hauptsächlich zum Würzen, die dunkle Sauce dagegen, um Gerichten Farbe und eine feine karamellige Note zu verleihen – oft zusammen mit heller Sojasauce, zum Beispiel bei veganem Lu Rou Fan (s. S. 146).

Geröstetes Sesamöl

Geröstetes Sesamöl wird, wie der Name schon sagt, aus gerösteten Sesamsamen gepresst. Es hat eine deutlich dunklere Tönung als das helle Sesamöl, fast bernsteinfarben. Es duftet würzig und nussig und ist ein echter Geschmacksverstärker. In der Traditionellen Chinesischen Medizin (TCM) gilt Sesamöl außerdem als mildes und nährendes »Heil-Öl«: Es soll den Darm befeuchten, die Haut und die Haare pflegen und sogar Magen und Kehle beruhigen. Man könnte es also auch als natürliches »Wellness-Öl« bezeichnen – es würzt nicht nur, sondern tut auch gut.

Ich erinnere mich, dass mein Vater beim Kochen – er stand selten in der Küche – immer ein Geheimnis hatte: Zum Schluss musste er unbedingt ein paar Tropfen geröstetes Sesamöl über das Gericht geben. Genau darin liegt seine Besonderheit. Es wird erst hinzugefügt, wenn das Gericht bereits fertig gekocht und angerichtet ist. Und dann gilt das zweite Stichwort: Tropfen. Es genügen zwei, drei Tropfen, um ein intensives, unverwechselbares Aroma zu zaubern. In diesem Kochbuch wird ausschließlich geröstetes Sesamöl verwendet.

Essig

»Sauer macht lustig«, sagt man in Deutschland. Auch in der Traditionellen Chinesischen Medizin (TCM) gilt Essig als anregend: Er bewegt das Qi, fördert die Verdauung und macht Speisen bekömmlicher. In Nordchina ist Essig zu Nudeln und Dumplings unverzichtbar. Ein kleines Schälchen mit Essig steht immer daneben, entweder zum Dippen oder zum Vermengen. In Restaurants stehen daher nicht Salz und Pfeffer, sondern Sojasauce und Essig auf dem Tisch. Geschmacklich macht Essig Gerichte frischer, nimmt ihnen die Schwere und regt den Appetit an. Aus Sicht der TCM unterstützt er die Verdauung und fördert die Blutzirkulation, was besonders wohltuend bei schweren Teigwaren ist. Chinesischer Essig wird überwiegend aus Reis oder Klebreis hergestellt und teils mit Gerste oder Gewürzen ergänzt. Seine Säure beträgt etwa 4–6 %. In meiner Küche habe ich meist drei Sorten:

Weißer Reisessig

Dieser fast durchsichtige Essig wird aus Klebreis und Reiswein hergestellt. Er hat einen milden, neutralen Geschmack und eignet sich daher ideal für Pickles oder Gerichte, bei denen die Farbe erhalten bleiben soll. Er ist auch praktisch für die Vorbereitung und Reinigung von Lebensmitteln.

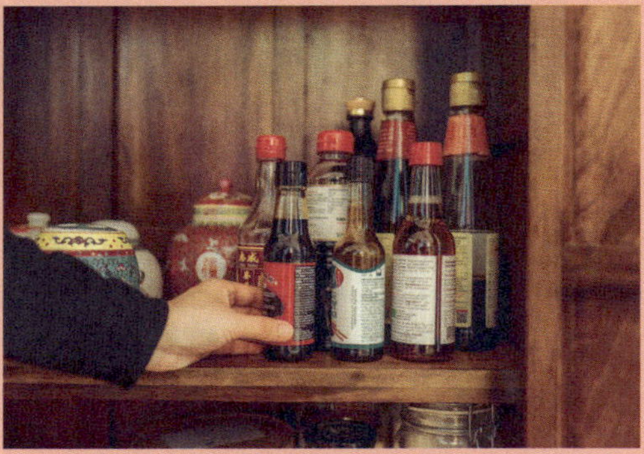

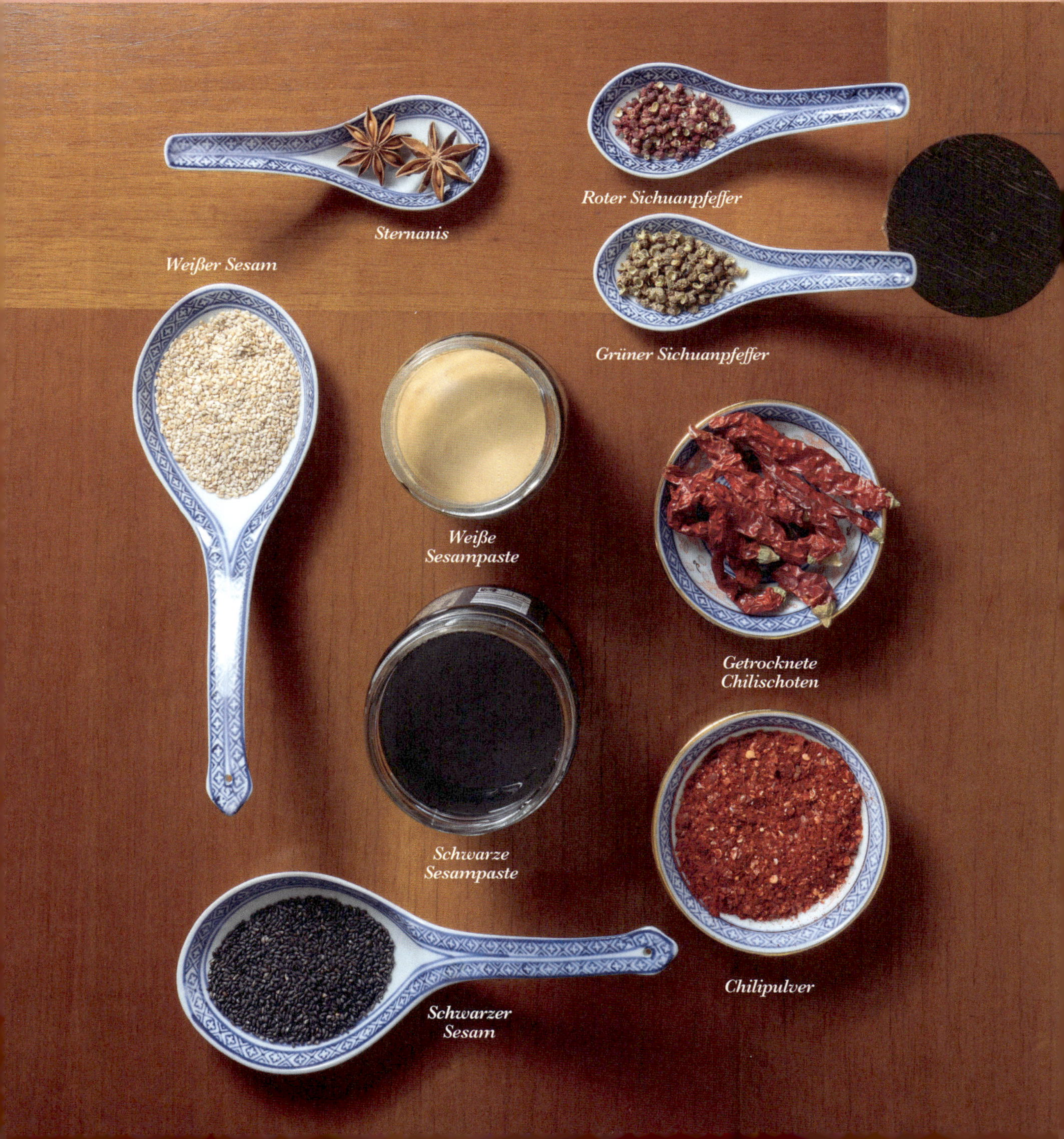
Sternanis
Roter Sichuanpfeffer
Weißer Sesam
Grüner Sichuanpfeffer
Weiße Sesampaste
Getrocknete Chilischoten
Schwarze Sesampaste
Chilipulver
Schwarzer Sesam

Aromatischer schwarzer Essig

Klassischer Vertreter: Chin-Kiang-Essig mit einer Säure von etwa 5,5 %. Er schmeckt leicht süßlich und hat ein feines Aroma, das sich jedoch schnell verflüchtigt, wenn er erhitzt wird. Deshalb ist er perfekt für kalte Gerichte oder als Dip geeignet.

Reifer Essig

Er wird aus Sorghumhirse, Weizenkleie, Gerste und Erbsen gewonnen. Er ist dunkler, kräftiger und hat eine runde, tiefe Säure. Er ist hitzebeständig und eignet sich daher besonders gut für Schmor- und Pfannengerichte wie »Mungbohnensprossen mit Karotten« (s. S. 50) oder »Handgezupfter Spitzkohl« (s. S. 76). Er verleiht Speisen eine intensive, ausgewogene Säure.

Wenn gerade kein chinesischer Essig zur Hand ist, greife ich zu meinem Geheimtipp: Balsamicoessig ist eine gute Alternative für die Alltagsküche.

Sichuanpfeffer und Sternanis

Die chinesische Küche ist für ihre große Vielfalt an Gewürzen bekannt – ganz vorne dabei ist der Sichuanpfeffer. Er gilt als das wichtigste Aroma der berühmten »13-Gewürze«-Mischung und wird in unzähligen Gerichten verwendet: von roten Schmorgerichten und Marinaden über kleine Vorspeisen bis hin zu eingelegtem Gemüse. Auch als Pfefferöl, gemahlenes Pulver oder Bestandteil von Fünf-Gewürze-Pulver ist er weit verbreitet.

Es gibt zwei Sorten: den roten Sichuanpfeffer, der milder in der Betäubung ist, dafür aromatischer und etwas schärfer – er ist mein persönlicher Favorit –, und den grünen Sichuanpfeffer, auch »Ma Jiao« genannt, der ein deutlich intensiveres Kribbeln hinterlässt und perfekt für kalte Gerichte oder aromatische Pfannengerichte ist.

In Deutschland wird Sternanis vor allem in der Weihnachtsbäckerei und für Glühwein verwendet – ganz im Einklang mit seinen wärmenden und verdauungsfördernden Eigenschaften. In der chinesischen Küche ist er für Schmor- und Eintopfgerichte unverzichtbar. Da sein Aroma sehr intensiv ist, reicht meist schon eine einzelne Kapsel, um ein Gericht zu verfeinern.

In meiner Küche stehen Sichuanpfeffer und Sternanis immer griffbereit, gleich neben Salz und Zucker. Selbst schlichte Gemüsegerichte gewinnen dadurch an Tiefe und Charakter. Mapo Tofu (s. S. 111) lebt etwa vom prickelnden Aroma des Sichuanpfeffers, während Sternanis der Brühe der Qiang-Guo-Nudelsuppe (s. S. 106) und meiner knusprigen veganen Ente (s. S. 138) ihren unverwechselbaren, warmen Akzent verleiht.

Getrocknete Chilischoten und Chilipulver

Für mich ist »aromatisch-scharf« das wichtigste Kriterium bei guten getrockneten Chilis oder Chilipulver. Wenn ich ein herzhaft-würziges, vegetarisches Gericht koche, greife ich gern darauf zurück. Mit Knoblauch und Frühlingszwiebeln kurz im heißen Öl angebraten, geben sie Gemüse oder Pilzen eine wunderbar tiefere Geschmacksnote. Wer es schärfer mag, nimmt einfach mehr. Wer es milder mag, legt nur eine entkernte Schote mit in die Pfanne – dann ist sie deutlich sanfter.

Sehr empfehlenswert sind Sichuan-Chilis und -Chilipulver aus dem Asialaden. Sie sind hitzestabil und eignen sich ideal zum Braten oder für hausgemachtes Chiliöl – für mich ein unverzichtbares Allroundgewürz (s. S. 184).

Achtung: Cayennepulver passt weniger gut zur chinesischen Küche. In sehr heißem Öl wird es leicht bitter.

Schwarzer und weißer Sesam sowie Sesampaste

Meiner Meinung nach gehört Sesam eindeutig zu den Superfoods. Die kleinen Körner – insbesondere der schwarze Sesam – sind wahre Nährstoffpakete. Bereits ein Esslöffel deckt den Bedarf an Kalzium, Kalium, Kupfer, Eisen und Mangan. Außerdem ist schwarzer Sesam besonders reich an Antioxidantien und Lignanen. In der Traditionellen Chinesischen Medizin (TCM) gilt er als stärkend für Blut, Augen und Haare. Kein Wunder also, dass er in vielen traditionellen Rezepten verwendet wird, zum Beispiel in meinem »Hanfsamen-Schwarzer-Sesam-Mix« (s. S. 159) oder im Rezept für »Schwarzer-Sesam-Walnuss-Congee« (s. S. 82).

Aber auch weißer Sesam hat seine Qualitäten: Er unterstützt die Hautgesundheit und erleichtert die Verdauung. Am besten Sesam in Bioqualität wählen.

Chinesische Sesampaste wird in der Regel aus geröstetem Sesam hergestellt und ist cremig, nussig und aromatisch. Sie passt perfekt als Dip, in Dressings oder für kalte Nudeln mit Sesamsauce (s. S. 66) und Ma La Tang (s. S. 174). In Asialäden findet man sie in verschiedenen Varianten: aus weißem oder schwarzem Sesam oder gemischt mit Erdnüssen (ca. 20 % Erdnüsse, 80 % Sesam).

Als Alternative können Sie auch Tahin verwenden. Dieses wird meist aus geschälten weißen Sesamsamen hergestellt und schmeckt dadurch milder.

Pilze

In China gibt es ein Sprichwort: »Vier Beine sind nicht so gut wie zwei Beine und zwei Beine sind nicht so gut wie ein Bein.« Mit dem »einen Bein« sind Pilze gemeint. Besonders in der vegetarischen Küche liefern Pilze Nährstoffe, die in Gemüse eher selten vorkommen, wie etwa hochwertiges pflanzliches Eiweiß, Polysaccharide, Vorstufen von Vitamin D sowie verschiedene Spurenelemente. Zudem bereichern sie Gerichte mit vielfältiger Textur und natürlicher Umami-Note. In der chinesischen Küche sind zwei getrocknete Pilzsorten besonders gebräuchlich und gleichzeitig sehr praktisch zu lagern: getrocknete Shiitake- und Mu-Err-Pilze.

Shiitake

Getrocknete Shiitake haben ein deutlich intensiveres Aroma als frische. Schon wenige Stücke genügen, um einem Gericht einen kräftigen, würzigen Geschmack zu verleihen. Vor der Zubereitung werden sie kurz abgespült und etwa 30 Minuten in heißem Wasser eingeweicht. Das Einweichwasser selbst ist eine Art »vegetarische Brühe« und eignet sich hervorragend zur Zubereitung von Suppen oder Pfannengerichten.

Mu-Err-Pilze

Mu-Err, auch bekannt als »Judasohr« oder »Wolkenohr«, vergrößert sein Volumen innerhalb einer halben Stunde um das Zwei- bis Dreifache, wenn es in kaltem Wasser eingeweicht wird. Daher sollte man bei der Verwendung auf die richtige Menge achten. Im Vergleich zu anderen Pilzen sehen sie ungewöhnlich aus, haben kaum Eigengeschmack, dafür aber eine knackige Konsistenz und die Fähigkeit, Saucen besonders gut aufzunehmen. Sie finden daher Verwendung in Zwiebelsalat mit Sesamöl und Mu-Err-Pilzen (s. S. 58), Frühlings-Wraps mit gebratener Gemüsemischung (s. S. 34), Schmorgerichten oder sogar als Füllung für Frühlingsrollen. Sie sind reich an Ballaststoffen, die die Darmgesundheit unterstützen. In der chinesischen Ernährungslehre gelten sie zudem als blutaktivierend und darmreinigend – ein wahrer Schatz für den vegetarischen Esstisch.

In Asialäden sind sowohl getrocknete Shiitake- als auch Mu-Err-Pilze leicht erhältlich. Wer besonderen Wert auf Qualität legt, findet hochwertige Bio-Pilze auch in Onlineshops.

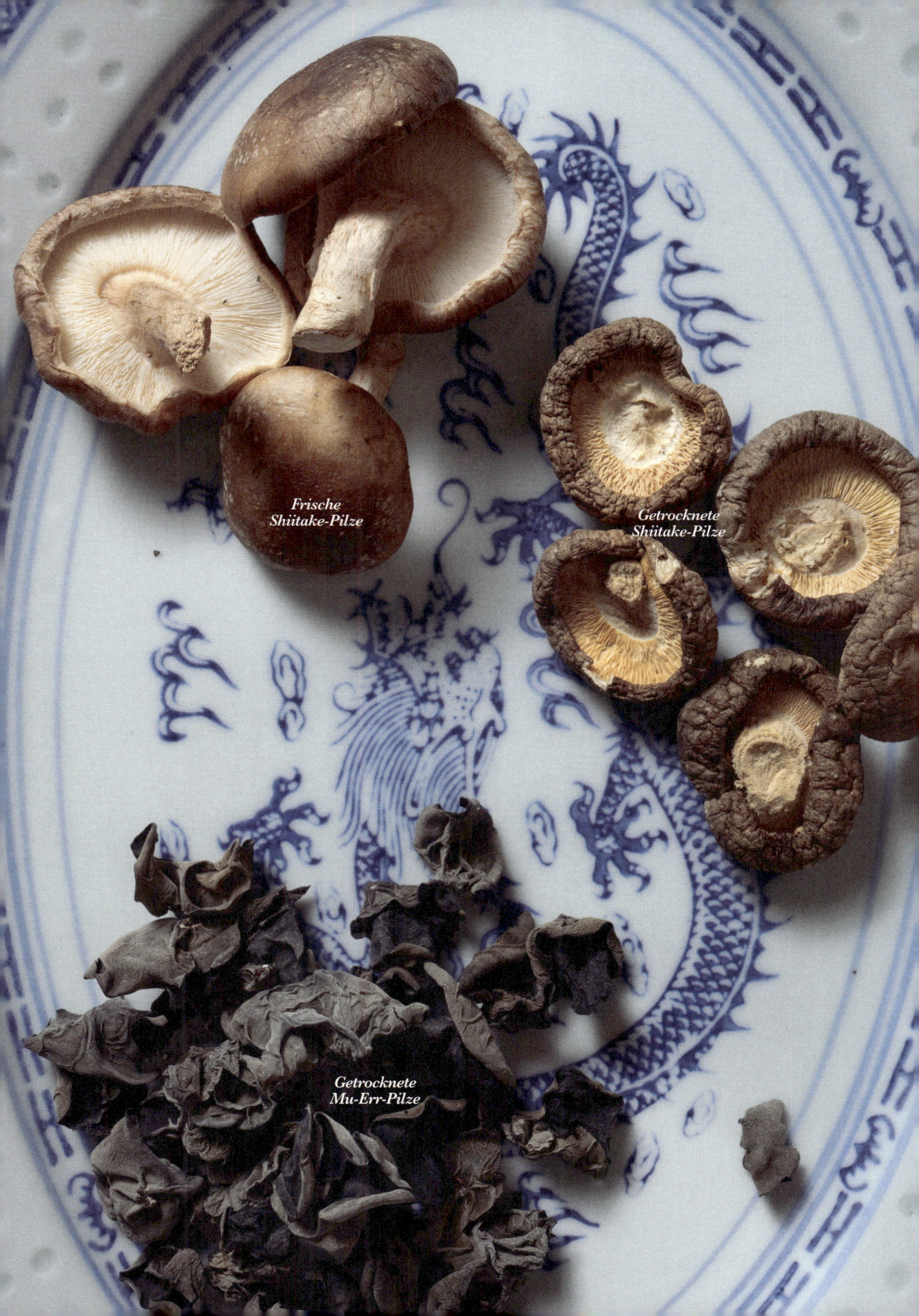
Frische Shiitake-Pilze
Getrocknete Shiitake-Pilze
Getrocknete Mu-Err-Pilze

Hülsenfrüchte

In der chinesischen Küche werden Bohnen sehr vielfältig eingesetzt, beispielsweise in Reisbrei, Teigen, Füllungen oder Saucen. Anders als in Deutschland finden sie häufiger Verwendung in Süßspeisen als in herzhaften Gerichten. Meine deutschen Freunde scherzen oft, dass nur Chinesinnen Desserts mit Bohnen mögen. Wie auch immer – Bohnen sind eine wertvolle Quelle für pflanzliches Eiweiß und hochwertige Kohlenhydrate. Aus Sicht der Traditionellen Chinesischen Medizin (TCM) haben sie zudem eine wichtige Bedeutung: Fast jede Bohnensorte ist für ihre heilende Wirkung bekannt und wird in bestimmten Jahreszeiten besonders empfohlen.

Die folgenden Sorten gehören zu den am häufigsten verwendeten Bohnen in der chinesischen Küche. Sie sind in gut sortierten Supermärkten und Bioläden erhältlich.

Drei Arten von Sojabohnen – jede mit eigenem Charakter:

Edamame
(ungereifte Sojabohnen)

Im Kühlregal der Supermärkte findet man oft bereits gegarte, grüne Edamamebohnen, die sofort verzehrt oder leicht gewürzt werden können. Manche Läden bieten auch geröstete Edamame im Nussregal an – sie sind knusprig und perfekt als Snack oder Topping. In Asialäden oder Bioläden gibt es Edamame mit Schale. Sie sind ideal für den Film- oder Fußballabend und eine gesunde Alternative zu Chips, zum Beispiel als Edamame mit würziger Knoblauch-Ingwer-Sauce (s. S. 64).

Gelbe Sojabohne

Sie ist die Grundlage für Tofu, Sojaschnetzel, Sojasauce und viele weitere Produkte. Wie andere Hülsenfrüchte kann sie aber auch nach dem Garen direkt verzehrt werden. Aufgrund ihres hohen Eiweißgehalts wird die gelbe Sojabohne auch als »Königin der Bohnen« bezeichnet. Gekochte Bohnen besitzen ein feines, nussiges Aroma und lassen sich vielseitig verwenden, beispielsweise eine Handvoll im Salat oder gemeinsam mit Reis gekocht. Die Herstellung von Sojamilch und Tofu aus ganzen Sojabohnen ist auch in der eigenen Küche möglich und erfordert keine besonderen Zutaten oder Geräte. So entstehen frische, unverpackte Produkte. Eine vertiefende Auseinandersetzung mit der Sojabohne und ihren vielfältigen Verarbeitungsmöglichkeiten finden Sie in meinem Kochbuch *Sojabohne – Königin der Bohnen.*

Schwarze Sojabohne

Sie enthält ähnliche Nährstoffe wie die gelbe Sojabohne, ist jedoch besonders reich an Antioxidantien. In der Traditionellen Chinesischen Medizin (TCM) gilt sie als stärkend für Niere und Blut und wird traditionell als wertvolles Korn geschätzt. In der Küche eignet sie sich gut als Abwechslung zu Adzukibohnen, zum Beispiel für einen nahrhaften Bohnenreis (s. S. 109).

Mungbohne

Vielleicht ist Ihnen diese Bohne nicht sofort vertraut, doch ihre Produkte kennen Sie sicher, nämlich Mungbohnensprossen und Glasnudeln. In der Traditionellen Chinesischen Medizin (TCM) gelten Mungbohnen als hitzeklärend, entgiftend, durstlöschend und harntreibend. Sie sind besonders wohltuend in den Sommermonaten. Traditionell werden sie unter anderem zu einem erfrischenden Mungbohnen-Getränk gekocht (s. S. 160).

Rote Bohne
(Adzukibohne)

Mit ihrem feinen, leicht süßlichen Aroma und ihrer cremigen Konsistenz ist die Adzukibohne eine beliebte Zutat in asiatischen Desserts und nährenden Alltagsgerichten. Im Vergleich zu Kidneybohnen gilt sie als leichter verdaulich. Besonders schlicht zubereitet, etwa als Rote-Bohnen-Reis (s. S. 109), eignet sie sich hervorragend als vielseitige Beilage.

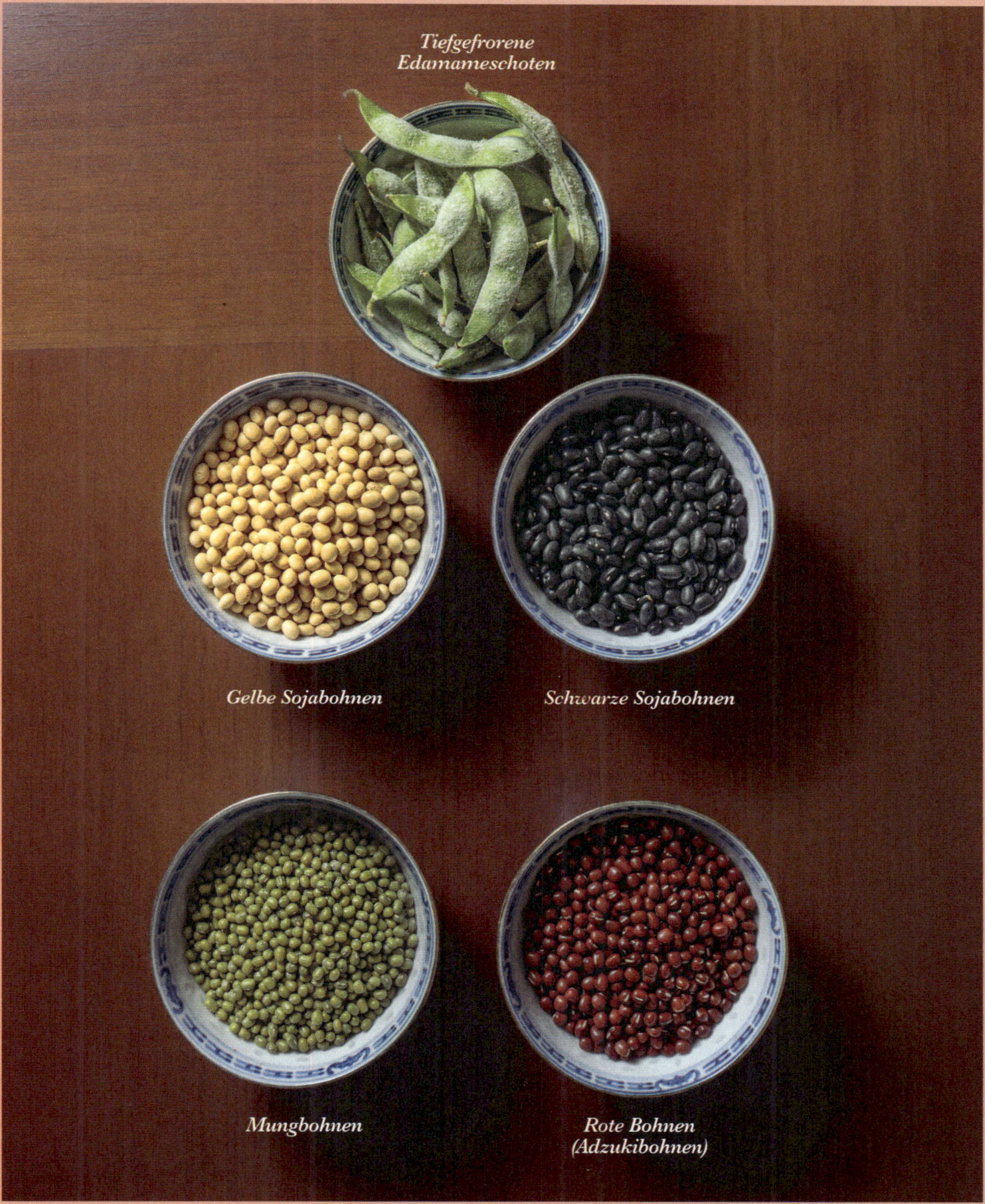

Tipp Mit Ausnahme von Edamame sollten alle Bohnen vor dem Kochen eingeweicht – am besten über Nacht – und anschließend gründlich gespült werden. Das verbessert sowohl die Bekömmlichkeit als auch den Geschmack.

养生食材

Asiens Klassiker für Gesundheit und Wohlbefinden

Gojibeere

Die Gojibeere ist in China auch als »Beere des Glücks« bekannt und wird seit Jahrhunderten in der Traditionellen Chinesischen Medizin verwendet. Sie enthält Vitamin C, Aminosäuren, Mineralstoffe und Spurenelemente. In Maßen genossen – etwa zwei Esslöffel täglich – wird sie traditionell zur Unterstützung des Wohlbefindens eingesetzt. Sie lässt sich unkompliziert verwenden, zum Beispiel als Gojibeerentee (s. S. 154) oder als nährende Ergänzung im Reisbrei (s. S. 54). Getrocknete Gojibeeren sind inzwischen auch in vielen Biosupermärkten erhältlich.

Chinesische Rote Dattel
(getrocknete Jujube)

Die chinesische Rote Dattel unterscheidet sich geschmacklich deutlich von den im europäischen Handel üblichen Datteln. In der Traditionellen Chinesischen Medizin wird sie zur Unterstützung von Qi und Blut sowie zur Harmonisierung von Milz und Geist verwendet. Auch in Europa ist die Jujube keine Unbekannte: Besonders im Mittelmeerraum und in Weinbauklimaten gedeiht sie gut. Im norditalienischen Ort Arquà Petrarca wird ihr im Herbst sogar ein eigenes Fest gewidmet, bei dem Konfitüren und Liköre aus der Frucht hergestellt werden.

Es wird eine tägliche Menge von etwa drei bis fünf Früchten empfohlen. Die roten Datteln können pur als milder, natürlicher Snack gegessen werden, eignen sich aber ebenso zum Aromatisieren von Tee (s. S. 155), für Reisbrei (s. S. 54) oder als feine Zutat in süßen Füllungen und Desserts (s. S. 98). Hochwertige Bioqualität ist in gut sortierten Asialäden oder online erhältlich.

Chrysanthementee

Chrysanthementee wird oft als »asiatischer Kamillentee« bezeichnet. Obwohl beide zur Familie der Korbblütler (*Asteraceae*) gehören, unterscheiden sie sich deutlich in Geschmack, Wirkung und Einsatz. Während Kamillentee als neutral, beruhigend, schlaffördernd und entzündungshemmend beschrieben wird, gilt Chrysanthementee in der chinesischen Tradition als kühlend. Er soll Hitze klären, die Augen unterstützen und Beschwerden im Hals- und Kopfbereich lindern. In China wird Chrysanthementee häufig zu den Mahlzeiten getrunken und traditionell auch bei Kopfschmerzen oder Nebenhöhlenbeschwerden eingesetzt.

Auf dem deutschen Markt sind vor allem drei Sorten chinesischen Chrysanthementees erhältlich: Gongju (贡菊), Hangbaiju (杭白菊) und Taiju (胎菊). Taiju, auch als »Baby Chrysanthemum« bekannt, stammt aus Tongxiang in der Provinz Zhejiang. Die Blüten werden bereits im Knospenstadium geerntet, noch bevor sie sich vollständig öffnen. Dadurch bewahren sie ihr besonders feines Aroma und einen hohen Gehalt an wirksamen Inhaltsstoffen. Taiju wird traditionell zur Linderung von Augenermüdung geschätzt und zählt zu meinen bevorzugten Sorten (s. S. 154).

Hier einige Auswahltipps für Chrysanthementee: Achten Sie auf hellgelbe, frische Blüten mit grünem Kelch und einem angenehm blumigen Duft. Beim Aufgießen sollten sich die Blüten vollständig entfalten und eine klare, helle Teefarbe ergeben. Tees mit schwefelartigem Geruch sowie sehr grelle oder stark verdunkelte Blüten sollten gemieden werden.

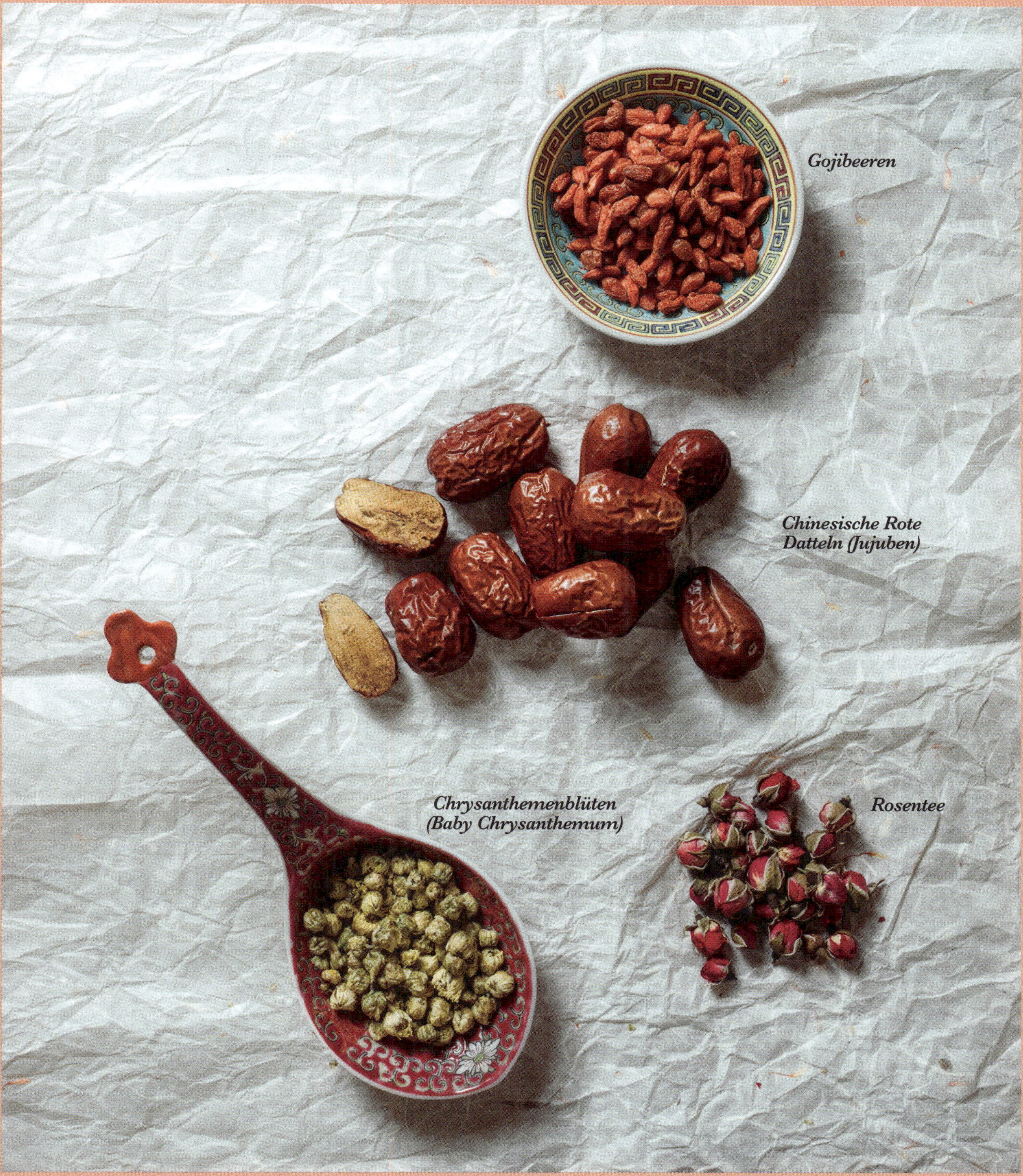

Rosentee Rosenblütentee (*Rosa rugosa*) schmeckt mild-blumig, leicht süßlich und aromatisch. In der Traditionellen Chinesischen Medizin (TCM) wird die Rosenblüte als süß, leicht bitter und wärmend beschrieben. Sie wirkt auf die Leber- und Milzmeridiane. Der Tee reguliert Leber und Milz, harmonisiert Qi und Magen, fördert den Stoffwechsel, aktiviert den Blutfluss und stärkt die Elastizität der Blutgefäße. Zudem unterstützt er die Blutdruckregulation, lindert gynäkologische Beschwerden und beruhigt Geist und Emotionen (s. S. 163). Schwangere sollten keinen Rosenblütentee trinken, da er blutaktivierend wirkt.

Feuer, Messer, Harmonie: die Grundlagen der chinesischen Küche

Vor acht Jahren war ich einfach jemand, der gerne zu Hause kochte. Heute liegt mein Augenmerk darauf, wie jeder, der chinesisches Essen liebt, in seiner eigenen Küche konzentriert und gelassen köstliche Gerichte zubereiten kann.

Jede Frage meiner Kursteilnehmerinnen und Kursteilnehmer im Unterricht sowie jedes Feedback unter meinen Videos hilft mir dabei, Rezepte und Erklärungen stetig zu verfeinern, damit die wesentlichen Punkte klarer und leichter verständlich werden. Besonders berührt mich die Hingabe der Lernenden im Kochkurs: Über mehrere Stunden hinweg widmen sie sich dort gemeinsam einem Menü, lernen die Zutaten bewusst kennen, waschen und schneiden sie, braten, dämpfen und würzen mit voller Aufmerksamkeit, bis schließlich ein reichhaltiges Essen auf dem Tisch steht. Mit solcher Sorgfalt zubereitet – wie könnte es nicht köstlich sein?

Damit auch Sie diese Freude zu Hause erleben können, habe ich die Grundprinzipien zusammengefasst, die ich zu Beginn jedes Kurses vermittle. Sie helfen Ihnen, die chinesische Küche schnell zu verstehen und sicher in den Alltag zu integrieren.

Die Temperatur bestimmt Geschmack und Aroma.
In der chinesischen Küche wird mit »schnellem Braten bei hoher Temperatur« gearbeitet. Deshalb sollten Sie vor dem Kochen alle Zutaten und Gewürze bereitlegen, das heißt, Sie sollten sie schneiden, abtropfen lassen und griffbereit stellen. Frühlingszwiebeln, Ingwer und Knoblauch kommen am besten in kleine Schälchen. Die Sauce können Sie schon vorher in einer kleinen Schüssel anrühren. So bleiben Sie gelassen und können den Rhythmus des schnellen Bratens gut mitgehen – die Gerichte gelingen in wenigen Minuten.

Für Schmorgerichte gilt das Gegenteil: »Langsam bei kleiner Temperatur köcheln lassen«, damit die Sauce reichhaltig wird und die Zutaten zart garen. Zwischendurch nur gelegentlich umrühren – bald füllt ein köstlicher Duft die ganze Küche.

Gleichmäßiges Schneiden ist nicht nur eine Frage der Optik.
Schneiden Sie die Zutaten möglichst einheitlich: Für ein Gericht sollten alle Stücke die gleiche Form haben, also entweder Würfel, Scheiben oder Streifen. Scheiben sollten gleich dick, Streifen gleich lang und Würfel gleich groß sein. So sehen die Gerichte nicht nur schöner aus, sondern garen auch gleichmäßig und Sauce sowie Gewürze ziehen besser ein.

Die klassische chinesische Kochreihenfolge.
Zunächst werden Zwiebeln, Ingwer und Knoblauch angebraten, dann kommen die Hauptzutaten hinzu. Bei mehreren Zutaten sollten diese nach ihrer Garzeit sortiert werden, d. h. zuerst kommen z. B. Wurzelgemüse oder Pilze hinzu, zartes Blattgemüse zuletzt. Anstatt die Zutaten lange stehen zu lassen, wird aktiv gerührt, gewendet oder geschwenkt. So wird für gleichmäßige Temperatur, kurze Garzeiten und frische Texturen gesorgt. Danach wird alles gewürzt. Stärkewasser wird erst am Ende zugegeben und nur kurz aufgekocht. So bleibt die Sauce klar, glänzend und leicht – nie schwer oder mehlig. Kurz vor dem Servieren werden ein paar Tropfen geröstetes Sesamöl oder etwas Frühlingszwiebel darübergegeben.

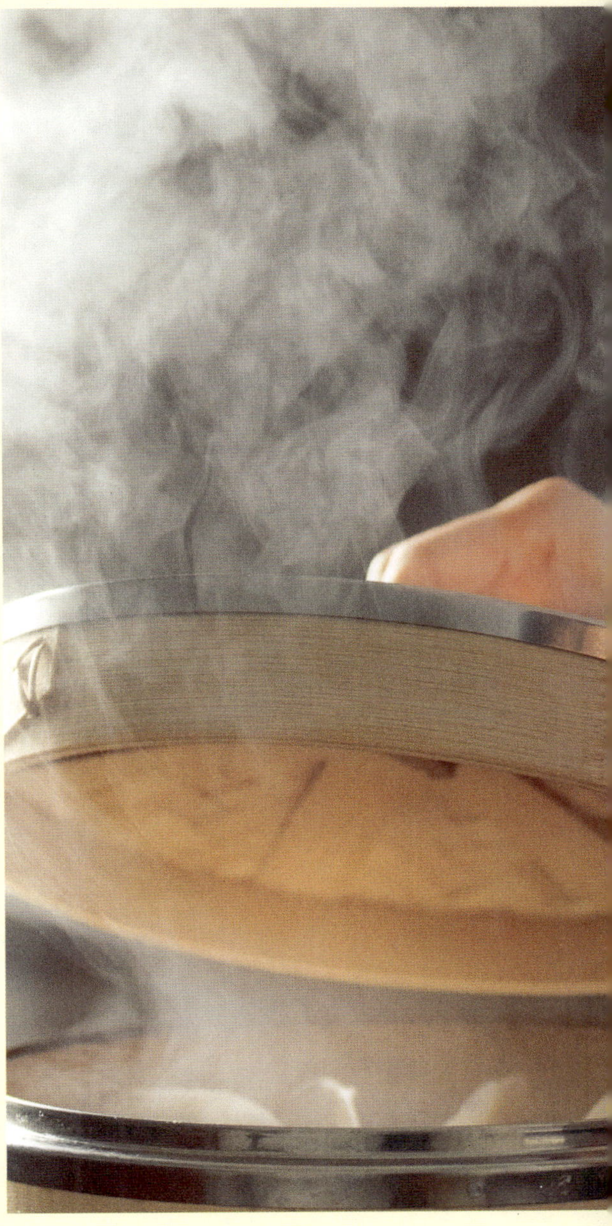

Vertrauen Sie Ihren Sinnen: Schauen Sie hin, riechen, hören und probieren Sie!
Beim Kochen geht es um Balance. Jede Küche ist anders: Herd, Pfanne und Zutaten spielen alle eine Rolle. Deshalb lohnt es sich, nicht sklavisch nach Rezept zu kochen, sondern genau hinzuspüren, wie sich das Essen verändert. Auch beim Würzen gilt: Abschmecken ist das A und O. Süß, sauer, salzig, scharf und umami sollen sich die Hand geben. Die Mengenangaben im Buch sind eine gute Orientierung, doch letztendlich entscheidet Ihr Geschmack.

Gerichte sollten harmonisch kombiniert werden.
In der chinesischen Küche legt man Wert auf Farbe, Aroma, Geschmack, Form und Nährstoffe. Pflanzliches Protein (»Fleisch«) und Gemüse sowie trockene und feuchte, weiche und knackige Zutaten sollten ausgewogen kombiniert werden. Viele Rezepte in diesem Kochbuch enthalten Hinweise, welche Gerichte gut zusammenpassen, sowie Tipps zur Vorbereitung und Aufbewahrung. Damit können Sie ein vollständiges Menü zubereiten.

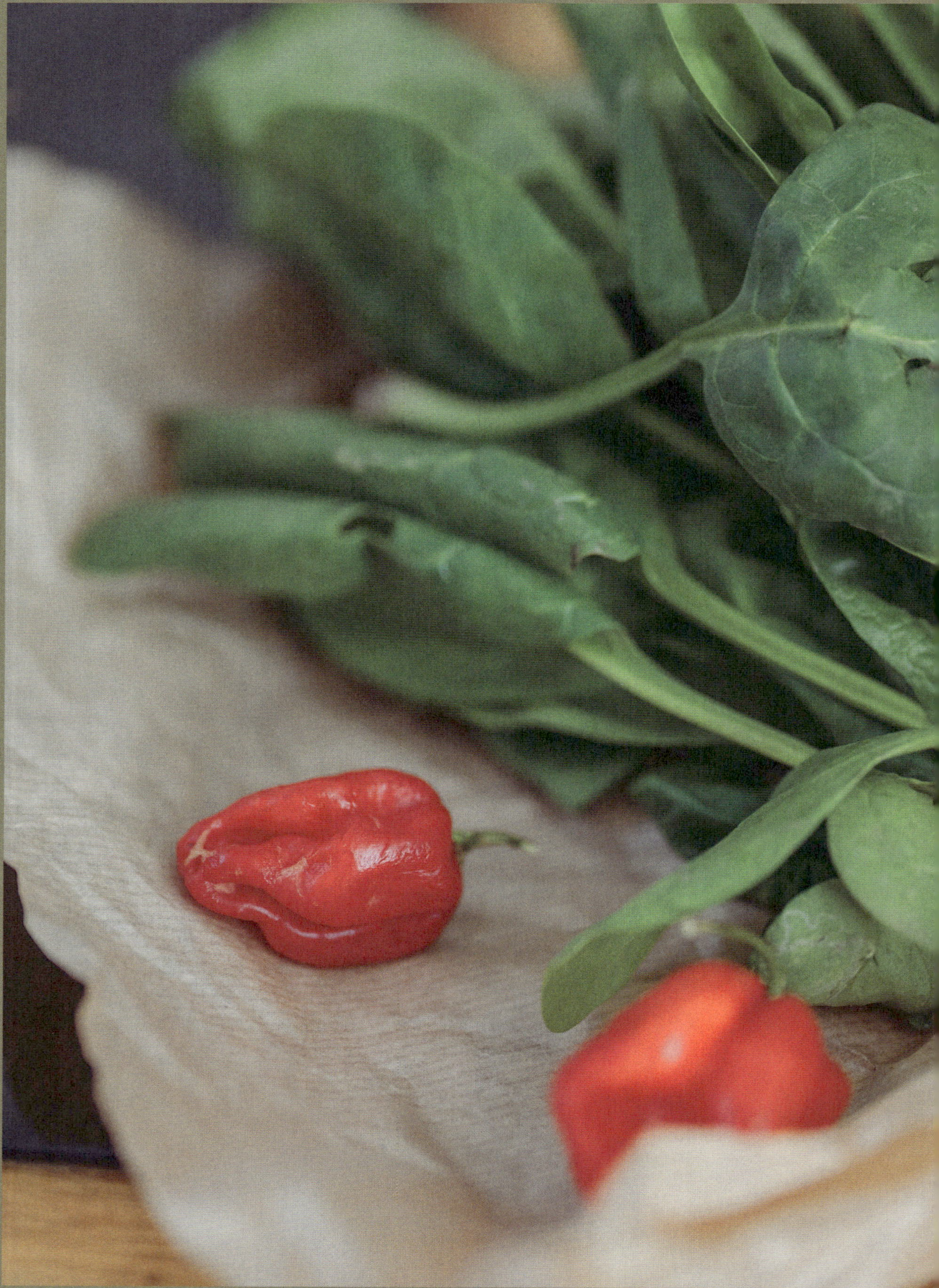

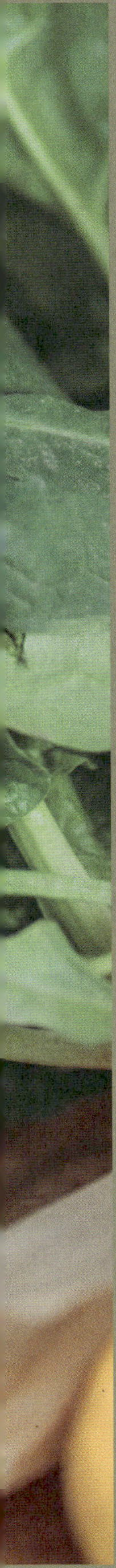

春季食谱

FRÜHLINGSREZEPTE

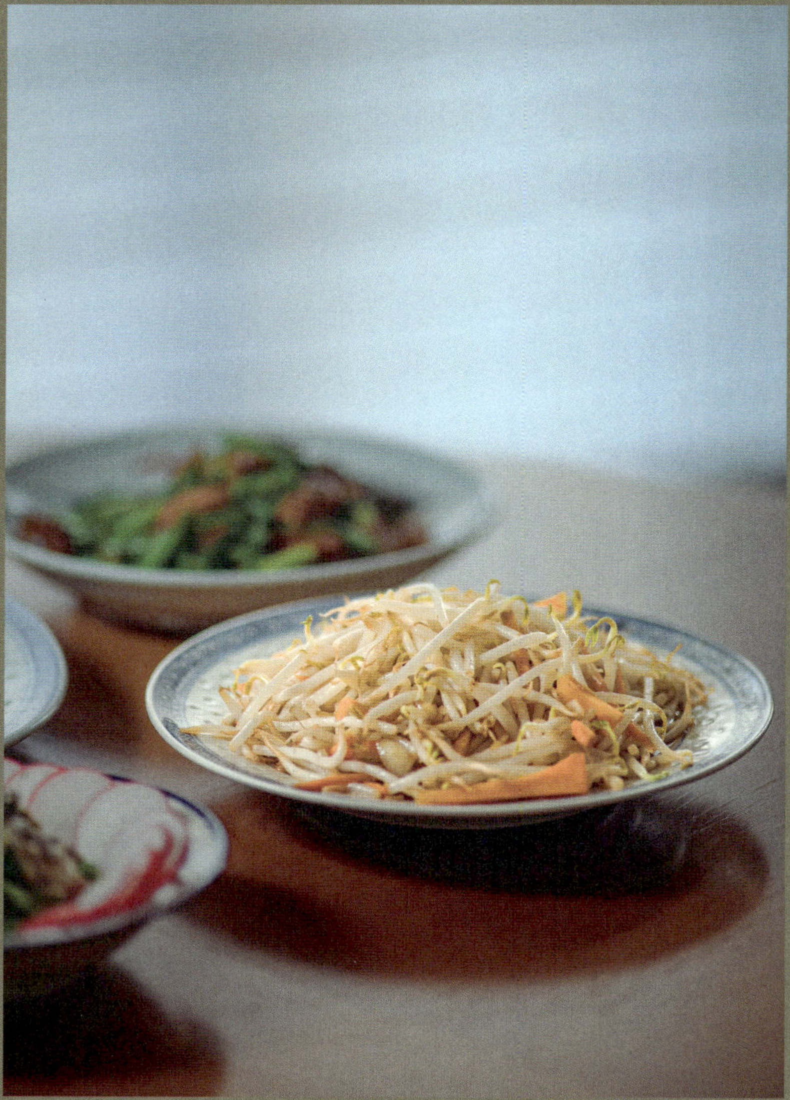

春吃芽

Im Frühling isst man Sprossen, also zarte, junge Triebe wie Mungbohnensprossen oder andere Keimsprossen. Sie symbolisieren das Erwachen des Lebens.

Wenn im Frühling die Erde aus ihrem Winterschlaf erwacht und Pflanzen zarte Knospen treiben, sehnt sich auch unser Körper nach Frische und neuer Lebenskraft. Sprossen zu essen ist im Frühling nicht nur eine Weisheit im Einklang mit der Natur, sondern auch eine sanfte Art, dem Körper Leichtigkeit und aufsteigende Energie zu schenken. Frisches grünes Blattgemüse, knackige Sprossen oder leuchtend grüner Bärlauch sind wahre Gesundheitsgeschenke dieser Jahreszeit.

Sehr fettige, schwere oder stark kühlende Speisen können die aufkommende Vitalität hingegen »abdrücken« und sollten im Frühling nur maßvoll genossen werden. Diese Jahreszeit steht ganz im Zeichen des Aufbruchs und des Wachstums und lädt zugleich dazu ein, unseren Lebensrhythmus anzupassen. Ein Spaziergang im Sonnenlicht, bewusstes, tiefes Atmen oder ein Bummel über den Markt, um farbenfrohes, frisches Saisongemüse auszuwählen, nährt nicht nur den Körper, sondern hebt auch die Stimmung. So können wir ganz behutsam in den Rhythmus des Frühlings eintreten.

春
饼
合
菜

Frühlings-Wraps mit gebratener Gemüsemischung

Für 2 Portionen als Hauptspeise

Zutaten
Für die Füllung

- 1 Karotte
- 200 g Mungbohnensprossen (oder Sojasprossen)
- 100 g Bärlauch oder chinesischer Schnittlauch
- 5 g getrocknete Mu-Err-Pilze
- 50 g Glasnudeln
- 2 Eier (optional)
- 2 EL Speiseöl zum Braten
- 2 EL Sojasauce
- 1 EL Reisessig
- 1 TL Salz
- 2 Knoblauchzehen, fein gehackt
- 1 TL geröstetes Sesamöl

Für 8 Wraps

- 200 g Weizenmehl (Type 550)
- 1 TL Salz
- ca. 120 ml kochendes Wasser

Am Tag des traditionellen Frühlingsbeginns gehört es in vielen Familien in Peking dazu, Frühlings-Wraps zu essen. Dieses Ritual wird auch »den Frühling beißen« genannt: Frisches Frühlingsgemüse wird in einen dünnen, selbst gebackenen Wrap gewickelt, und mit dem ersten Bissen nimmt man den Frühling symbolisch in den Körper auf – als Zeichen für Vitalität und einen guten Start ins neue Jahr.

Die klassische Füllung besteht aus einer bunten Gemüsemischung aus der Pfanne. Das Zusammenkommen verschiedener Zutaten steht dabei für Harmonie und Ausgewogenheit. Verwendet werden vor allem saisonale Frühlingsgemüse wie Karotten, Bärlauch, Mu-Err-Pilze, Mungbohnensprossen und Ei. Diese Kombination gilt als besonders stärkend für Kraft und Abwehr im frühen Frühling.

Das gemeinsame Rollen und Essen gehört wesentlich zum Erlebnis: Jeder füllt seinen Wrap selbst und isst ihn mit den Händen. So entsteht am Tisch eine entspannte Atmosphäre, die Austausch und Leichtigkeit fördert. Die Gemüse werden fein geschnitten und je nach Garzeit kurz nacheinander angebraten, damit sie knackig bleiben und ihr natürliches Aroma bewahren.

In Deutschland ergänze ich die Mischung gern mit Löwenzahnblättern oder Keimsprossen wie Alfalfa, die erst zum Schluss untergehoben werden. Wenn keine Zeit für selbst gemachte Wraps ist, eignen sich auch fertige Varianten mit möglichst wenigen Zusatzstoffen. Traditionell werden Frühlings-Wraps in Peking mit einer leichten Chinakohlsuppe mit Seidentofu (s. S. 57) oder einem milden Reisbrei mit Gojibeeren und roten Datteln (s. S. 54) serviert.

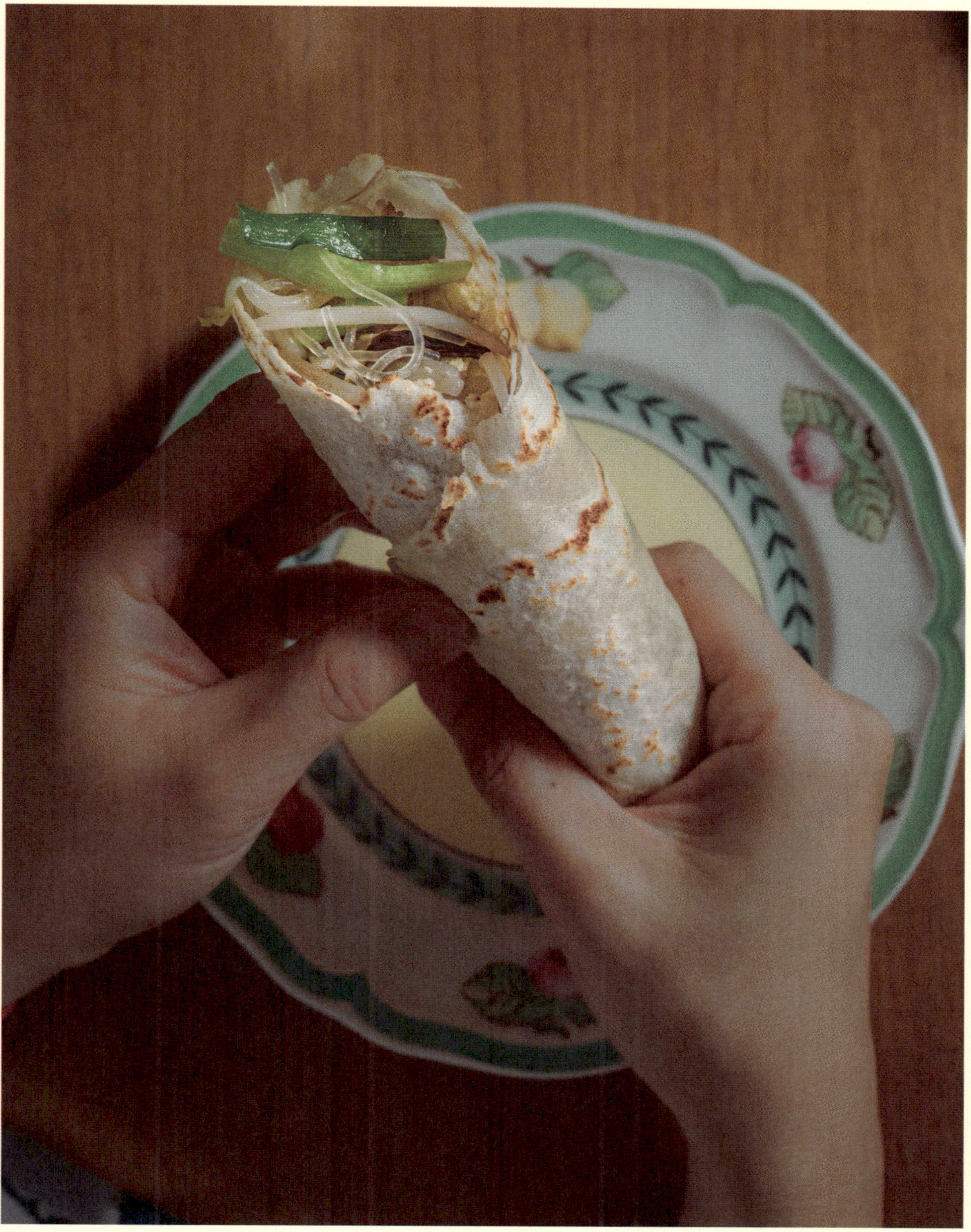

Zubereitung

Für die Füllung die Karotte schälen und in feine Streifen schneiden. Die Sprossen waschen und gut abtropfen lassen. Bärlauch oder chinesischen Schnittlauch in etwa 5 cm lange Stücke schneiden. Die Mu-Err-Pilze 30 Minuten in warmem Wasser einweichen, gründlich abspülen, harte Stiele entfernen und in feine Streifen schneiden. Die Glasnudeln 5 Minuten in kaltem Wasser einweichen, anschließend abgießen und grob zerschneiden.

Für die Wraps Mehl, Salz und heißes Wasser zu einem weichen, geschmeidigen Teig verkneten. Erst mit Stäbchen oder einer Gabel, wenn die Masse etwas abgekühlt ist, von Hand. Den Teig abgedeckt 15 Minuten ruhen lassen.

Anschließend in acht gleich große Stücke teilen. Jeweils zwei Stücke leicht flach drücken, mit etwas Öl bestreichen, aufeinanderlegen und zu dünnen Fladen (≈ 20 cm Durchmesser) ausrollen. In einer heißen Pfanne ohne Fett etwa 1 Minute backen, wenden und weitere 30 Sekunden backen, bis sich Blasen bilden. Noch heiß vorsichtig zu zwei einzelnen Blätter auseinanderziehen und mit einem Tuch abdecken, damit sie weich bleiben. So alle Wraps nacheinander fertigstellen und warmhalten.

Das Öl für die Füllung in einer großen Pfanne erhitzen. Die Eier, wenn verwendet, verquirlen und als dünnes Omelett ausbacken, wenden, grob zerteilen und beiseitestellen.

Karotten, Pilze und Sojasprossen in die Pfanne geben und etwa 2 Minuten unter Rühren anbraten, leicht salzen. Anschließend Glasnudeln und Bärlauch hinzufügen, mit Sojasauce und Reisessig würzen und alles gut durchschwenken, bis das Gemüse gar, aber noch bissfest ist. Zum Schluss die Omelettstücke, wenn zubereitet, Knoblauch und das Sesamöl unterheben.

Wraps und Gemüsefüllung gemeinsam servieren, sodass sich alle am Tisch den Wrap nach Belieben selbst füllen können. Nach Wunsch mit frischem Koriander oder etwas Chiliöl (s. S. 184) verfeinern.

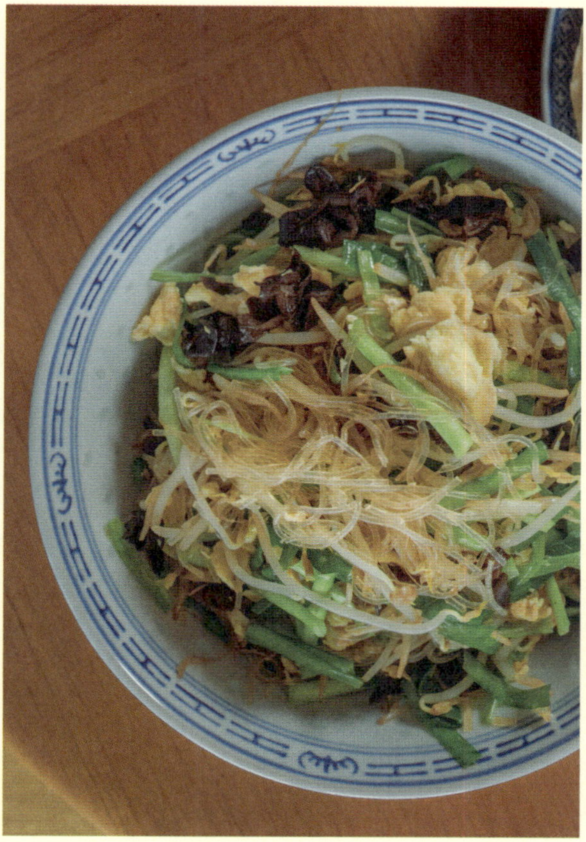

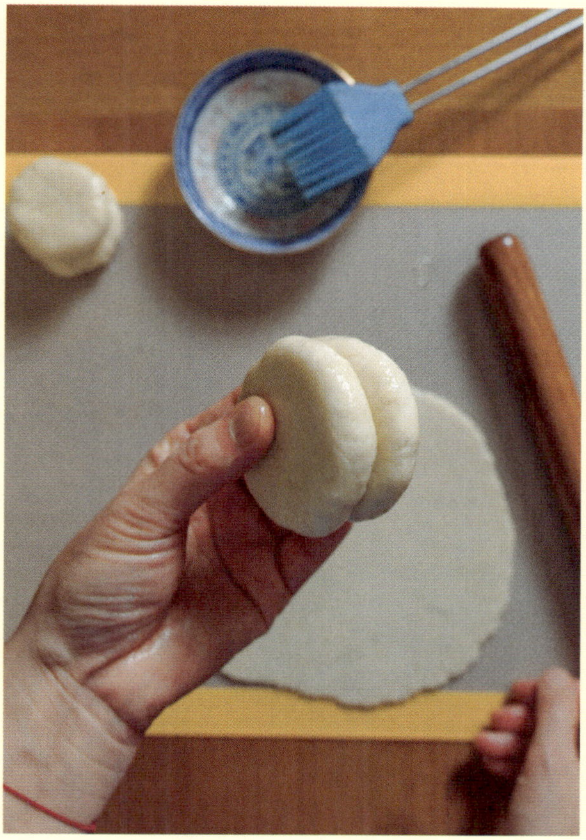

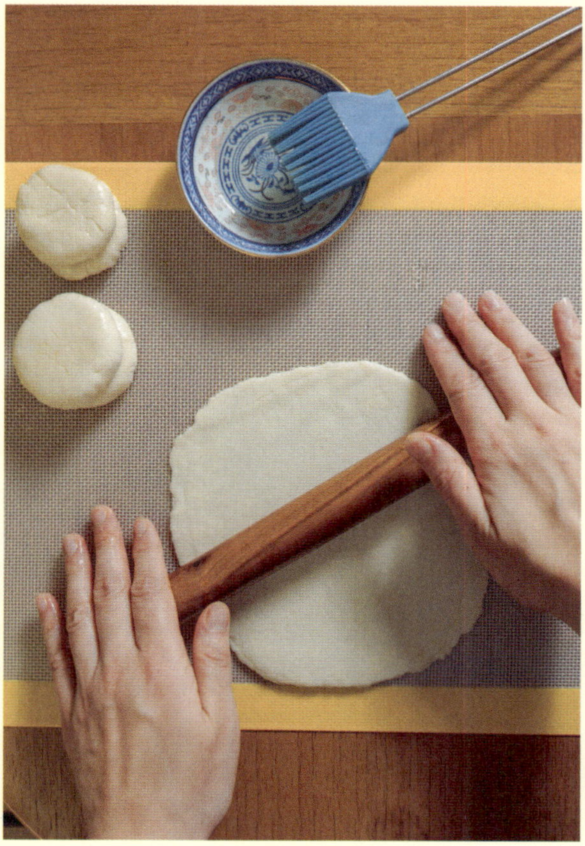

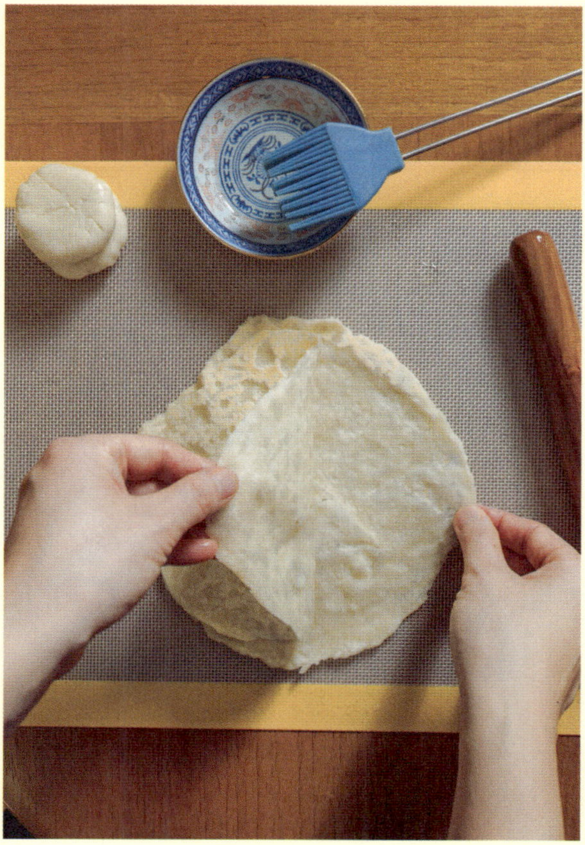

麦
饭

Gedämpftes Gemüse mit Mehl und aromatischer Würzsauce

Gedämpftes Gemüse mit Mehl ist ein traditionelles Gericht aus der chinesischen Provinz Shaanxi. Verschiedene saisonale Gemüse werden dabei leicht mit Mehl oder Maismehl umhüllt und anschließend gedämpft, bevor sie mit einer aromatischen Würzsauce serviert werden. Durch diese schonende Zubereitungsart bleiben der natürliche Geschmack der Zutaten sowie ein Großteil der Nährstoffe erhalten. Obwohl es sich um ein reines Gemüsegericht handelt, ist das Gericht sehr sättigend und eignet sich gut als Hauptmahlzeit. Die von der Weltgesundheitsorganisation empfohlene tägliche Gemüsemenge von 400 g lässt sich damit mühelos erreichen.

Grundsätzlich eignen sich alle eher wasserarmen Gemüse zum Dämpfen, zum Beispiel Karotten, Shiitakepilze, grüne Bohnen, Kartoffeln, Rucola, Sellerieblätter oder verschiedene saisonale Wildkräuter. Wichtig ist, dass die Gemüse vor dem Wenden im Mehl möglichst gut abgetropft werden und nur eine dünne Mehlschicht anhaftet – so wird die Textur besonders locker und angenehm. Wer Wurzelgemüse und Blattgemüse im selben Dampfgarer zubereitet, sollte zuerst die festeren Sorten dämpfen und die Blattgemüse erst kurz vor Schluss hinzufügen; meist reichen dafür etwa zwei Minuten. Besonders gern kombiniere ich rote, gelbe und grüne Gemüse – das sorgt nicht nur für einen ausgewogenen Geschmack, sondern auch für ein schönes Farbspiel auf dem Teller.

Für 2 Portionen als Beilage

Zutaten
- 200 g mehligkochende Kartoffeln
- 100 g Karotten
- 125 g Rucola
- ca. 150 g Weizenmehl oder feines Maismehl

Für die Würzsauce
- 1 Frühlingszwiebel, in feine Ringe geschnitten
- 3 Knoblauchzehen, fein gehackt
- 1 EL Sesamsamen
- 1 TL Chilipulver (optional)
- 4 EL Erdnussöl
- 1 EL Sojasauce
- 1 EL Reisessig
- 1 TL Salz

Zubereitung

Für das Gemüse Kartoffeln und Karotten schälen und in feine Streifen schneiden. Die Kartoffelstreifen etwa 3 Minuten in kaltem Wasser einweichen, um überschüssige Stärke zu entfernen, anschließend gut abtropfen lassen. Den Rucola gründlich waschen und trockentupfen.

Kartoffeln, Karotten und Rucola jeweils separat in einer Schüssel mit etwas Mehl bestäuben und vorsichtig vermischen, bis die Streifen bzw. Blätter gleichmäßig mit Mehl überzogen sind.

Den Dämpfeinsatz leicht einölen oder mit einem feuchten Tuch auslegen. Das Gemüse locker einlegen, damit der Dampf gut zirkulieren kann. Sobald Dampf aufsteigt, Karotten und Kartoffeln etwa 8 Minuten dämpfen, den Rucola erst in den letzten 2 Minuten zugeben.

Für die Würzsauce Frühlingszwiebel, Knoblauch, Sesamsamen und Chilipulver in eine hitzebeständige Schüssel geben. Das Erdnussöl in einem kleinen Topf erhitzen, bis es leicht raucht, und sofort über die Zutaten gießen. Sojasauce, Essig und Salz hinzufügen und gut verrühren.

Das gedämpfte Gemüse vorsichtig auflockern, kurz abkühlen lassen und anschließend mit der Würzsauce vermengen. Lauwarm oder kalt als Vorspeise oder als Beilage zu Reis servieren.

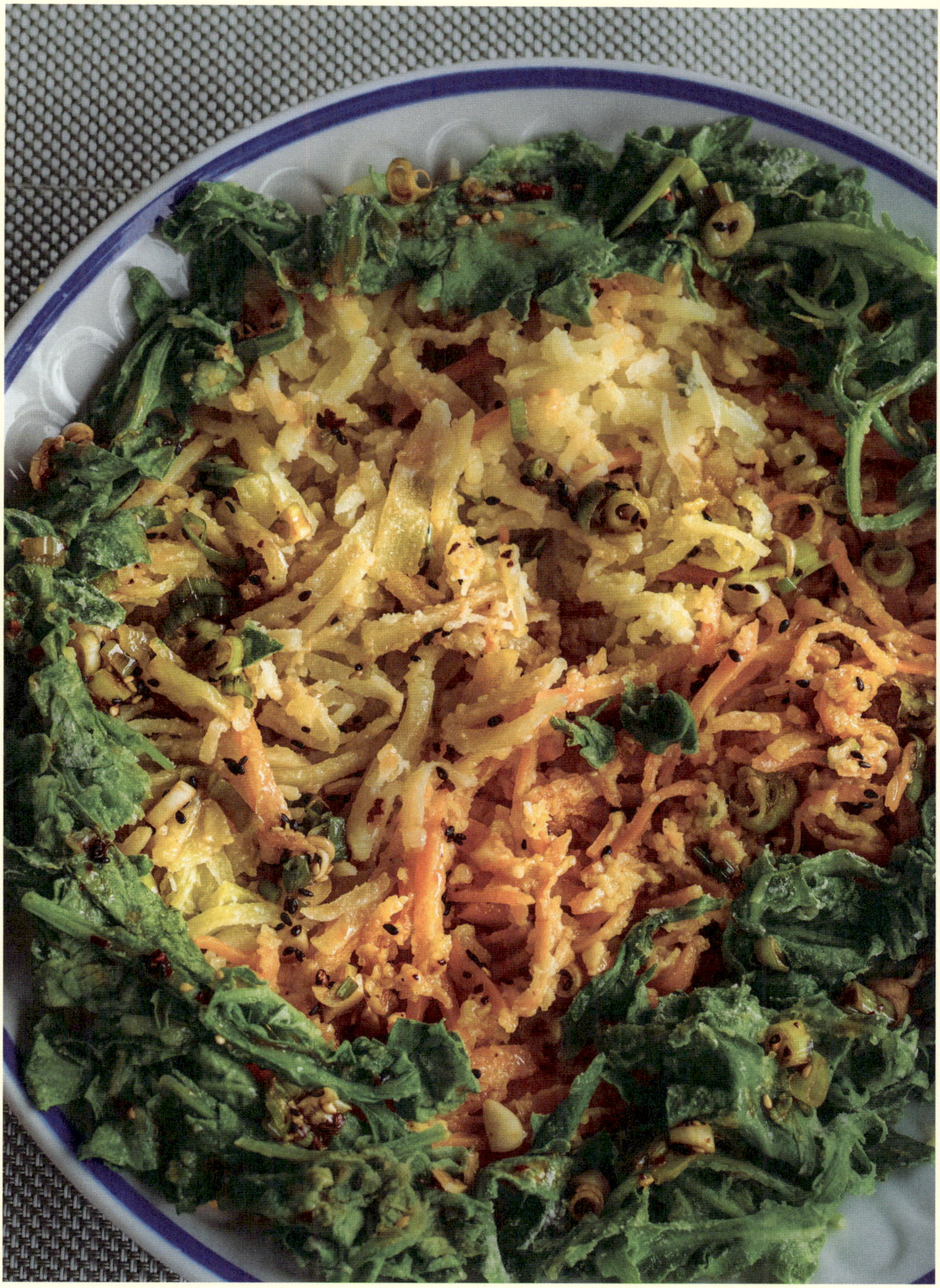

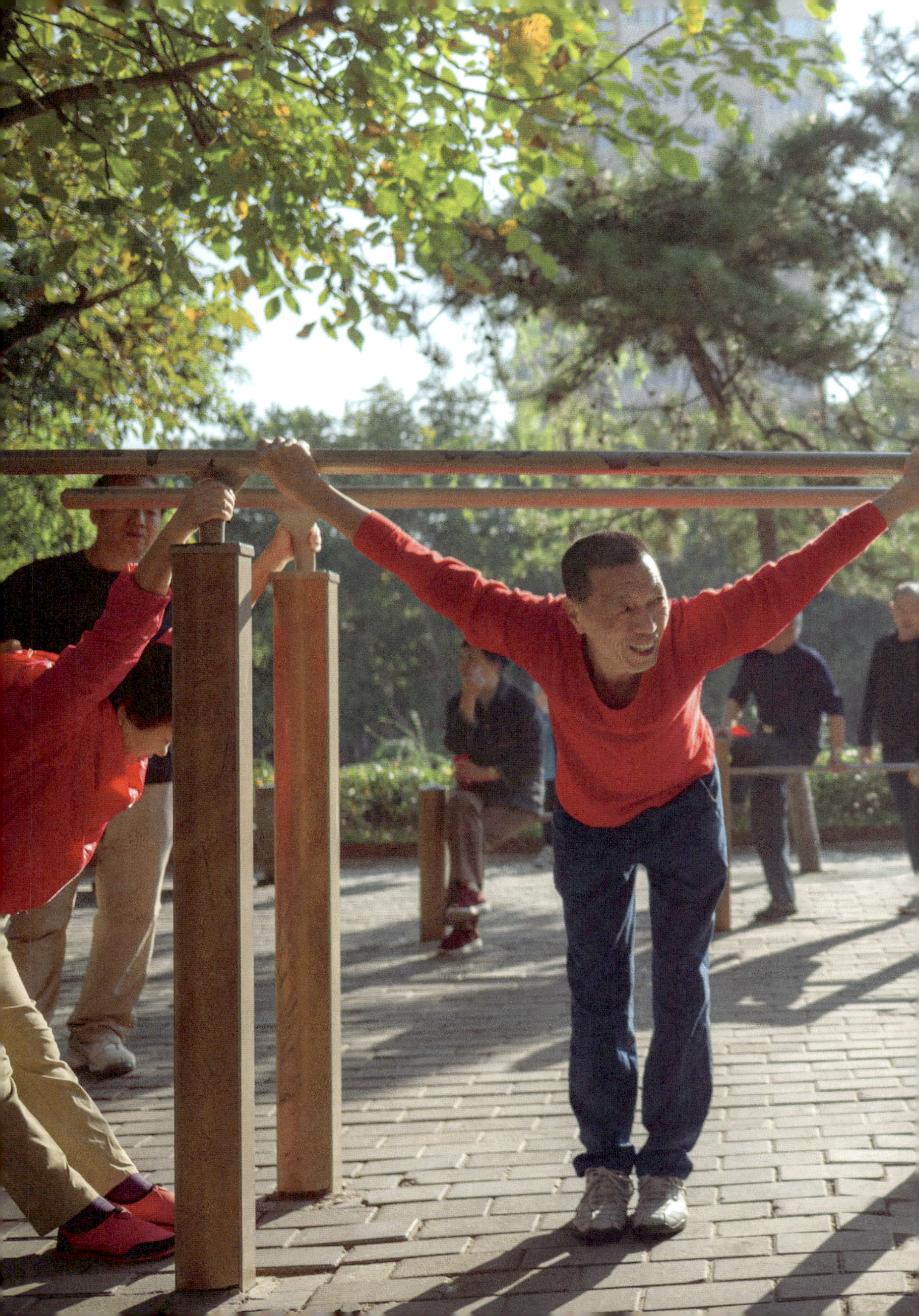

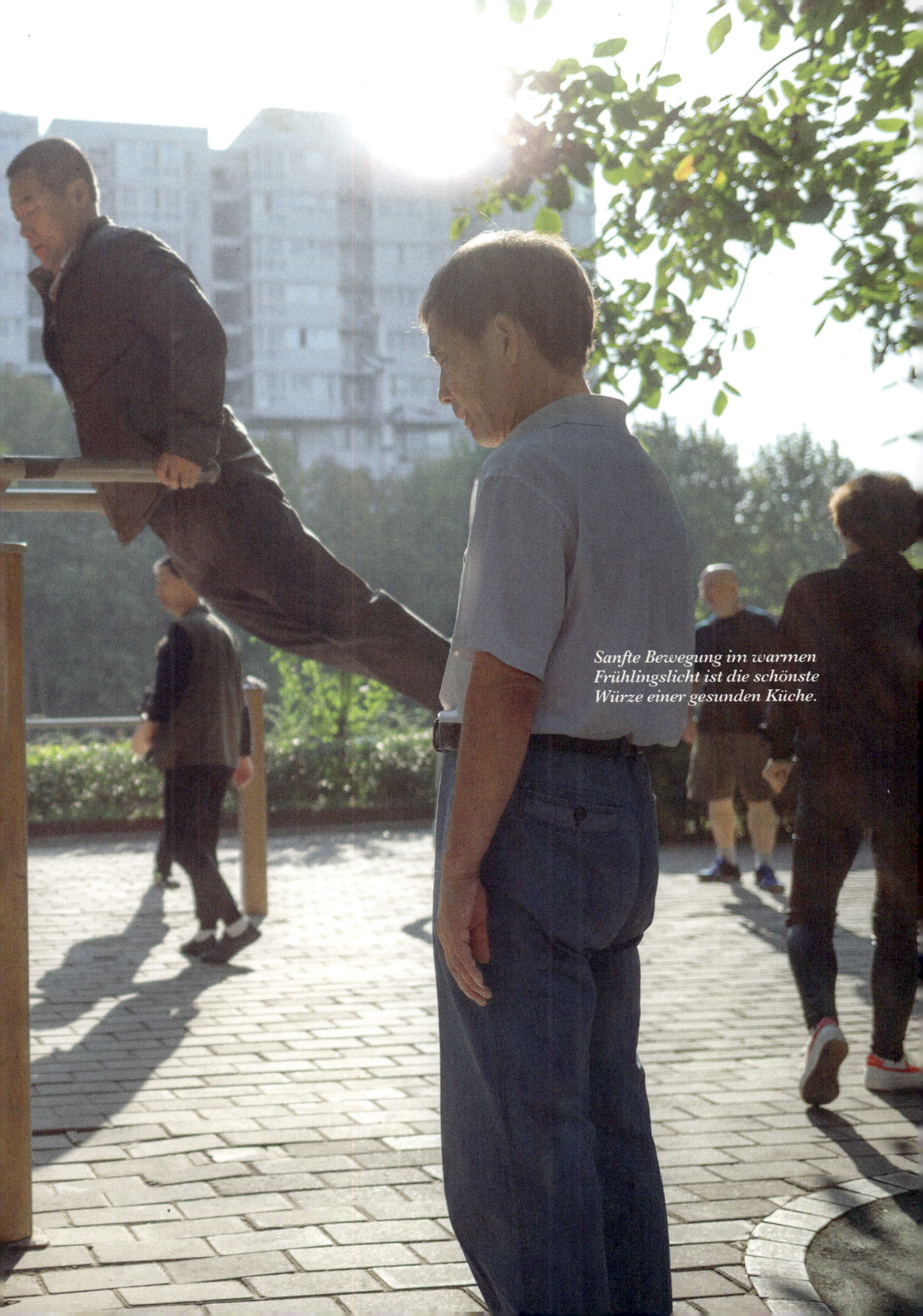

Sanfte Bewegung im warmen Frühlingslicht ist die schönste Würze einer gesunden Küche.

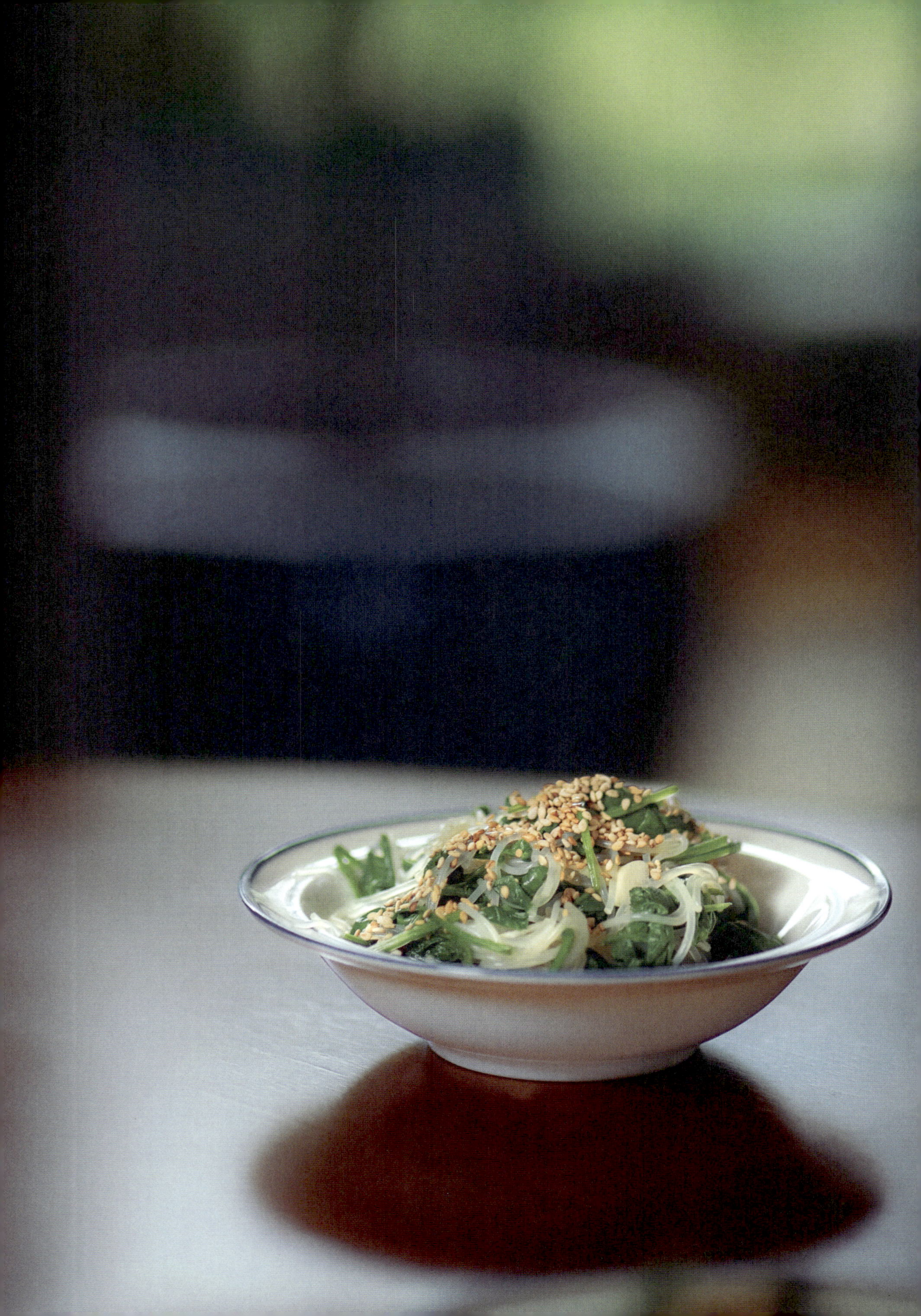

凉
拌
菠
菜
粉

Glasnudel-Spinat-Salat mit Sesamöl

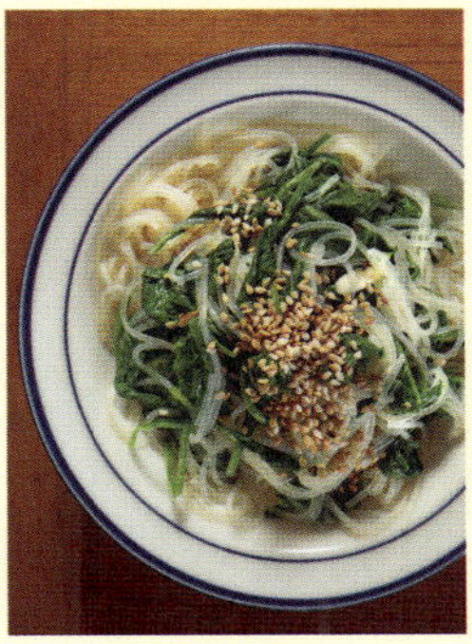

Dieses Gericht stammt aus der Küche der chinesischen Provinz Shandong und ist bis heute auf vielen nordchinesischen Familientischen zu finden. Typisch für viele chinesische Salate wird der Spinat nicht roh verzehrt, sondern kurz blanchiert, wodurch überschüssige Oxalsäuren reduziert werden und der Geschmack milder wird. Der Salat wird am besten bei Zimmertemperatur serviert; nach dem Kühlen sollte er vor dem Essen kurz draußen stehen, damit er bekömmlicher ist.

Ein paar Tropfen Öl im Blanchierwasser helfen, Farbe und zarte Textur des Spinats zu bewahren. Besonders aromatisch ist Spinat mit Stiel und Wurzel, Blattspinat eignet sich jedoch ebenfalls. Wichtig ist eine sehr kurze Blanchierzeit von höchstens fünf Sekunden.

Für 2 Portionen

Zutaten

- 50 g Glasnudeln
- 250 g frischer Blattspinat
- ½ TL Salz
- 1 TL brauner Zucker
- 1 EL geröstetes Sesamöl
- 1 TL Chiliöl (optional, s. S. 184)
- 1 EL Sesamsamen

Zubereitung

Die Glasnudeln 5 Minuten in kaltem Wasser einweichen. Anschließend abgießen und knapp 1 Minute in heißem Wasser blanchieren. Kalt abspülen, gut abtropfen lassen, in 4 cm lange Stücke schneiden und beiseitestellen.

Den Spinat gründlich waschen und portionsweise 5 Sekunden im selben kochenden Wasser blanchieren. Sofort in kaltem Wasser abschrecken und anschließend gut ausdrücken. So behält er seine knackige Farbe.

Spinat und Glasnudeln in eine Schüssel geben. Mit Salz, Zucker, Sesamöl und nach Geschmack Chiliöl würzen und alles vermengen.

Die Sesamsamen in einer Pfanne ohne Fett goldgelb rösten, über den Salat streuen und sofort servieren.

韭
菜
盒
子

Chinesische Bärlauchtaschen

Für 2–3 Portionen

Zutaten
Für den Teig
- 225 g Weizenmehl (Type 550) + mehr nach Bedarf
- 1 TL Salz
- 60 ml heißes Wasser
- 70 ml Wasser (Zimmertemperatur)

Für die Füllung
- 10 g getrocknete Mu-Err-Pilze (optional)
- 50 g Glasnudeln (aus Mungbohnen- oder Süßkartoffelstärke)
- 2 Eier (oder 200 g Naturtofu)
- ca. 2 EL Speiseöl
- 200 g Bärlauch (oder chinesischer Schnittlauch)
- 1 EL geröstetes Sesamöl
- 1 TL Salz + zum Würzen
- ½ TL Zucker
- 1 EL helle Sojasauce

Meine Mutter stammt aus Shandong, einer Region, die besonders für ihre chinesischen Teigwaren bekannt ist – von gedämpften Brötchen über Fladen bis hin zu Teigtaschen. Mein persönlicher Favorit waren immer Chinesische Bärlauchtaschen. Als ich nach Deutschland kam, war chinesischer Bärlauch (*Allium tuberosum*) lange kaum zu bekommen, und dieser Geschmack fehlte mir sehr. Jahre später aß ich bei Freunden erstmals Bärlauch – und war sofort begeistert: Endlich ein vertrautes Aroma, mit dem sich dieses Gericht auch hier wieder zubereiten ließ.

Bärlauchtaschen passen besonders gut in den Frühling. In dieser Jahreszeit steht das Aufblühen der Lebensenergie im Mittelpunkt, und würzige Frühlingskräuter können diesen Prozess sanft unterstützen. Für Menschen, die leicht frieren oder sich kraftlos fühlen, kann eine maßvolle Portion wohltuend sein. Traditionell wird die Füllung mit Ei (oder Tofu) und Glasnudeln kombiniert – eine ausgewogene Mischung, in der sich unterschiedliche Eigenschaften harmonisch ergänzen.

Teig kneten, Füllung mischen, ausrollen, füllen und goldbraun ausbacken: Diese Abfolge von Handgriffen verlangt Aufmerksamkeit und Ruhe. Genau darin liegt für mich der besondere Reiz dieses Gerichts – ein stiller, konzentrierter Moment in der Küche, der ebenso nährt wie das Essen selbst. In China wird dazu oft eine Schale Reisbrei (s. S. 54) serviert.

Zubereitung

Für die Füllung die Mu-Err-Pilze waschen, in reichlich Wasser etwa 30 Minuten einweichen. Anschließend abgießen, abspülen, harte Ansätze entfernen und beiseitestellen.

Für den Teig Mehl und Salz in eine große Schüssel geben. Die Hälfte des Mehls mit dem heißem Wasser verrühren, die andere Hälfte mit dem übrigen Wasser (Zimmertemperatur) vermengen. Die beiden Massen zu einem weichen Teig verkneten, bei Bedarf etwas Wasser oder Mehl ergänzen. Den Teig abdecken und etwa 20 Minuten ruhen lassen.

Die Glasnudeln für die Füllung je nach Sorte 1–3 Minuten in kochendem Wasser garen, bis sie weich und durchsichtig sind. Kalt abschrecken, gut ausdrücken und in etwa 1 cm lange Stücke schneiden. Die eingeweichten Mu-Err-Pilze ebenfalls 2 Minuten kochen, abtropfen lassen und in kleine Stücke schneiden.

Die Eier mit etwas Salz verquirlen, in Öl braten und grob zerkleinern. Bärlauch waschen, trockentupfen und in etwa 1 cm lange Stücke schneiden. Alle vorbereiteten Zutaten für die Füllung in einer Schüssel mischen und mit Sesamöl, Salz, Zucker und Sojasauce abschmecken.

Den Teig in acht Stücke teilen. Jedes Stück rund flach ausrollen (etwa 14 cm Durchmesser), 3 EL Füllung in die Mitte geben, die Teigränder zusammenfalten und gut verschließen (nach Belieben mit dekorativem Rand).

Etwas Öl in einer Pfanne erhitzen. Die Teigtaschen bei mittlerer Temperatur darin langsam braten, bis die Unterseite goldbraun ist, dann wenden. Die Pfanne abdecken und die Taschen fertig garen, bis beide Seiten schön gebräunt sind. Die fertigen Taschen auf einem Teller leicht abgedeckt warm halten, damit sie weich bleiben. Mit Reisessig und Chiliöl als Dip servieren.

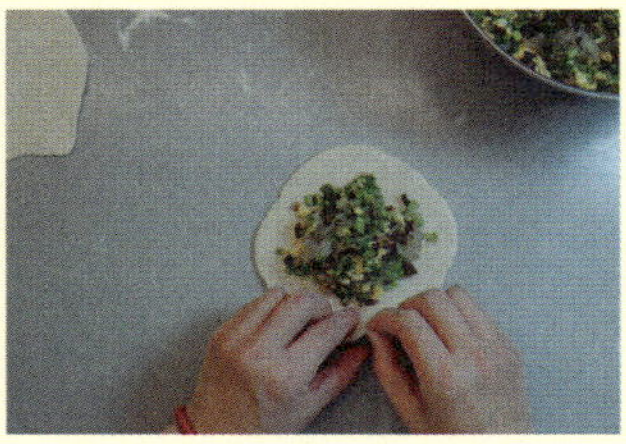

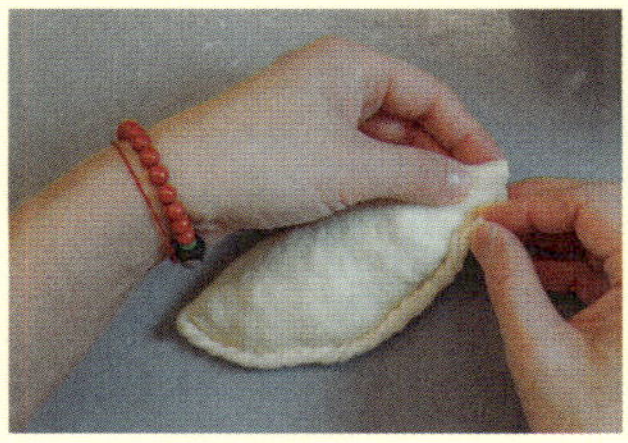

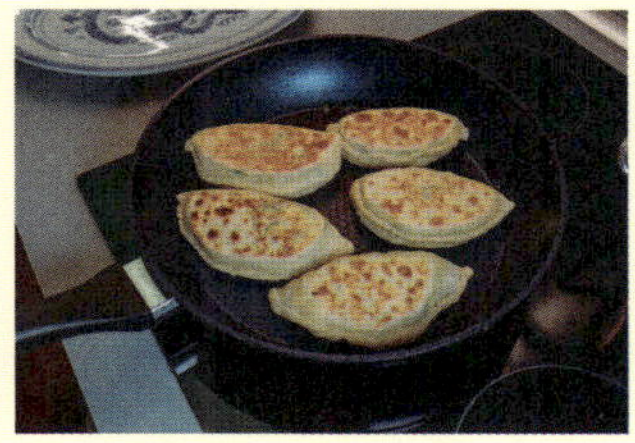

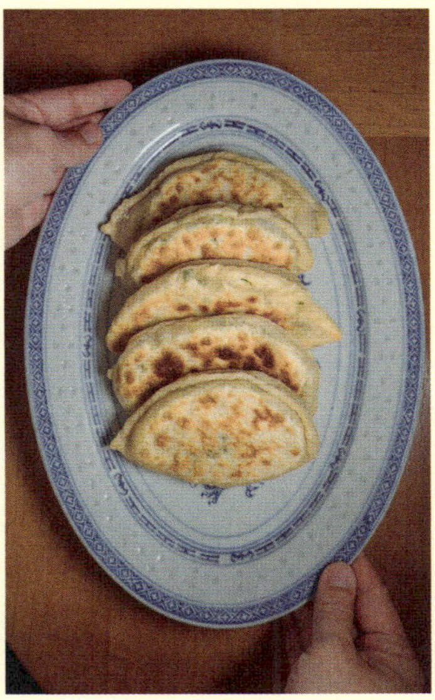

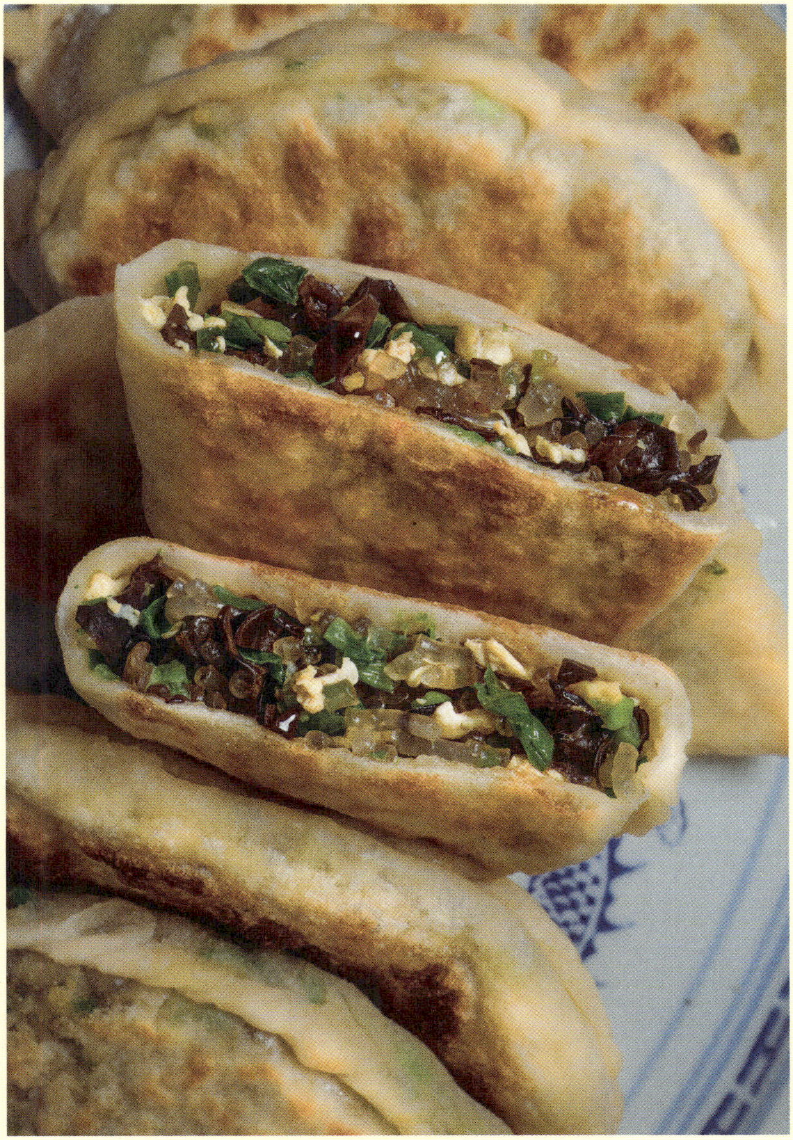

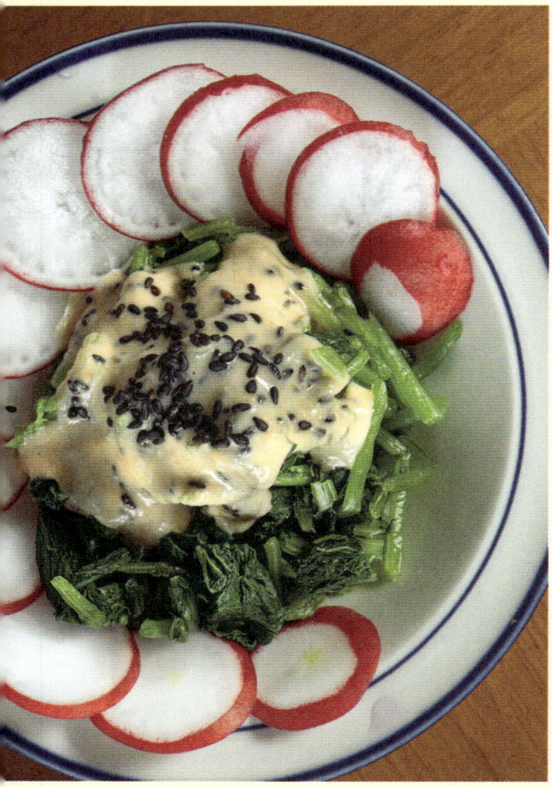

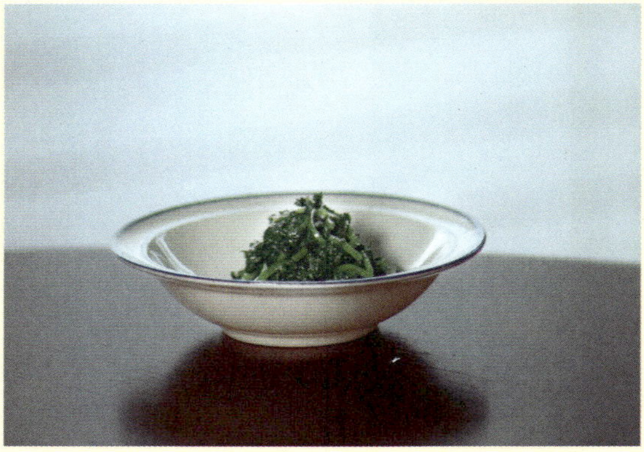

Ist das Radieschengrün sehr frisch, lohnt es sich, es mitzuverwenden: kurz waschen, etwa 30 Sekunden blanchieren, gut ausdrücken und mit Sesamöl, Sesampaste, Salz, geröstetem Sesam und etwas Pfeffer abschmecken. So entsteht eine einfache, nährstoffreiche kleine Beilage.

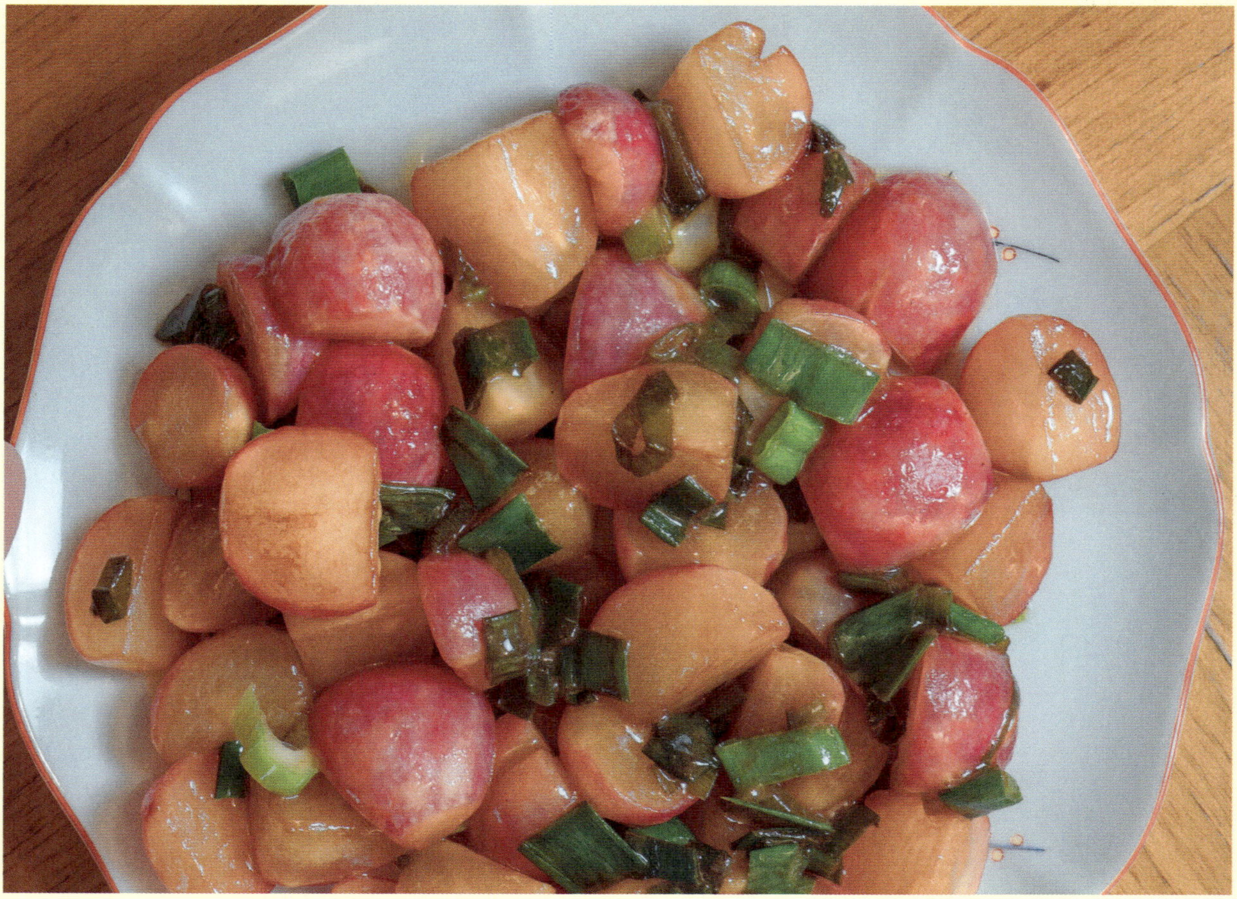

红烧萝卜

Karamellisierte Radieschen

Geschmorte Radieschen und Rettichgerichte gehören in China zu den klassischen Alltagsgerichten. Durch sanftes Schmoren mit Sojasauce und etwas Zucker nehmen die Radieschen die Würze gut auf, bekommen eine glänzende Farbe und eine angenehm weiche Textur. Im Norden schmeckt diese Zubereitung eher herzhaft, im Süden etwas süßer; dort wird oft zusätzlich ein Schuss Reiswein für mehr Aroma verwendet.

Während rohe Radieschen zwar frisch und knackig sind, aber nicht für alle gut bekömmlich, werden sie durch das Garen milder und leichter verdaulich.

Für 2 Portionen

Zutaten

- 1 Bund Radieschen
- 1 EL Speiseöl
- 1 EL Zucker
- 1 EL Sojasauce
- 1 TL Speisestärke
- ½ TL Salz
- ½ TL Pfeffer
- Frühlingszwiebeln (optional)

Zubereitung

Die Radieschen vom Grün befreien, gründlich waschen und abtropfen lassen. Je nach Größe halbieren oder vierteln.

Öl und Zucker in einer Pfanne bei mittlerer Temperatur erhitzen, bis der Zucker schmilzt. Die Radieschen zugeben und etwa 2 Minuten anbraten. Die Sojasauce und etwa 4 EL Wasser hinzufügen und weitere 2 Minuten sanft köcheln lassen.

Die Speisestärke mit 3 EL Wasser glatt rühren, unterrühren und noch etwa 1 Minute köcheln, bis die Sauce leicht eindickt. Mit Salz und Pfeffer abschmecken, nach Belieben mit Frühlingszwiebeln garnieren. Warm servieren – pur oder mit Reis.

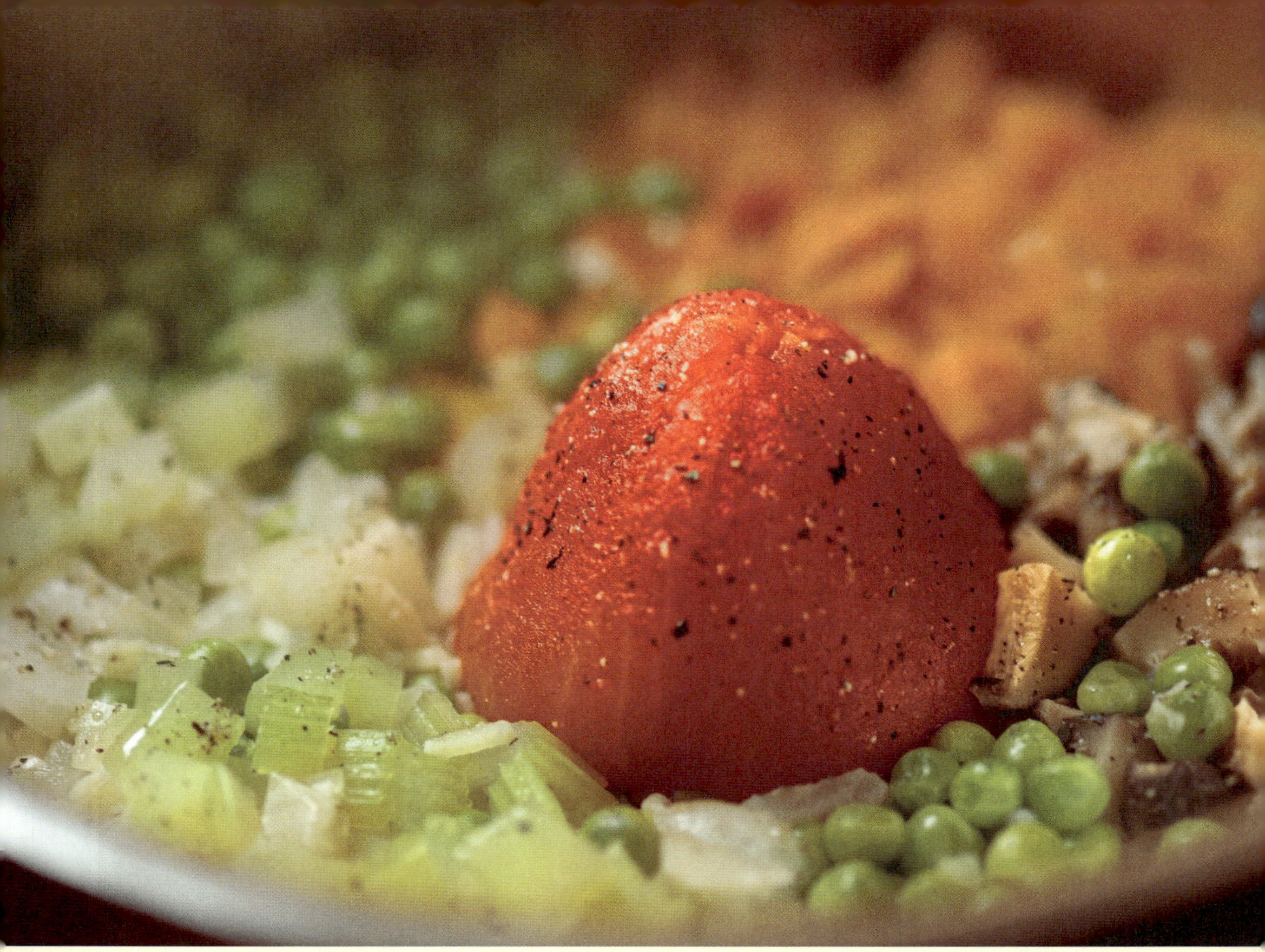

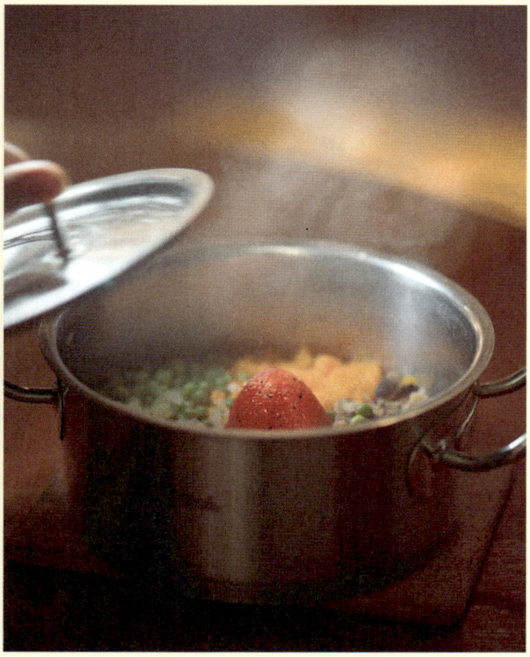

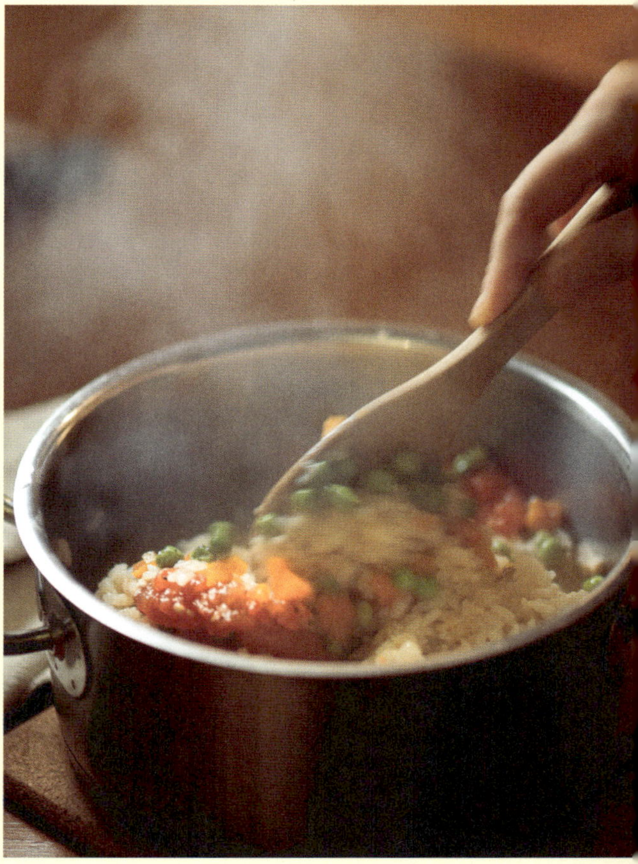

番
茄
焖
饭

One-Pot-Tomatenreis

Das Konzept des »One Pot Meal« ist eigentlich uralt – schon immer haben Menschen Eintöpfe und Schmorgerichte zubereitet. Als moderner Trend begann es jedoch vor etwa 16 Jahren weltweit populär zu werden. In China entwickelte sich auf der Basis des klassischen kantonesischen Baozai Fan (煲仔饭) eine vereinfachte Version im Reiskocher: der One-Pot-Tomatenreis.

Dabei wird der Reis zusammen mit Gemüse, Pilzen und Tofu gegart und anschließend mit einer aromatischen Sauce vermengt. So nimmt der Reis die Aromen vollständig auf, wird weich und saftig – praktisch, alltagstauglich und zugleich voller Geschmack.

An dieses Rezept hat mich mein 80-jähriger Vater erinnert. Fast jede Woche kocht er sich dieses Gericht selbst und schickt mir ein Foto davon. Für ihn ist es ein einfaches, wohltuendes Alltagsgericht. Wenn Sie einen Reiskocher besitzen, gelingt es mit nur einem Knopfdruck. Mein Rezept ist jedoch für den normalen Kochtopf geschrieben – genauso einfach, genauso köstlich.

Für 2 Portionen

Zutaten

- 250 g Jasminreis
- 1 Tomate
- frische Shiitake-Pilze (oder Champignons), in Würfel geschnitten
- 1 Karotte, in Würfel geschnitten
- 50 g Stangensellerie, in Würfel geschnitten
- 1 Zwiebel, in Würfel geschnitten
- 150 g Räuchertofu (alternativ Naturtofu), in Würfel geschnitten
- 140 g Maiskörner (frisch oder aus dem Glas)
- 100 g Erbsen

Für die Sauce

- 2 EL helle Sojasauce
- 1 EL dunkle Sojasauce
- 1 TL Zucker
- 1 TL Speiseöl
- 1 TL Sesamöl

Zubereitung

Den Reis waschen und 30 Minuten in Wasser einweichen.

Die Tomate oben kreuzweise einschneiden, 1 Minute in kochendem Wasser blanchieren, häuten und den Stielansatz entfernen.

Für die Sauce alle Zutaten verrühren.

Den Reis abgießen und in einen Topf geben. Die vorbereitete Sauce und 480 ml Wasser hinzufügen, gut vermischen, die Flüssigkeit soll den Reis gerade bedecken.

Pilze, Karotte, Stangensellerie, Zwiebel, Tofu, Mais und Erbsen gleichmäßig auf dem Reis verteilen.

Die Tomate mit der Stielseite nach unten in die Mitte legen.

Den Reistopf bei hoher Temperatur aufkochen, bis es leicht blubbert. Dann die Temperatur reduzieren, den Topf abdecken und den Reis 25–30 Minuten sanft garen lassen.

Nach Ende der Garzeit den Reis auflockern, alles gut vermengen und heiß servieren.

炒
豆
芽

Mungbohnensprossen mit Karotten

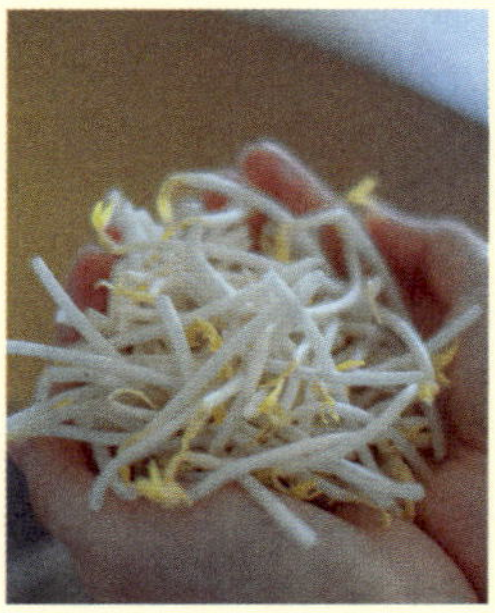

Mungbohnensprossen

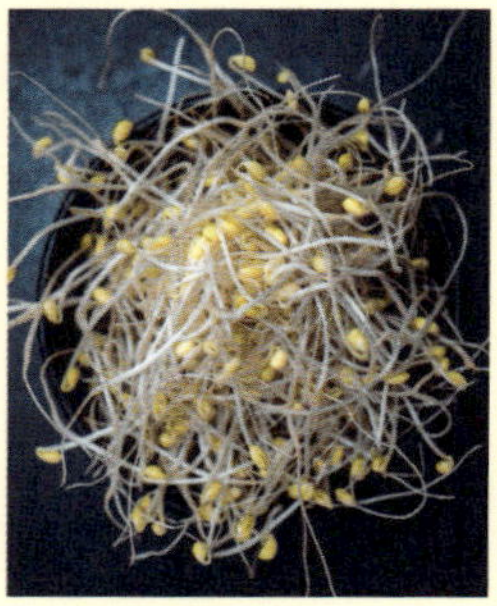

Sojasprossen

Bohnensprossen sind in ganz China weit verbreitet. Da sie sich einfach ziehen lassen – man benötigt nur Bohnen, Wasser und eine geeignete Temperatur – sind sie das ganze Jahr über verfügbar. Im Norden, wo es im Winter nur wenige frische Gemüse gibt, sind Bohnensprossen eine wichtige Quelle frischer Vitamine und Mineralstoffe. Typische Zubereitungen sind kurzes Anbraten oder als Salat. Im wärmeren, feuchteren Süden werden Bohnensprossen oft in gebratenen Reisnudeln, Hotpots oder Nudelsuppen verwendet, um zusätzliche Knackigkeit zu geben. Schnell und vielseitig einsetzbar – deshalb liebe ich Bohnensprossen besonders. Die gängigsten Sorten sind Mungbohnensprossen und Sojasprossen.

In Europa werden die sogenannten »Sojasprossen« häufig fälschlicherweise verkauft: Meist handelt es sich um Mungbohnensprossen. Echte Sojasprossen stammen von der gelben Sojabohne, sind dicker, fester und geschmacklich kräftiger. Sie sind in der Regel nur in Asialäden erhältlich. Da sie Bitterstoffe enthalten und schwer verdaulich sind, sollten Sojasprossen immer gut gegart werden. Mungbohnensprossen hingegen sind zarter und können kurz blanchiert oder sogar roh in Salaten verwendet werden.

Sowohl Mungbohnen- als auch Sojasprossen sind kalorienarm, reich an pflanzlichem Eiweiß, Ballaststoffen sowie Vitaminen und Mineralstoffen. Wer Bohnensprossen selbst ziehen möchte, sollte zunächst mit Mungbohnen beginnen: Sie gelingen fast immer und sind nach etwa einer Woche erntereif.

Für 2 Portionen

Zutaten

- 250 g frische Mungbohnensprossen
- 100 g Karotten
- 2 EL Speiseöl
- 1 TL Sichuanpfefferkörner
- 1 EL reifer Essig
- 1 EL Sojasauce
- ½ TL Salz

Zubereitung

Die Mungbohnensprossen gründlich unter fließendem Wasser waschen und abtropfen lassen. Die Karotten in feine Streifen schneiden.

Das Öl in einer Pfanne erhitzen. Die Sichuanpfefferkörner darin etwa 1 Minute anrösten, dann entfernen (sie dienen nur zur Aromatisierung des Öls).

Mungbohnensprossen und Karotten im Öl 3–4 Minuten anbraten. Bei echten Sojasprossen verdoppelt sich die Garzeit ungefähr.

Essig und Sojasauce hinzufügen und das Gericht mit etwas Salz abschmecken. Heiß mit Reis servieren.

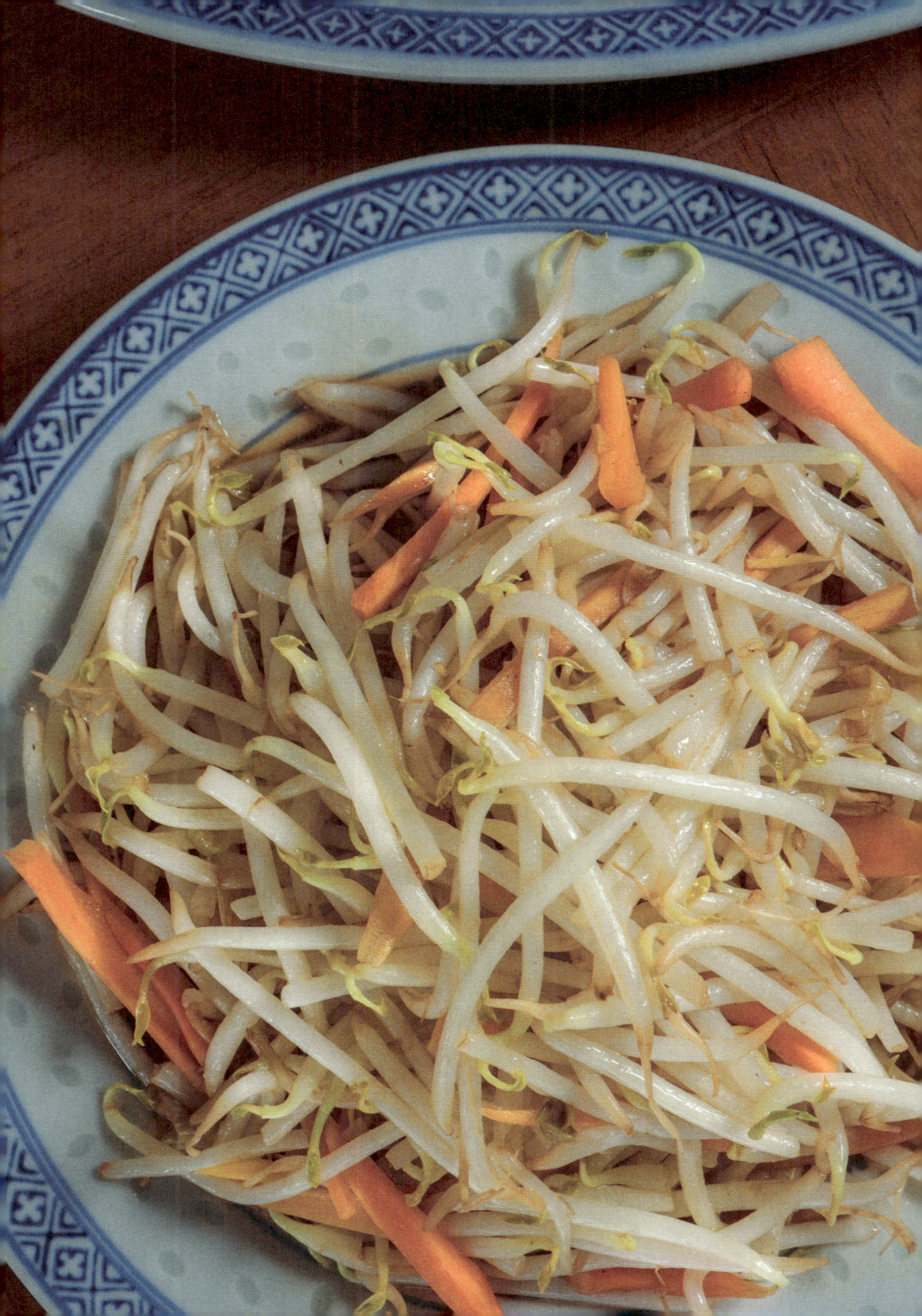

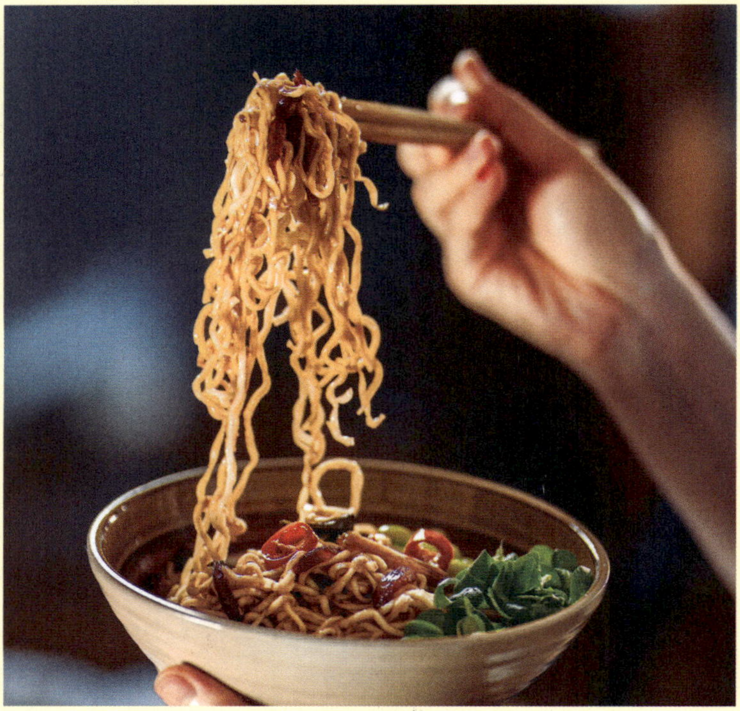

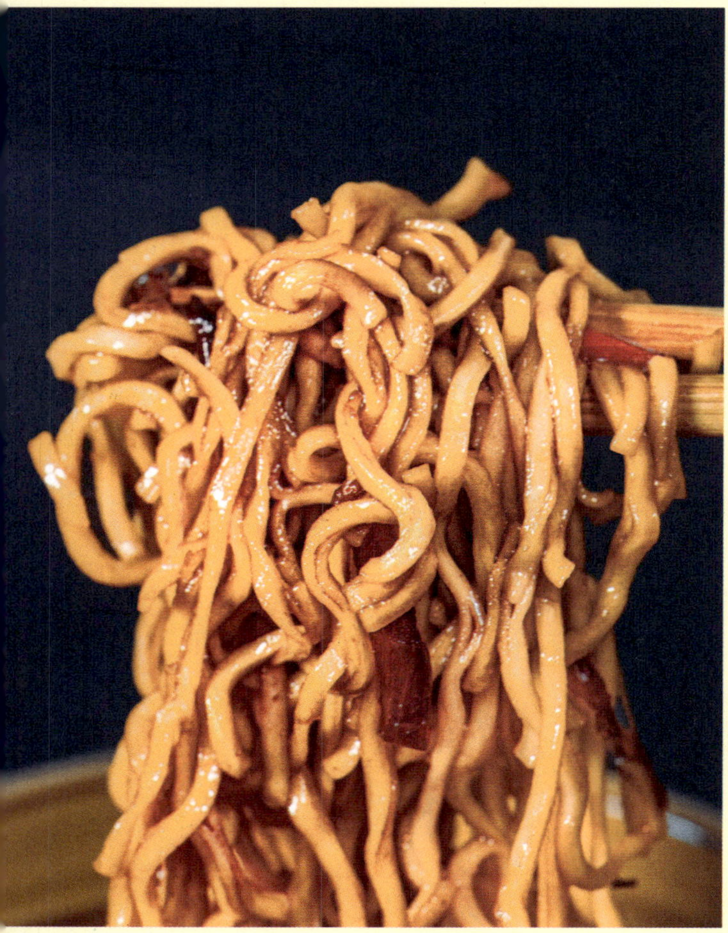

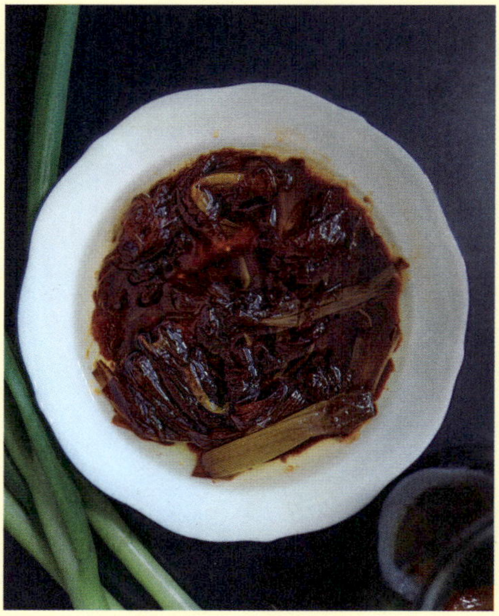

Aromatisiertes Öl mit Frühlingszwiebeln

葱
油
拌
面

Nudeln in duftendem Öl mit Frühlingszwiebeln

Nudeln in einem aromatisierten Öl mit Frühlingszwiebeln sind ein klassischer Snack aus dem alten Shanghai. Nach der chinesischen Ernährungslehre gilt Lauch als wärmendes Lebensmittel, das Kälte vertreibt, die Blutzirkulation fördert und die Yang-Energie stärkt. Das aromatische Öl mit Frühlingszwiebeln vereint diese Eigenschaften – es schmeckt würzig, leicht salzig und bringt eine angenehme Wärme. Besonders an kühlen Tagen oder wenn der Appetit fehlt, wirkt dieses Gericht wohltuend für Körper und Geist.

Für mich ist eine Schale dieser Nudeln die asiatische Version von Aglio e Olio – beiden Gerichten bringe ich große Wertschätzung entgegen. Während dieses Rezept auf Frühlingszwiebeln und Sojasauce setzt, sind bei Aglio e Olio Knoblauch und Olivenöl das Herzstück. Die Zutaten sind einfach, doch durch das richtige Timing beim Erhitzen und die Aromatisierung des Öls entsteht ein tiefes, intensives Geschmackserlebnis. Beide Gerichte zeigen, dass »weniger mehr« sein kann: Mit simplen Zutaten lässt sich maximale Aromenfülle erzielen – ein Prinzip, das auch in unserer alltäglichen Küche gilt.

Der Schlüssel für das Würzöl liegt darin, das Öl zu erhitzen und die Frühlingszwiebeln bei mittlerer Hitze langsam zu braten, sodass sich ihr Aroma vollständig entfaltet. Am besten bereitet man gleich eine größere Menge zu, füllt das Öl in ein Glas und bewahrt es im Kühlschrank auf – so hält es etwa 10–14 Tage. Mit nur 15 Minuten Zubereitungszeit lässt sich damit eine Schale heißer, aromatischer Nudeln zubereiten. Ergänzt man sie mit Gemüse, Tofu oder Nüssen, entsteht daraus eine ausgewogene, nahrhafte Mahlzeit.

Für 2 Portionen

Zutaten

- 2 Frühlingszwiebeln
- 1 Zwiebel
- 1 Chili (optional)
- 1 Knoblauchzehe
- 6 EL Speiseöl
- 3 EL helle Sojasauce
- 1 EL dunkle Sojasauce (optional)
- 1 EL Zucker
- 1 TL Salz
- 250 g Mie-Nudeln (oder andere Nudeln nach Wahl)
- Gemüse-Topping nach Wahl, z. B. gekochte Edamame oder Feldsalat

Zubereitung

Die Frühlingszwiebeln in etwa 3 cm lange Stücke schneiden, die Zwiebel schälen und in Scheiben schneiden. Die Chilischote in Stücke schneiden, den Knoblauch abziehen und in Scheiben schneiden.

Das Öl in einer Pfanne erhitzen. Lauch und Zwiebel darin bei mittlerer Temperatur etwa 8 Minuten anbraten, dann Knoblauch und Chili hinzufügen.

Helle und ggf. dunkle Sojasauce, Zucker und Salz einrühren. 3 Minuten köcheln lassen, anschließend vom Herd nehmen und beiseitestellen.

Die Nudeln nach Packungsanweisung in kochendem Wasser garen, abgießen und in Schüsseln verteilen.

Pro Portion 2 EL Knoblauch-Chili-Öl mit Frühlingszwiebeln über die Nudeln geben, gut vermischen. Mit Gemüse-Topping wie Edamame oder Feldsalat servieren.

枸
杞
红
枣
粥

Chinesischer Reisbrei mit Gojibeeren und roten Datteln

Reisbrei gehört in ganz China zum kulinarischen Alltag – von Hirse- und Maisbrei im Norden bis zu vielfältigen herzhaften Reisbreivarianten mit Fisch und Meeresfrüchten im Süden. Unabhängig von Region, Jahreszeit oder Anlass gilt Reisbrei als eines der grundlegendsten und vertrautesten Gerichte der chinesischen Küche. Er kann ganz schlicht sein und mit kleinen Beilagen serviert werden oder je nach Saison, Geschmack und Bedürfnis mit Gemüse, Hülsenfrüchten, Getreide oder milden Gewürzen ergänzt werden. In diesem Buch begegnet er uns in allen vier Jahreszeiten immer wieder.

In der chinesischen Ernährungskultur gilt Reisbrei als »ursprüngliche Nahrung«: sanft, wärmend und magenfreundlich. Er wird häufig morgens oder abends gegessen oder als begleitendes Gericht zu trockeneren Speisen wie Nudeln oder Teigtaschen gereicht. Im Gegensatz zu kalten Müslis vermittelt heißer Reisbrei ein Gefühl von Wärme, Ruhe und Geborgenheit.

In dieser Variante sorgen rote Datteln für eine milde, fruchtige Süße und ergänzen den Reisbrei harmonisch, während Gojibeeren eine feine, leicht blumige Note beisteuern. Wer die zarte Konsistenz von weißem Reisbrei schätzt, aber mehr Vollkorn integrieren möchte, kann Jasmin- oder Sushireis mit einem kleinen Anteil Naturreis kombinieren – so bleibt der Brei leicht verdaulich und gewinnt zugleich an Nährstoffvielfalt.

Für 2 Portionen

Zutaten

- 6 chinesische Datteln (oder türkische Datteln)
- 60 g Jasmin- oder Sushireis
- 1 TL Speiseöl
- 1 kleine Handvoll getrocknete Gojibeeren

Zubereitung

Die Datteln waschen und etwa 10 Minuten in einer kleinen Schale in Wasser einweichen. Den Reis ebenfalls gründlich waschen und in einer Schüssel etwa 30 Minuten in reichlich Wasser einweichen. Anschließend beides abgießen und abtropfen lassen.

1 l Wasser zum Kochen bringen, den abgetropften Reis und die Datteln hinzufügen. Das Öl zugeben, umrühren und erneut aufkochen lassen. Die Temperatur reduzieren und den Reisbrei etwa 20 Minuten sanft köcheln lassen, dabei alle 10 Minuten umrühren.

Etwa 2 Minuten vor Ende der Garzeit die gewaschenen Gojibeeren hinzufügen. Warm servieren und nach Belieben pur genießen oder mit Sesamsalz (herzhaft; siehe rechts) bzw. etwas Honig (süß) verfeinern.

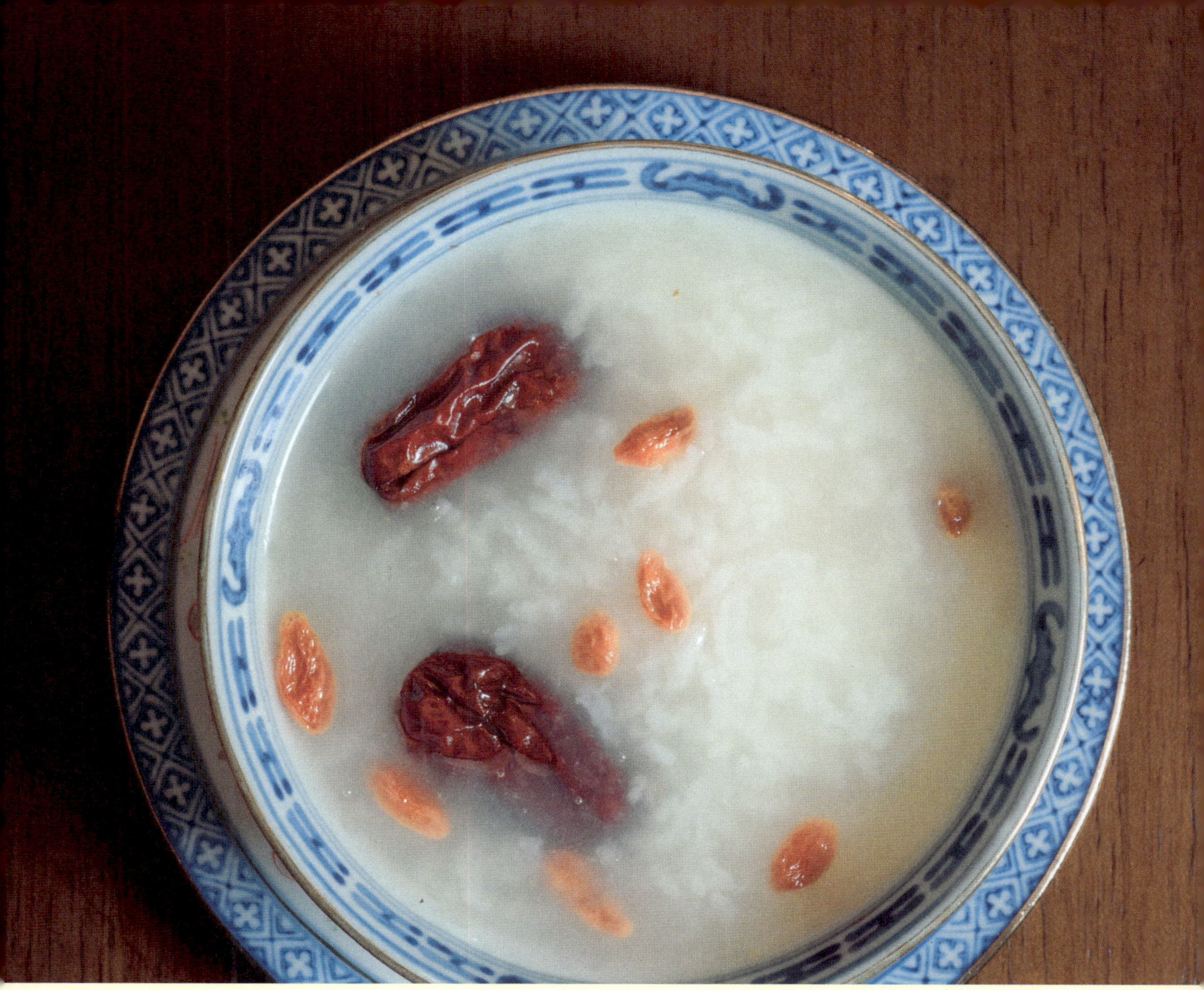

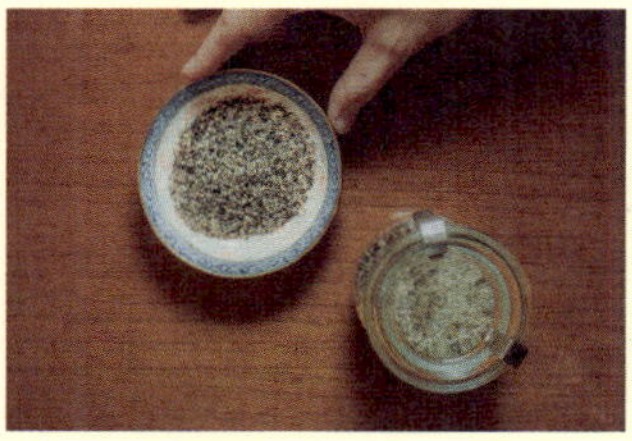

Sesamsalz (芝麻盐)

Das klassische, herzhafte Topping für Reisbrei. Das übliche Mischungsverhältnis ist 15:1 (Sesam:Salz), kann aber nach Geschmack angepasst werden. Schwarzer Sesam bringt eine kräftige Farbe und einen erdigen Geschmack, weißer Sesam schmeckt milder. Wer mag, kann etwas zerbröseltes Nori hinzufügen – das ergibt eine feine »Sesam-Meersalz«-Variante.

Für 1 kleines Glas

Zutaten
- 50 g schwarze oder weiße Sesamsamen
- 5–7 g Salz (nach Geschmack)

Zubereitung

Den Sesam waschen und in einer Pfanne bei niedriger Temperatur ohne Fett rösten, bis er duftet und leicht aufspringt. Abkühlen lassen und fein mahlen (Mörser oder Mixer).

Das Salz separat 8 Minuten trocken anrösten, abkühlen lassen und mit dem Sesam vermischen.

Das Sesamsalz in ein trockenes Glas füllen und gut verschließen. Bei Zimmertemperatur ca. 1 Monat haltbar.

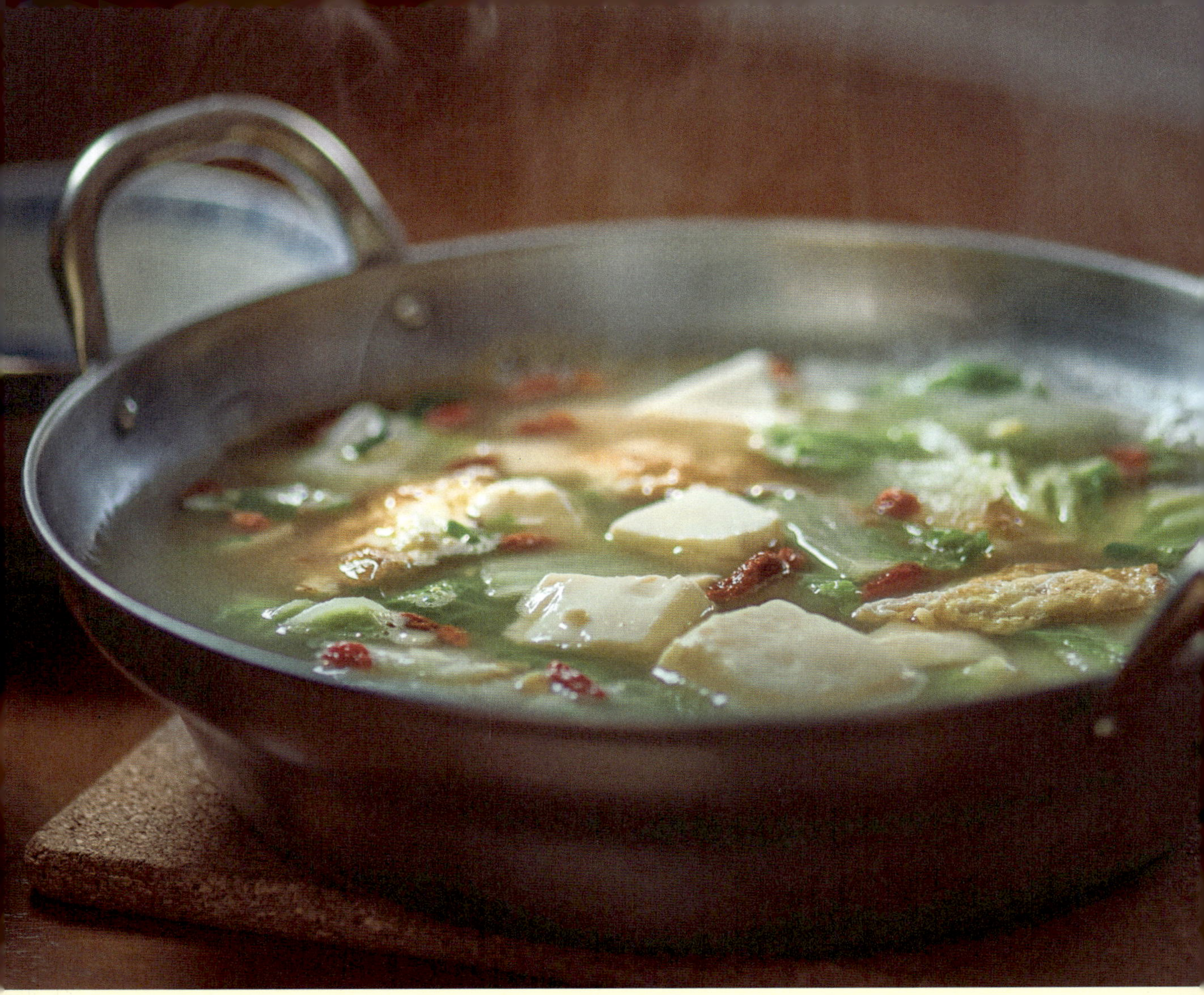

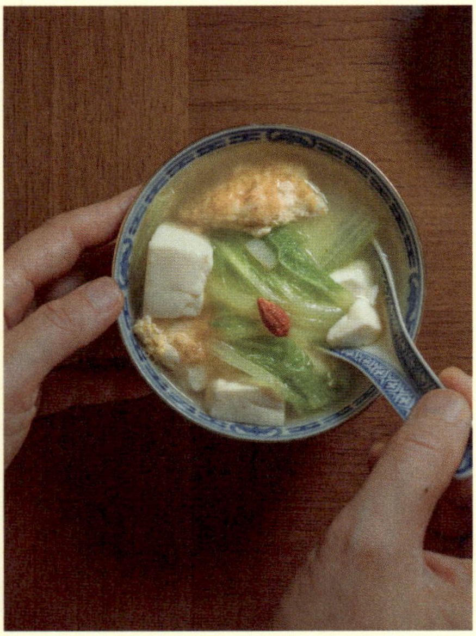

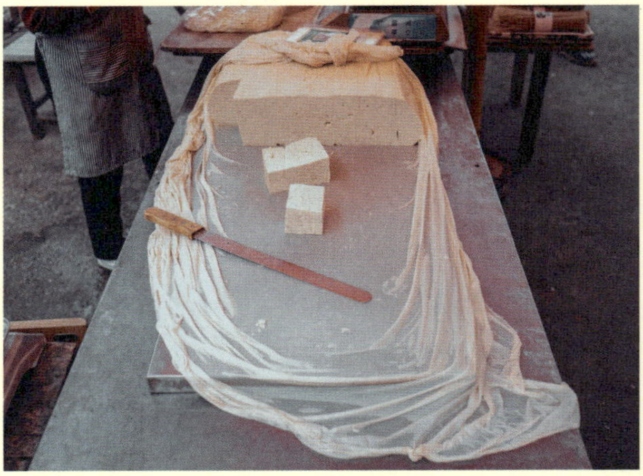

Tofustand auf einem Gemüsemarkt in Xi'an: Der riesige Tofublock von über 60 Kilo ist meist schon gegen Mittag fast ausverkauft.

白
菜
豆
腐
汤

Chinakohlsuppe mit Seidentofu

In der chinesischen Küche sind Suppen meist klar und leicht – man »trinkt« sie eher, als dass man sie isst. Traditionell werden zu den Mahlzeiten nur wenige andere Getränke gereicht, damit die Verdauung nicht beeinträchtigt wird. Eine milde Suppe oder ein einfacher Reisbrei übernehmen diese Funktion auf natürliche Weise: Sie spenden Flüssigkeit, erleichtern das Essen und unterstützen die Bekömmlichkeit. Dieses ausgewogene Zusammenspiel von »trocken« und »flüssig« ist ein typisches Merkmal der chinesischen Alltagsküche.

Die Chinakohl-Ei-Seidentofu-Suppe ist ein klassisches Gericht aus Nordchina: unkompliziert, leicht verdaulich und geprägt vom reinen Eigengeschmack der Zutaten. Nach demselben Prinzip lassen sich auch Varianten mit Pak Choi, Gurke oder Tomaten zubereiten – jede mit ihrem eigenen, feinen Aroma.

Für eine vegane Version lässt man die Eier einfach weg. Stattdessen beginnt man direkt mit dem Anbraten des Chinakohls zusammen mit den weißen Teilen der Frühlingszwiebel. Danach wie im Grundrezept weiterverfahren.

Für 2 Portionen

Zutaten

- 150 g Chinakohl
- 200 g Seidentofu
- 1 Frühlingszwiebel
- Speiseöl zum Braten
- 2 Eier
- 1 TL Salz
- 1 TL weißer Pfeffer
- 1 kleine Handvoll getrocknete Bio-Gojibeeren (optional)
- 1 TL geröstetes Sesamöl

Zubereitung

Den Chinakohl waschen und in Stücke schneiden. Den Tofu in Würfel schneiden. Die Frühlingszwiebel in feine Ringe schneiden, weiße und grüne Teile getrennt beiseitestellen.

Etwas Öl in einem Topf erhitzen, die Eier darin auf beiden Seiten goldbraun braten. Mit dem Pfannenwender in grobe Stücke teilen. Die weißen Teile der Frühlingszwiebel und den Chinakohl dazugeben, 2 Minuten bei mittlerer Temperatur anbraten.

Mit 400 ml kochendem Wasser auffüllen, den Tofu hineingeben und 2 Minuten bei großer Temperatur köcheln lassen.

Mit Salz und weißem Pfeffer würzen. Vor dem Servieren die grünen Frühlingszwiebelringe oder etwas Koriander sowie ein paar Gojibeeren darüberstreuen. Zum Schluss mit Sesamöl verfeinern.

香
油
拌
洋
葱

Zwiebelsalat mit Sesamöl und Mu-Err-Pilzen

Dieses Gericht stammt aus der chinesischen Ernährungslehre, in der im Frühling mild-süße und wärmende Lebensmittel empfohlen werden, um angesammelte Kälte aus dem Winter auszugleichen. Zwiebeln gelten dabei als verdauungsfördernd und anregend für den Energiefluss. Mit duftendem Sesamöl entsteht ein frisches Aroma.

Mu-Err-Pilze ergänzen den Salat mit ihrer knackigen Textur und ihrem Ballaststoffreichtum. Als kleine Beilage zu Reisbrei oder zu etwas reichhaltigeren Gerichten wirkt er leicht, ausgleichend und angenehm erfrischend.

Für 2 Portionen

Zutaten

- 8 g getrocknete Mu-Err-Pilze
- 1 rote Zwiebel
- ⅓ rote oder grüne Paprikaschote
- 2 Knoblauchzehen, fein gehackt
- ½ Bund Koriander, fein gehackt
- 1 Handvoll Rucola (optional)
- 2 EL geröstete Erdnusskerne

Für die Sauce

- 1 EL helle Sojasauce
- 1 EL Reisessig
- ½ TL Salz
- 1 TL Zucker
- 1 EL geröstetes Sesamöl

Zubereitung

Die Mu-Err-Pilze gründlich waschen, etwa 30 Minuten in reichlich Wasser einweichen. Anschließend abgießen, erneut abspülen und harte Ansätze entfernen.

Die Zwiebel schälen, in feine Streifen schneiden und kurz in kaltem Wasser ziehen lassen, damit sie milder wird. Anschließend gut abtropfen lassen. Die Paprika entkernen und ebenfalls in feine Streifen schneiden.

Wasser in einem Topf zum Kochen bringen. Zuerst die Mu-Err-Pilze darin etwa 3 Minuten blanchieren, dann die Paprika für etwa 10 Sekunden mit ins Wasser geben. Danach abgießen und abkühlen lassen.

Zwiebel, Mu-Err-Pilze, Paprika, Knoblauch, Koriander und Rucola in einer Schüssel mischen. Die Zutaten für die Sauce verrühren, über den Salat geben und alles gut vermengen. Mindestens 15 Minuten ziehen lassen. Zum Servieren mit gerösteten Erdnusskernen bestreuen.

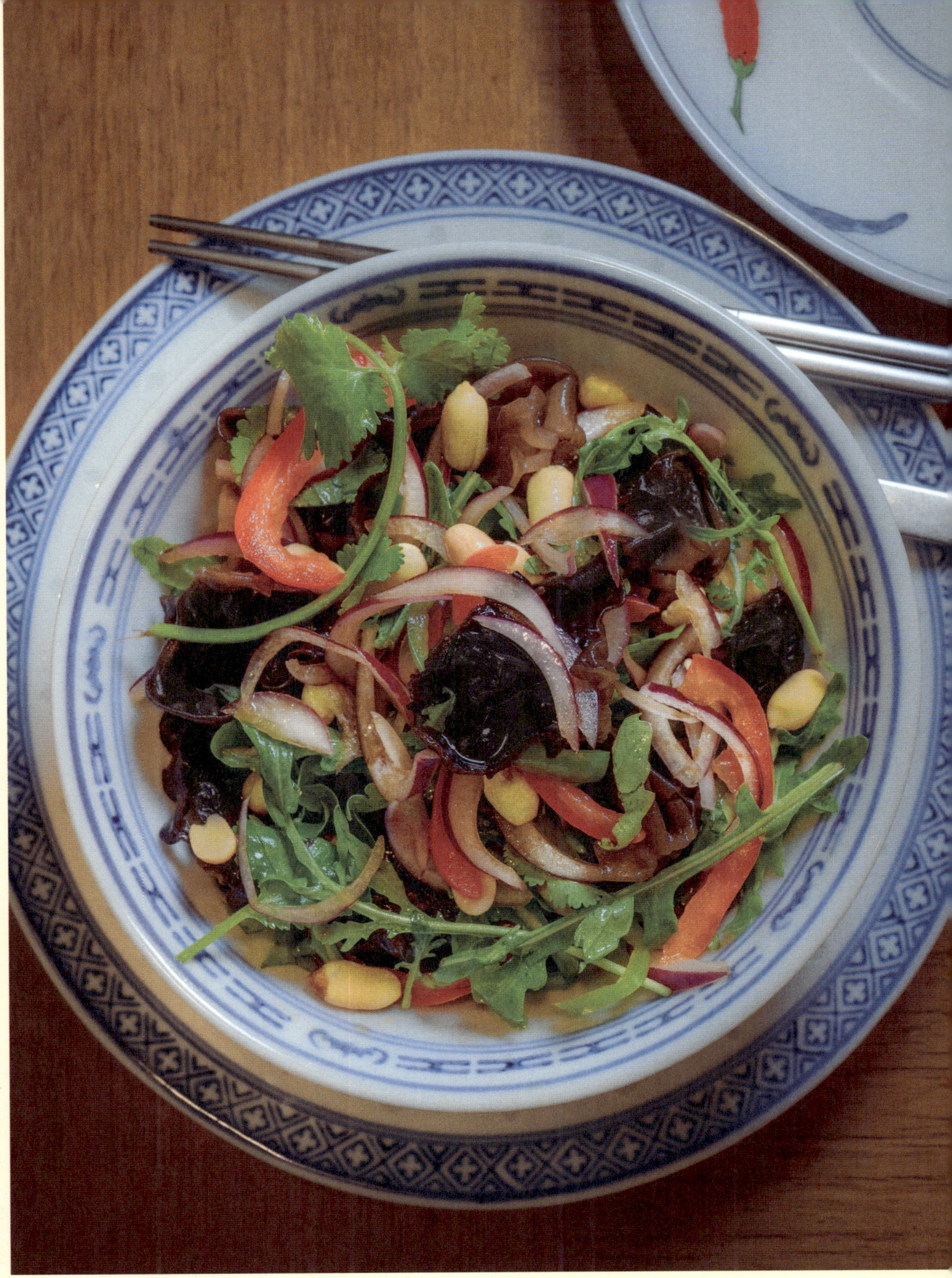

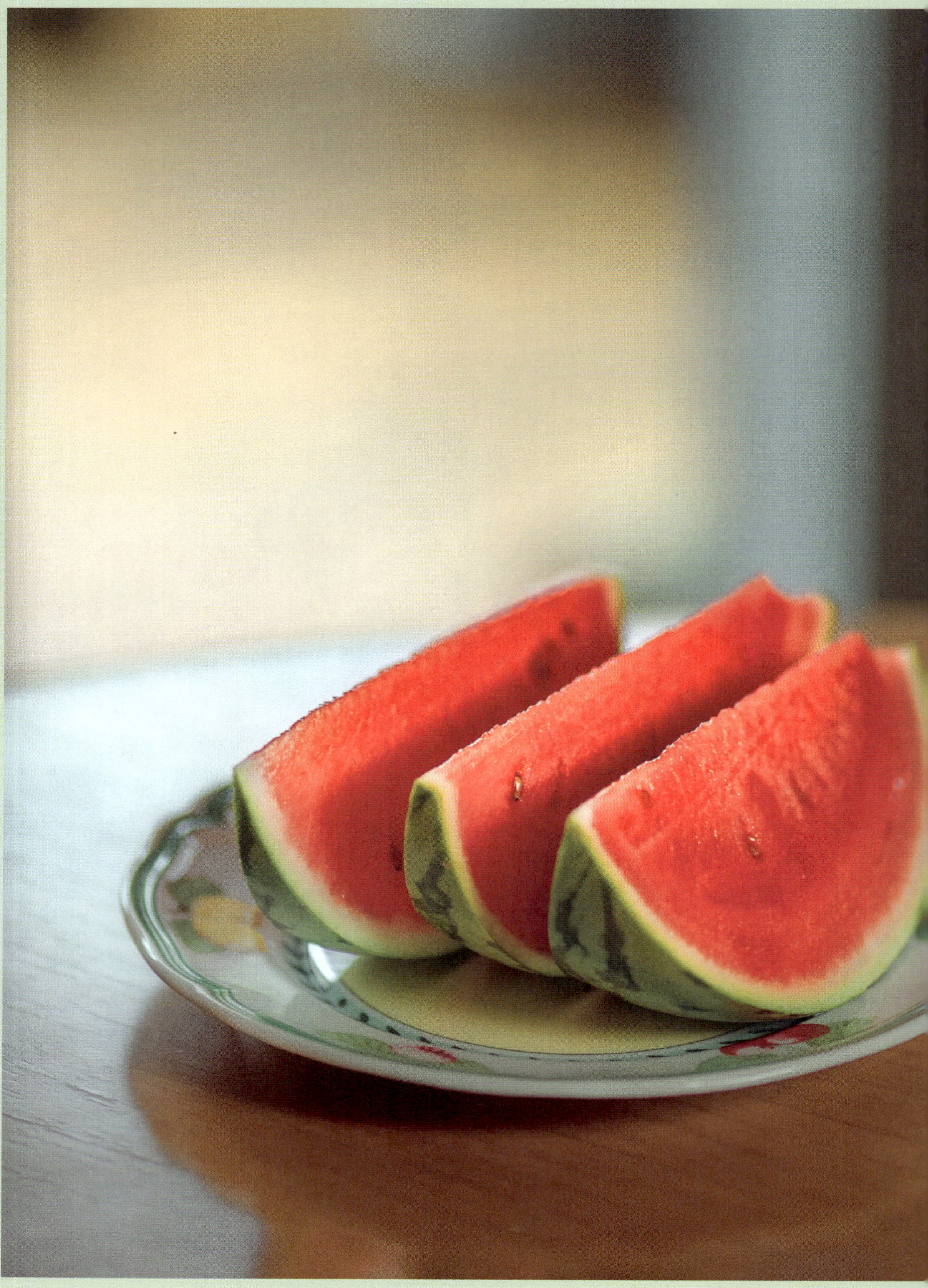

夏季食谱

SOMMERREZEPTE

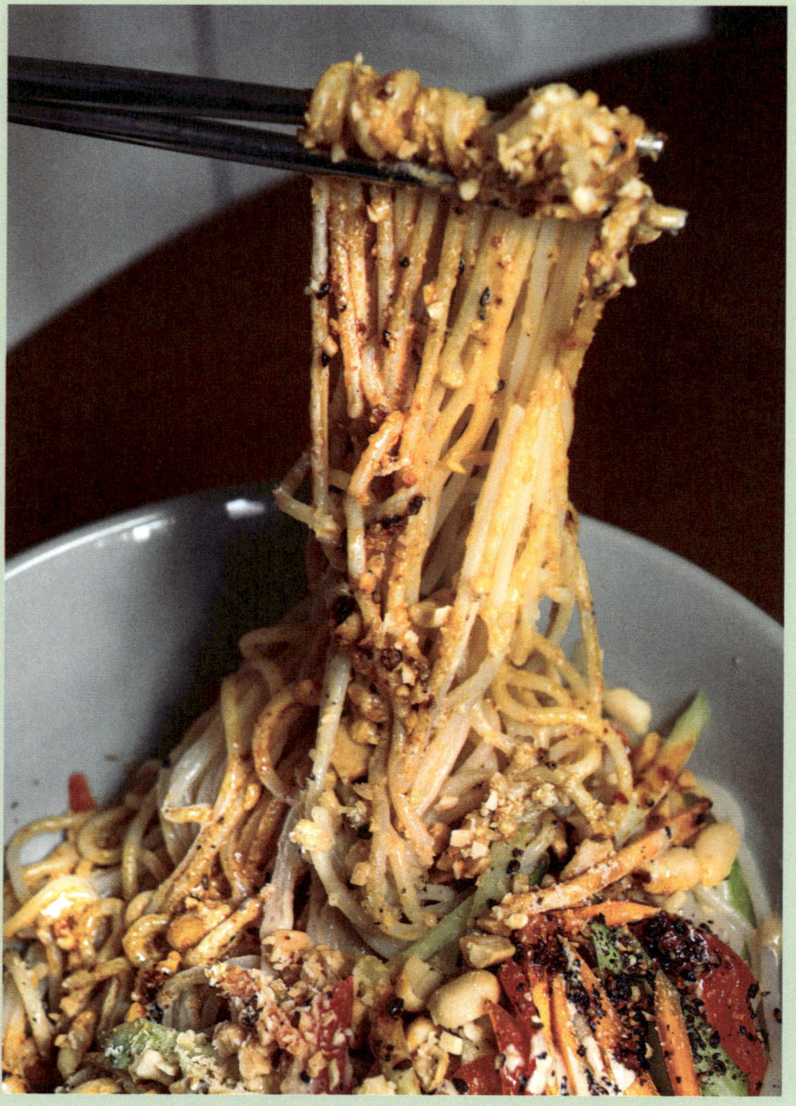

夏
吃
瓜

Im Sommer ist es heiß, der Körper braucht Abkühlung und Flüssigkeit. Gurken und Melonen sind wasserreich, leicht verdaulich und helfen, Hitze auszugleichen.

Viele Menschen genießen bei großer Hitze Eis und kalte Getränke. Das verschafft zwar kurzfristig Abkühlung, doch aus Sicht der chinesischen Ernährungslehre können zu viele rohe und stark gekühlte Speisen das Yang von Milz und Magen schwächen. Die Folge ist eine nachlassende Verdauung. Feuchtigkeit staut sich im Körper, was langfristig zu Müdigkeit, einem Schweregefühl oder sogar zu Rückenbeschwerden führen kann.

Im Sommer sollte man nicht zu viele eiskalte Speisen und Getränke zu sich nehmen, sondern eher solche, die eine kühlende Wirkung auf den Körper haben. Empfehlenswert sind sanft erfrischende Lebensmittel und Getränke, die den Körper abkühlen, ohne die Verdauung zu belasten. Beispiele sind Mungbohnen-Reisbrei, ungesüßter grüner Tee, Minztee oder Chrysanthementee. In Kombination mit einer maßvollen Menge an Melonen und anderen Kürbisgewächsen helfen sie, Hitze zu lindern, Energie zu bewahren und den Körper im Gleichgewicht zu halten.

拌
毛
豆

Edamame mit würziger Knoblauch-Ingwer-Sauce

Für 2–3 Portionen

Zutaten
- 1 TL Speiseöl
- 1 TL Salz
- 250 g tiefgefrorene Edamame in der Schote

Für die Sauce
- 1 EL Speiseöl
- 3 Knoblauchzehen, fein gehackt
- 2 cm Ingwer, fein gehackt
- 2 getrocknete Chilischoten (optional)
- 2 EL helle Sojasauce
- 1 EL Reisessig
- ½ TL Salz
- 1 TL Zucker
- 1 TL geröstetes Sesamöl

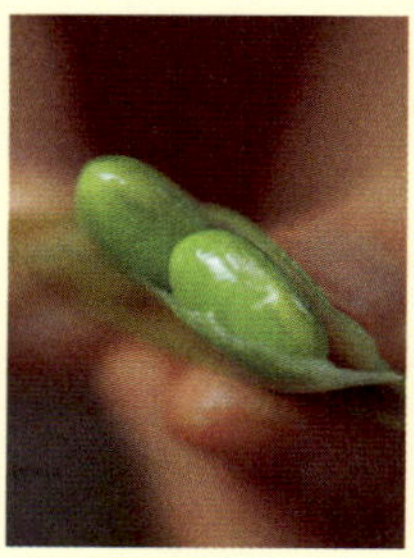

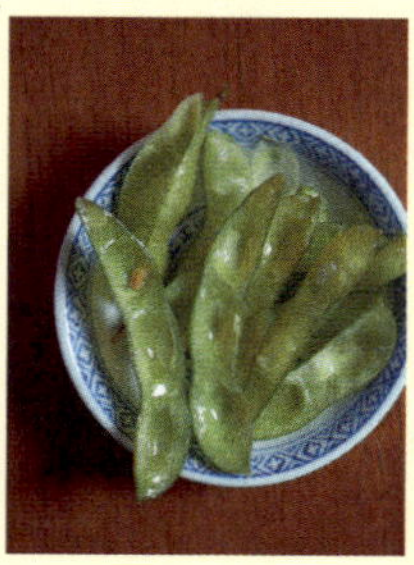

Edamame sind junge, unreif geerntete Sojabohnen. Aufgrund ihres hohen Gehalts an pflanzlichem Eiweiß und Ballaststoffen gelten sie als kleine grüne Energiebündel der asiatischen Küche. Sie sind in wenigen Minuten zubereitet und überzeugen durch ihre einfache Zubereitung, ihren aromatischen Geschmack und ihre Natürlichkeit. Heute sind Edamame in vielen Supermärkten erhältlich, entweder tiefgefroren in der Schote oder bereits ausgelöst.

In China sind Edamame in der Schote als Fingerfood besonders beliebt. An warmen Sommerabenden stehen sie häufig als Vorspeise oder Snack auf dem Tisch: Sie sind leicht, erfrischend, sättigend und dennoch bekömmlich. Man nimmt sie mit den Fingern oder den Zähnen, drückt die Bohnen heraus und isst nur die Kerne, nicht die Schale.

Für mich sind Edamame der perfekte Ersatz für Kartoffelchips: genauso unwiderstehlich, man kann kaum aufhören zu essen, aber ganz ohne schlechtes Gewissen.

Zubereitung

In einem großen Topf etwa 1 ½ l Wasser zum Kochen bringen und 1 TL Salz sowie 1 TL Öl hinzufügen. Die Edamame hineingeben und bei hoher Temperatur ohne Deckel 6–8 Minuten sprudelnd kochen, bis sie gar sind. Sie sollten weich, aber nicht matschig sein und sich leicht aus der Schale drücken lassen. Anschließend abgießen und abtropfen lassen.

Für die Sauce das Öl in einer Pfanne erhitzen, Knoblauch und Ingwer darin kurz anbraten, bis ihr Duft aufsteigt. Chilischoten, Sojasauce, Essig, Salz und Zucker hinzufügen und alles gut verrühren. Den Herd ausschalten und das geröstete Sesamöl untermischen.

Die Edamame mit der Sauce vermengen. Mindestens 30 Minuten im Kühlschrank durchziehen lassen, damit sie das volle Aroma aufnehmen können.

Kalt servieren und genießen – ein köstlicher Begleiter zu einer Tasse Tee, einem Glas Bier oder einfach als leichte Zwischenmahlzeit.

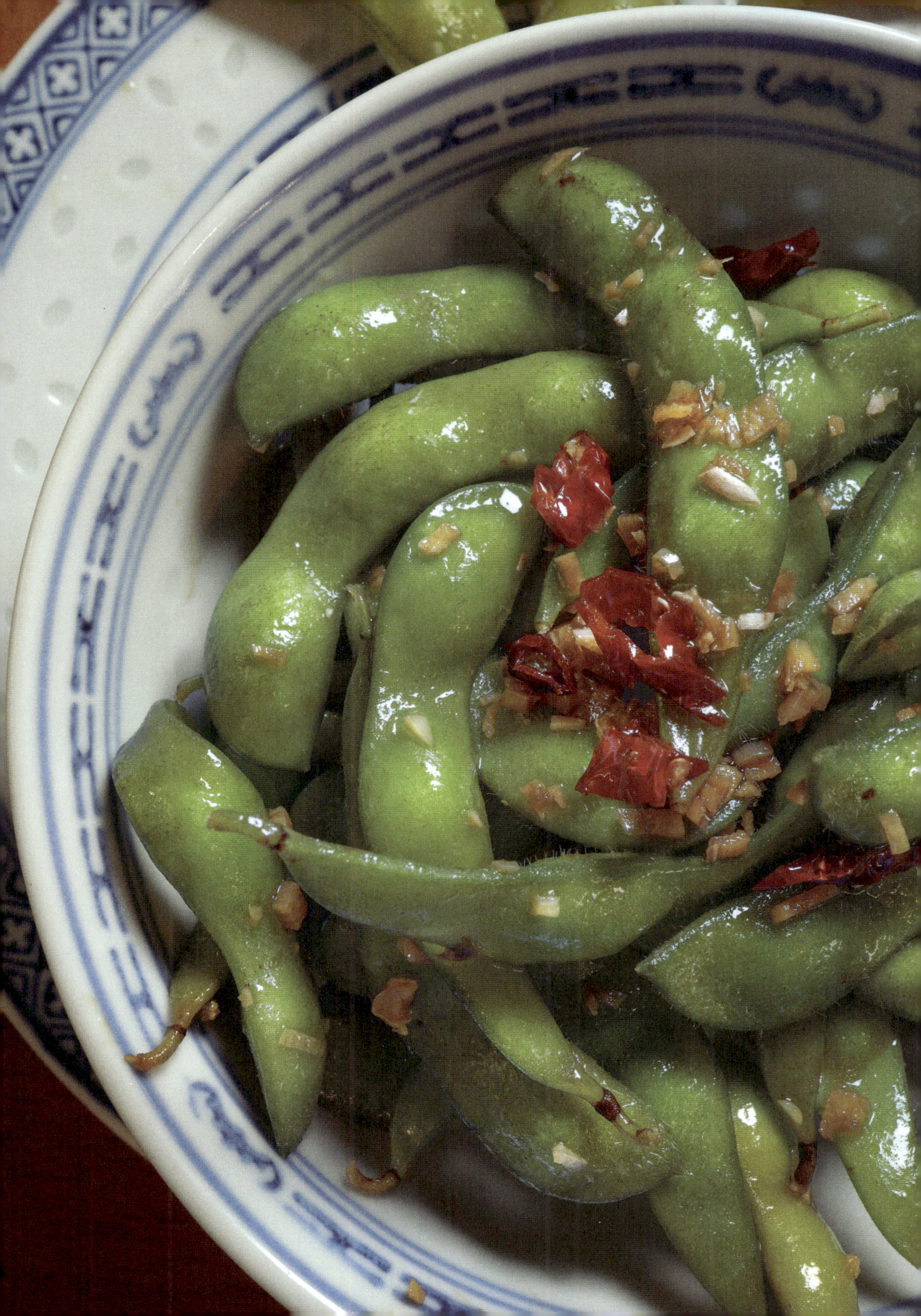

Kalte Nudeln mit Sesamsauce

麻酱凉面

In meiner Erinnerung war der Sommer in Peking immer heiß und voller Geschmack. Fast jeden zweiten Tag gab es bei uns zu Hause kalte Nudeln mit Sesamsauce. Jedes Mal, wenn meine Mutter die dampfenden Nudeln aus dem Topf hob, fragte sie: »Nur kurz abschrecken oder richtig kalt werden lassen?« Denn je nachdem, wie oft man die Nudeln unter kaltem Wasser abschreckt, verändern sich Textur und Geschmack: Einmal gespült bleiben sie leicht warm, weich und aromatisch. Wenn man sie zweimal spült oder kurz im kalten Wasser ruhen lässt, werden sie kühl, glatt und wunderbar erfrischend. Probieren Sie beide Varianten aus und finden Sie Ihre Lieblingsversion!

Für 4 Portionen

Zutaten
- 400 g chinesische Weizennudeln (alternativ: Udon oder dünne Spaghetti)
- 1 EL geröstetes Sesamöl

Für die Pfeffer-Sojasauce
- 4 EL Speiseöl
- 1 EL Sichuanpfeffer
- 2 Frühlingszwiebeln, in feine Ringe geschnitten
- 2 EL helle Sojasauce

Für die Sesamsauce
- 4 EL chinesische Sesampaste
- 1 TL Salz
- 1 TL Zucker
- 4 Knoblauchzehen, fein gehackt
- 4 EL Pfeffer-Sojasauce (siehe oben)
- 1 EL Chiliöl (optional, s. S. 184)

Toppings nach Wahl
- Gurken- oder Karottenstreifen
- Omelett-, Räuchertofu- oder Rettichstreifen
- geröstete Sesamsamen, gemörsert
- Erdnusskerne

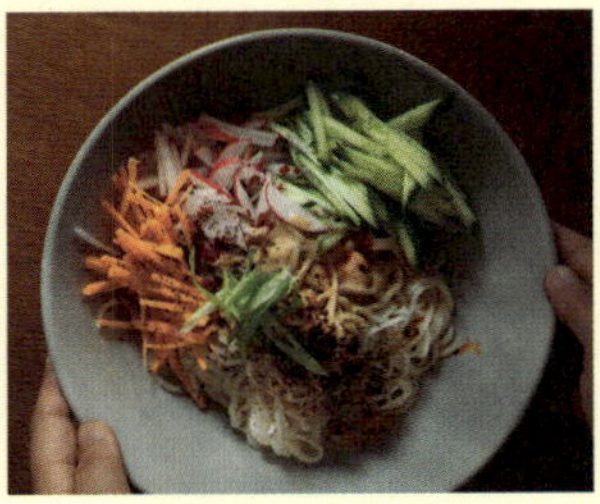

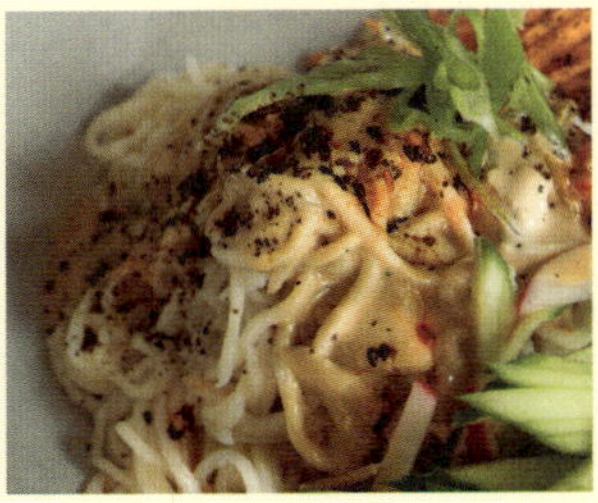

Zubereitung

Die Nudeln nach Packungsanleitung gar kochen. Anschließend abgießen und ein- oder mehrmals mit kaltem Wasser abspülen. Gut abtropfen lassen, auf einem großen Teller verteilen und mit etwas Sesamöl vermengen, damit sie nicht zusammenkleben. Optional kurz im Kühlschrank kalt stellen – das macht sie besonders erfrischend.

Für die Pfeffer-Sojasauce das Öl in einem kleinen Topf erhitzen, darin den Sichuanpfeffer anrösten, bis er duftet. Anschließend den Pfeffer aus der Pfanne nehmen. Die Frühlingszwiebeln im heißen Öl goldbraun braten. Die Sojasauce zugeben, die Temperatur ausschalten und abkühlen lassen.

Alle Zutaten für die Sesamsauce in einer Schüssel verrühren. Nach und nach etwa 100 ml warmes Wasser hinzufügen, bis eine glatte, gut gießbare Sauce entsteht.

Eine Portion kalte Nudeln in eine Schale geben. Mit Gemüse und Toppings nach Wahl belegen. Großzügig mit Sesamsauce übergießen und mit gemörsertem, geröstetem Sesam sowie Erdnusskernen bestreuen. Nach Belieben mit etwas Chiliöl verfeinern und kalt servieren.

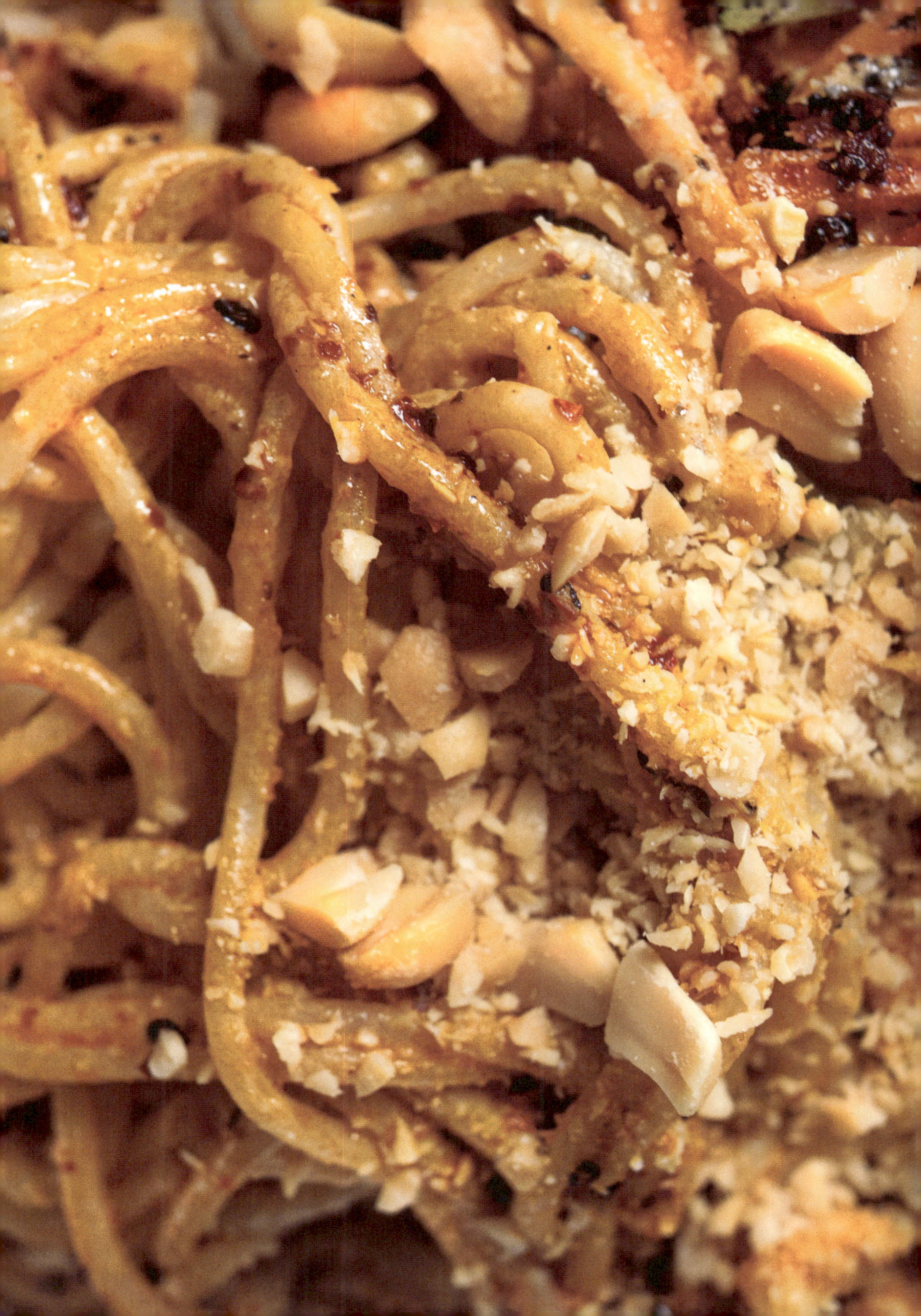

五
香
茄
片

Fünf-Gewürze-Auberginenscheiben

Für 2 Portionen

Zutaten
- 1–2 Auberginen
- 3 EL Weizenmehl zum Bestäuben
- 2 EL Speiseöl zum Ausbacken

Für den Backteig
- 3 EL Weizenmehl
- 2 EL Maismehl
- 1 TL Salz
- 1 TL Fünf-Gewürze-Pulver
- 1 TL gemahlene Kurkuma
- 1 TL schwarzer Pfeffer
- 2 EL pflanzlicher Joghurt

Toppings nach Wahl
- Noriflocken (optional)

Es ist ein einfaches, aber sehr beliebtes Gericht, das in ganz China, von Nord bis Süd, zu finden ist. Die Auberginenscheiben mit den fünf Gewürzen sind außen goldbraun und knusprig, innen weich und saftig. Der Duft ist so appetitlich, dass sogar Kinder, die normalerweise keine Auberginen mögen, gerne zugreifen.

In der chinesischen Ernährungslehre gilt die Aubergine als thermisch kühlend und geschmacklich mild-süß. Besonders im Sommer hilft sie dabei, Hitze auszuleiten. Ich liebe vor allem die natürliche Süße, die die Aubergine nach dem Braten entfaltet – oft esse ich sie einfach pur. Wer Abwechslung sucht, kann sie mit einem Knoblauch-Joghurt-Dip oder einer scharfen Sauce servieren, wie es bei gegrilltem Gemüse üblich ist. Wenn man weizenhaltiges Mehl durch Reismehl ersetzt, erhält man eine glutenfreie Variante. Diese knusprig gebratenen Auberginenscheiben schmecken sowohl als kleiner Snack zwischendurch als auch als aromatische Beilage.

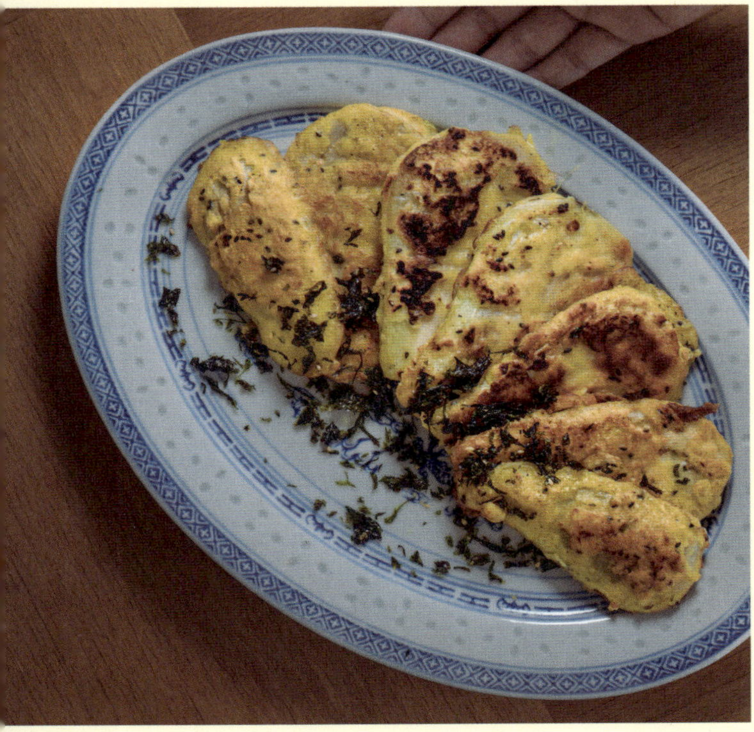

Zubereitung

Die Auberginen gründlich waschen, die Enden entfernen und die Auberginen schälen. Anschließend in etwa 0,6 cm dicke Scheiben schneiden.

Alle Zutaten für den Backteig verrühren und bei Bedarf etwas Wasser hinzufügen, bis ein zähflüssiger Teig entsteht.

Die Auberginenscheiben leicht mit Mehl bestäuben und anschließend gleichmäßig im Backteig wenden, sodass sie rundherum umhüllt sind.

Eine Pfanne erhitzen und das Öl hinzufügen. Die Auberginenscheiben darin bei mittlerer Temperatur auf einer Seite goldbraun braten, dann wenden und bei mittlerer bis niedrigerer Temperatur 1 Minute mit aufgelegtem Deckel fertig garen.

Die Auberginen können direkt genossen werden. Nach Belieben mit Noriflocken bestreut oder mit einer Lieblingssauce serviert.

玉
米
烙

Knuspriger Maiscracker

Dieses köstliche chinesische Gebäck ist sowohl im Nordosten Chinas als auch in der Chaoshan-Region in Guangdong sehr beliebt. Die verwendeten Zutaten sind in beiden Regionen ähnlich, nur die Zubereitung unterscheidet sich ein wenig: Im Nordosten wird das Gebäck gerne in mehr Öl frittiert, während die Menschen in Chaoshan es eher mit wenig Öl anbraten – eine Methode, die auch ich häufiger anwende.

Viele Menschen glauben, dass Mais in der traditionellen chinesischen Ernährung nicht besonders verbreitet ist. Tatsächlich stammt Mais aus Mittel- und Südamerika und gelangte erst im 16. Jahrhundert nach China. Mit der Zeit fand er jedoch seinen Weg auf den chinesischen Esstisch – besonders im Norden – und wurde nach und nach zu einem wichtigen Grundnahrungsmittel. Heute, da Vollkornprodukte und unverarbeitetes Getreide wieder stärker geschätzt werden, erlebt auch der Mais eine Renaissance.

Dieser einfache Snack – goldene, knusprige Maiscracker – ist bei Jung und Alt beliebt. Klebreismehl sorgt dafür, dass die Maiskörner gut zusammenhalten und beim Braten nicht zerfallen, während etwas Stärke die Außenseite besonders knusprig macht. Entscheidend ist, dass vor dem Braten jedes einzelne Maiskorn leicht mit der Mehlmischung überzogen wird.

Für 2–3 Portionen

Zutaten
- 230 g Maiskörner, frisch vom Maiskolben gelöst (oder aus dem Glas)
- 1 TL Salz
- 23 g Klebreismehl
- 23 g Speisestärke
- ca. 4 EL Speiseöl

Zum Nachwürzen
- ½ TL Salz
- 1 TL Zucker

Zubereitung

Die Maiskörner knapp mit Wasser bedecken, Das Salz hinzufügen und den Mais etwa 5 Minuten gar kochen. Anschließend abgießen und gut abtropfen lassen. Wenn Mais aus dem Glas verwendet wird, diesen nur gründlich abtropfen lassen.

Klebreismehl und Speisestärke mischen und über die abgetropften Maiskörner sieben. Mit den Händen vorsichtig vermengen, bis alle Körner gleichmäßig mit Mehl überzogen sind.

Das Öl in einer flachen Pfanne bei mittlerer Temperatur erhitzen. Die Maiskörner hineingeben, gleichmäßig verteilen und zu einer runden, flachen Schicht drücken. Zunächst bei niedriger Temperatur 3–5 Minuten goldgelb anbraten, dann die Temperatur leicht erhöhen und den Maiscracker weitere 2–3 Minuten knusprig braten.

Anschließend auf Küchenpapier abtropfen lassen. Salz und Zucker mischen, gleichmäßig über den warmen Maiscracker streuen und sofort servieren.

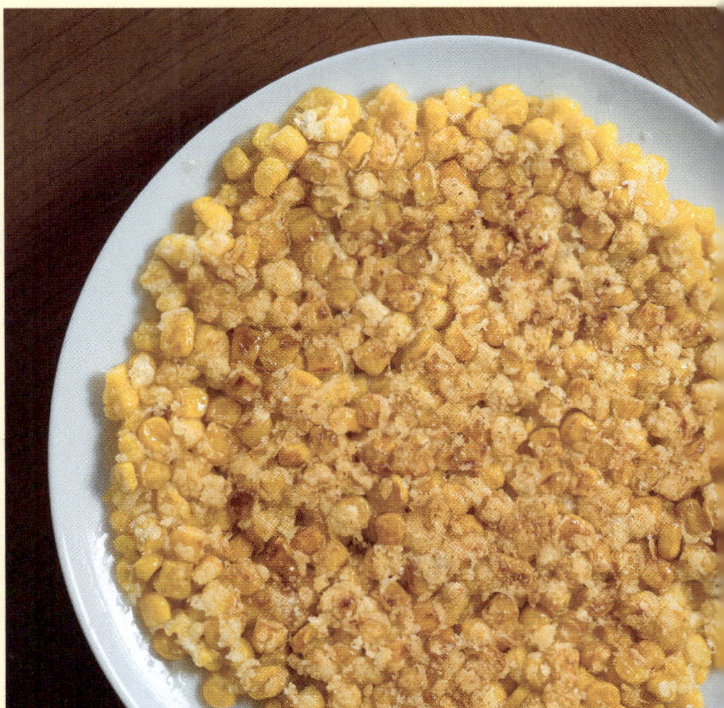

白
灼
生
菜

Blanchierter Romanasalat mit Sojasauce und Knoblauch

Für 2 Portionen

Zutaten
- 300 g Romanasalat (ca. 3 Salatherzen)
- ½ TL Salz
- 2 EL Speiseöl
- 3 Knoblauchzehen, fein gehackt
- 1 getrocknete Chilischote (optional)
- 2 EL helle Sojasauce
- 1 TL Zucker

In der kantonesischen Küche ist blanchierter Romanasalat ein Klassiker. Das Gericht überzeugt durch seine Schlichtheit: knackige Blätter, klare Aromen und eine leichte Bekömmlichkeit. Kurz blanchierte Blattgemüse gelten in der chinesischen Küche als besonders gut verdaulich. Neben Romanasalat eignen sich auch Eisbergsalat oder Pak Choi. Entscheidend ist eine sehr kurze Garzeit, damit Farbe und Biss erhalten bleiben.

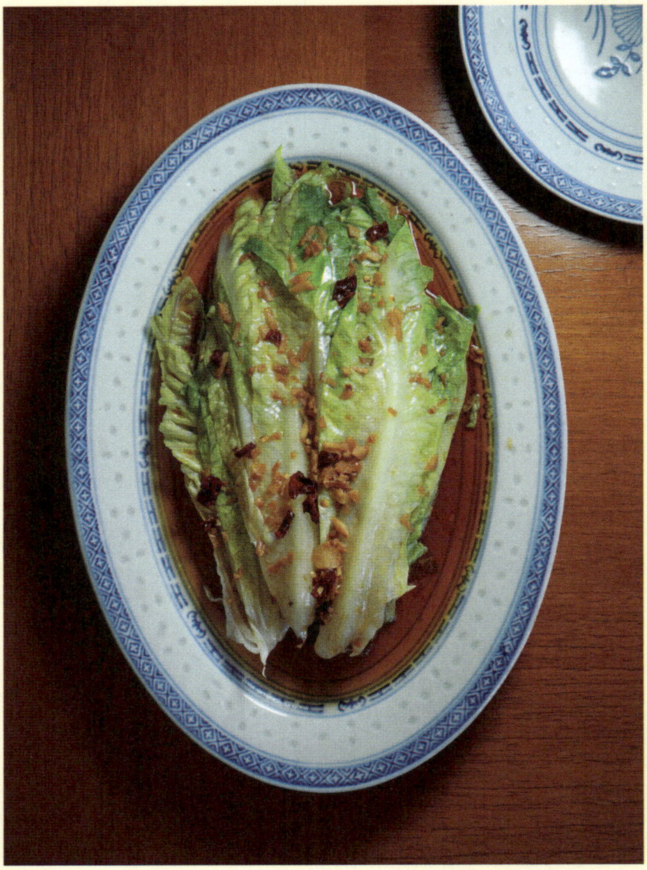

Zubereitung

Den Romanasalat waschen, die äußeren Blätter entfernen und die Salatherzen längs halbieren oder vierteln.

1 l Wasser aufkochen, das Salz und 1 TL Öl zugeben. Den Salat ins sprudelnde Wasser legen und etwa 10 Sekunden blanchieren. Herausnehmen, gut abtropfen lassen und auf einem Teller anrichten.

Das restliche Öl in einer Pfanne erhitzen. Darin den Knoblauch und die Chilischote, wenn verwendet, bei mittlerer Temperatur kurz anbraten, bis es duftet. Sojasauce, Zucker und 50 ml Wasser zugeben, einmal aufkochen lassen und die heiße Sauce über den Salat gießen. Sofort servieren.

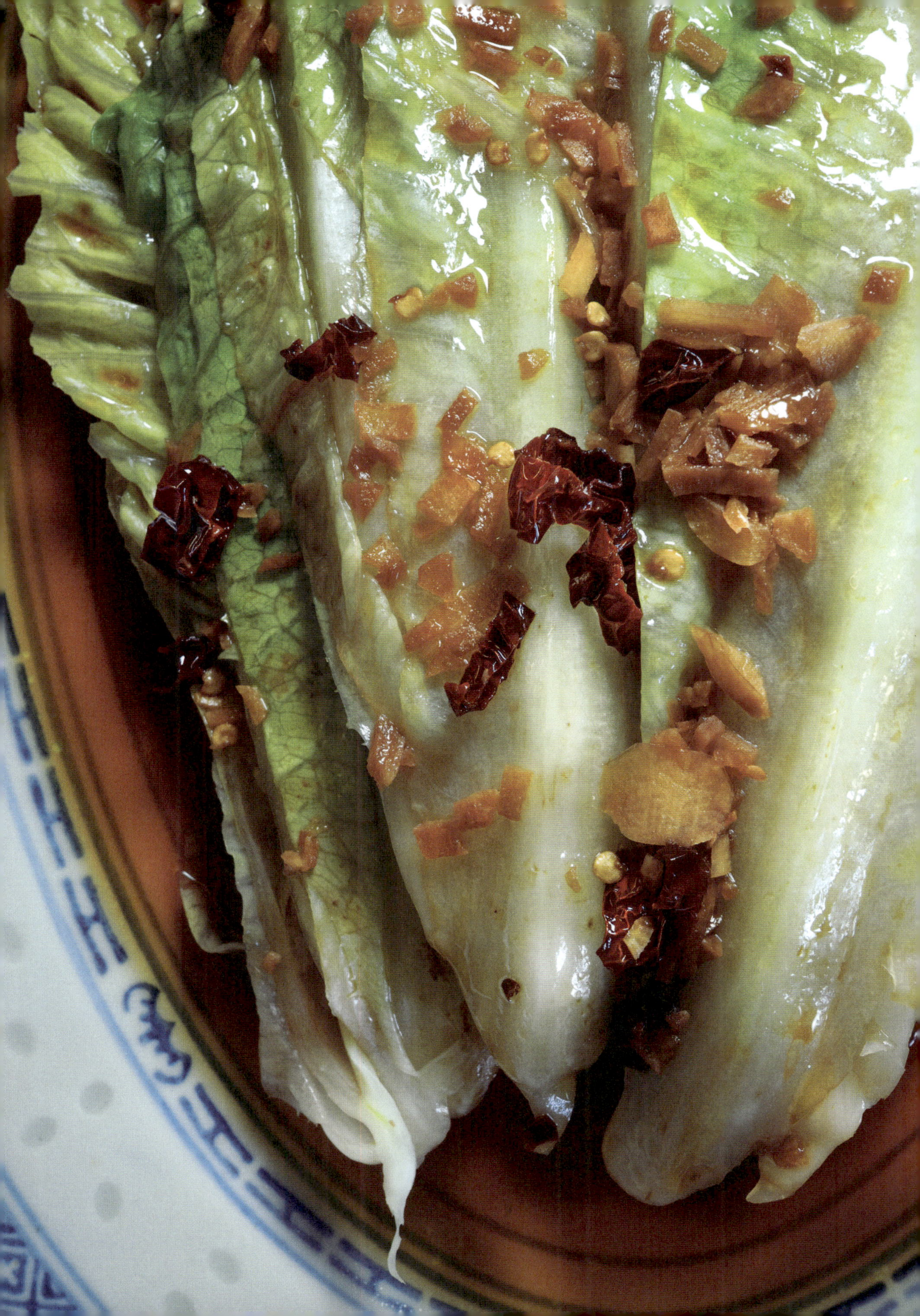

红
茶
鸡
蛋

Würzig eingelegte Teeeier

Für 10 Teeeier

Zutaten

- 10 Eier (Zimmertemperatur)
- 1 EL Zucker
- 1 EL Salz
- 1 EL helle Sojasauce
- 1 EL dunkle Sojasauce
- 1 TL Fenchelsamen
- 2–3 cm Zimtstange
- 2 kleine Lorbeerblätter
- 2 Sternanis
- 5 g loser Schwarztee (oder 3 Teebeutel)

Teeeier gehören in China zu den beliebtesten Snacks, die man von Norden bis Süden auf den Straßen findet; mit seinem würzig-salzigen, leicht rauchigen Aroma und der feinen Geschmackstiefe des Tees schmeckt es herzhaft und saftig zugleich. Zum Sommeranfang gibt es ein altes Sprichwort: »Ein Ei zum Sommeranfang essen, und man kann Steine zerdrücken« – das bedeutet, dass man nach dem Verzehr voller Energie ist. Eier gelten als kleine »Nährstoffdepots« und sind im Sommer ideal, um den Körper schnell mit wichtigen Nährstoffen zu versorgen.

Damit die Teeeier schön aromatisch werden, ist die Technik beim Aufklopfen der Schale entscheidend: Zunächst werden die beiden Enden des Eis leicht angeschlagen, dann die Mitte. Anschließend wird das Ei sanft unter der Handfläche hin und her gerollt – so entsteht das charakteristische, schöne marmorierte Muster.

Dieses Gericht ist mein treuer Begleiter bei sommerlichen Picknicks mit Freunden und passt auch wunderbar zu jedem Gemüsesalat.

Zubereitung

Die Eier in einen Topf geben, mit Wasser bedecken und ½ TL Salz hinzufügen. Zum Kochen bringen und anschließend bei mittlerer Temperatur 8 Minuten köcheln lassen. Danach die Eier herausnehmen und kurz in kaltem Wasser abschrecken, damit sie sich später beim Essen leichter schälen lassen.

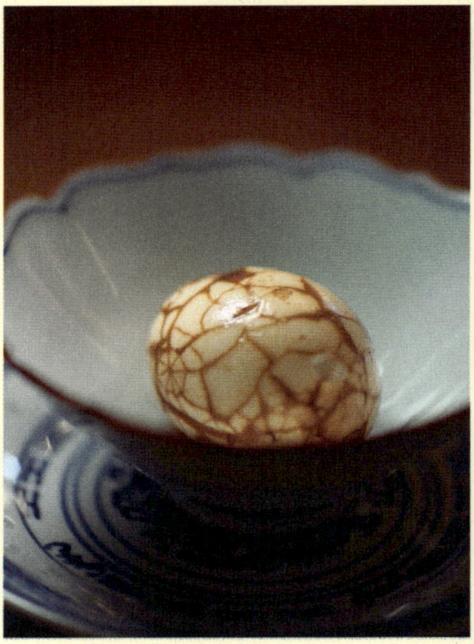

Zucker, Salz und helle sowie dunkle Sojasauce in einer Schüssel verrühren. Fenchelsamen, Zimt, Lorbeerblätter und Sternanis kurz abspülen. Die Gewürze, den Tee und die vorbereitete Sojasaucenmischung in einen Topf geben, 600 ml Wasser dazugießen und aufkochen. Den Gewürztee bei niedriger Temperatur etwa 3 Minuten köcheln lassen, damit sich das Aroma entfalten kann.

Die gekochten Eier rundum leicht anklopfen (siehe Rezeptanleser), sodass feine Risse entstehen und die Marinade gut einziehen kann. Die Eier in den Sud geben, erneut aufkochen und 5 Minuten leicht köcheln lassen.

Am besten über Nacht im Sud ziehen lassen. So werden sie aromatisch, würzig und erhalten ihr typisches marmoriertes Muster. Sie können sie kalt oder im Sud kurz erwärmt servieren – beides ist köstlich! Im Kühlschrank halten sie sich bis zu 3 Tage.

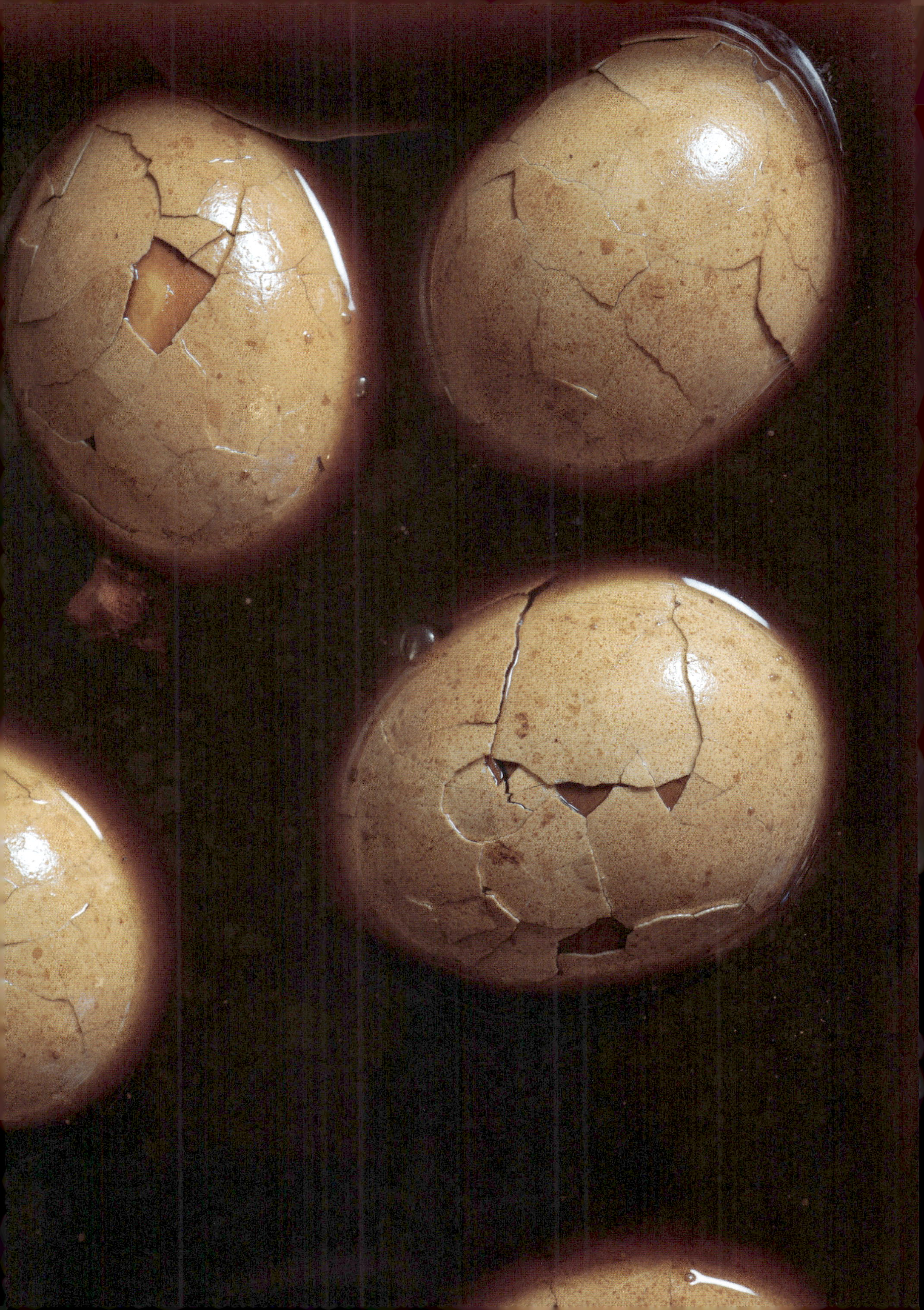

绿
豆
粥

Mungbohnen-Reisbrei

Wie bereits im Frühlingskapitel erwähnt, spielt Reisbrei eine wichtige Rolle in der chinesischen Küche. Im Sommer hingegen sind Mungbohnenbrei oder Mungbohnengetränke (s. S. 160) besonders beliebt.

Mungbohnen, die auch als grüne Bohnen bezeichnet werden, eignen sich nicht nur zum Ziehen von knackigen Sprossen, sondern sind auch selbst äußerst nährstoffreich. In der traditionellen chinesischen Ernährung gelten sie als kühlend, entgiftend und hitzemildernd, weshalb sie sich ideal für heiße Sommertage eignen. In Kombination mit einem Schwarzteeei (s. S. 72) entsteht daraus ein wohltuendes Sommerfrühstück.

Für 4 Portionen

Zutaten

- 150 g Mungbohnen
- 50 g Jasminreis (oder Sushi- bzw. Milchreis), gründlich gewaschen

Zubereitung

Die Mungbohnen waschen und mindestens 3 Stunden (oder über Nacht im Kühlschrank) in reichlich Wasser einweichen. Anschließend abgießen.

Mungobohnen, Reis und 1 ½ l Wasser in einen großen Topf geben und aufkochen. Dann bei niedriger Temperatur etwa 30 Minuten köcheln lassen und dabei gelegentlich umrühren, bis die Bohnen weich sind und der Brei sämig wird.

Warm oder leicht abgekühlt servieren. Pur genießen oder nach Geschmack süß mit etwas Honig oder herzhaft mit Sesamsalz (s. S. 55) verfeinern.

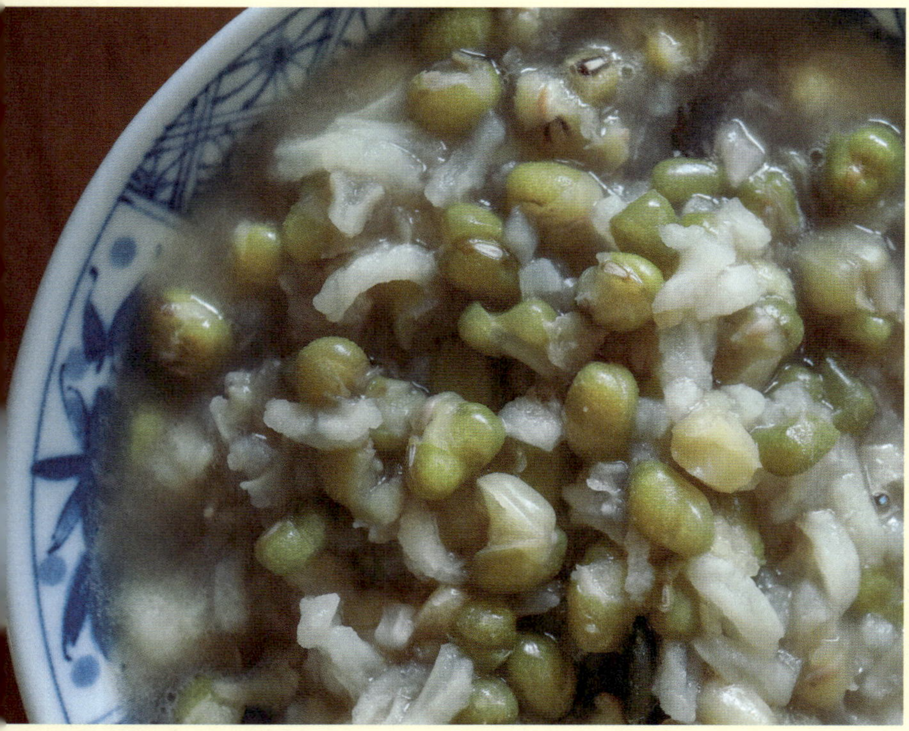

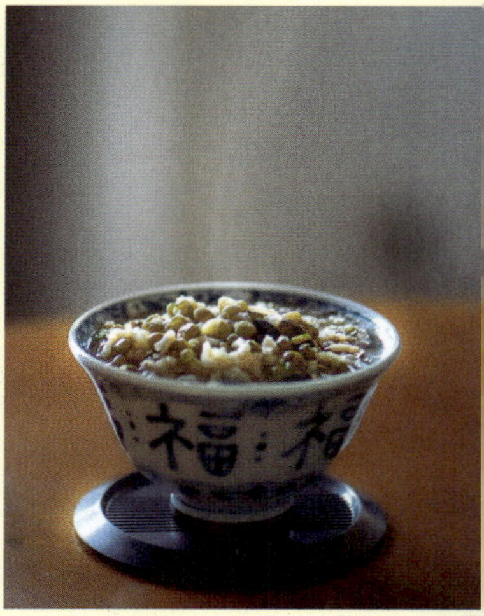

火
山
积
雪

Vulkan im Schnee

(Eisgekühlte Tomaten mit Zucker)

Für 2 Portionen

Zutaten

- 2 aromatische Tomaten (so reif und duftend wie möglich)
- etwas Zucker

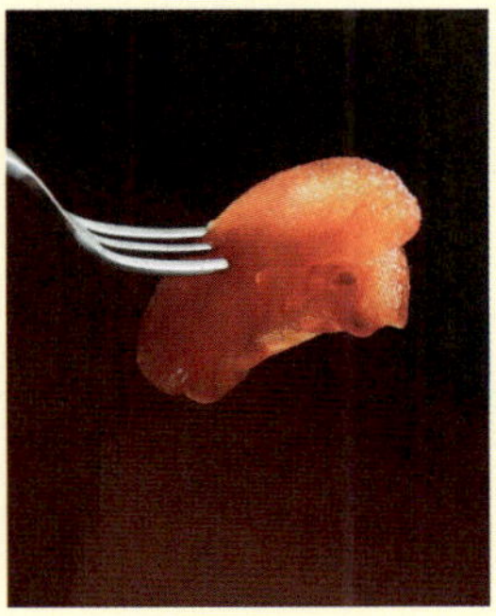

Botanisch gesehen gehören Tomaten zu den Früchten, da sie sich aus der Blüte der Pflanze entwickeln und Samen enthalten. In der Küche gelten sie jedoch meist als Gemüse, da sie nicht süß schmecken und überwiegend in herzhaften Gerichten verwendet werden.

In vielen kleinen Restaurants im Norden Chinas gibt es im Sommer ein besonderes Gericht mit dem poetischen Namen »Vulkan im Schnee«. Ja, Sie haben richtig gelesen. Gemeint sind Tomaten mit Zucker. Der Name ist kein Scherz, sondern erstaunlich treffend: Wer dieses Gericht einmal gesehen oder probiert hat, versteht sofort, warum. Wenn die kühle, leicht säuerliche Tomate auf der Zunge schmilzt und sich mit einer feinen Prise Zucker verbindet, fühlt es sich an, als würde ein kleines Feuer im Hals gelöscht werden – ein herrlich erfrischendes Sommererlebnis.

Solange die Tomaten noch fest genug sind, schäle ich sie mit einem Sparschäler. Wenn Sie die Schale nicht stört, können Sie sie auch dranlassen. Ich weiß, dass Tomaten mit Zucker hierzulande keine typische Kombination sind. Wenn Sie aber neugierig sind und mir vertrauen, dann probieren Sie es einfach aus!

Zubereitung

Die Tomaten etwa 2 Stunden in den Kühlschrank legen, bis sie gut durchgekühlt sind. Anschließend herausnehmen, waschen, nach Belieben schälen und den Strunk entfernen.

In Scheiben oder mundgerechte Stücke schneiden, auf einem Teller anrichten und mit Zucker bestreuen. Sofort genießen – am besten an einem heißen Sommertag.

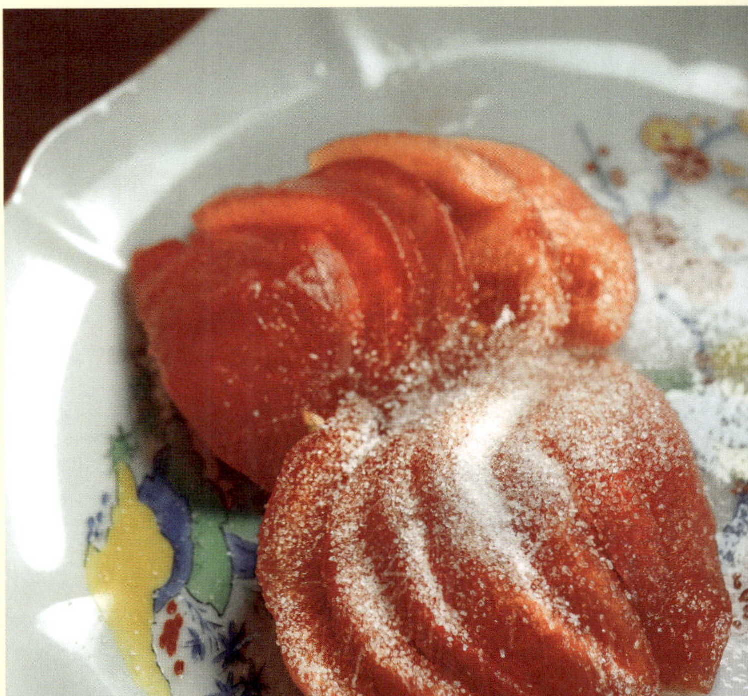

手
撕
包
菜

Handgezupfter Spitzkohl

Handgezupfter Kohl hat seinen Ursprung in der traditionellen Hausmannskost der chinesischen Provinz Sichuan. Wenn man ihn nach Sichuan-Art im Wok zubereitet, entfaltet dieses einfache Gericht ein besonders intensives Aroma. Das Geheimnis liegt in zwei Punkten: Erstens wird der Kohl von Hand gezupft oder gebrochen und nicht mit dem Messer geschnitten. Die unregelmäßigen, rauen Blattränder vergrößern die Oberfläche, sodass die Blätter beim Braten mehr Sauce und Aroma aufnehmen, was den Geschmack kräftiger macht und für eine spannendere Textur sorgt. Zweitens erfolgt das Braten mit typischen Sichuan-Gewürzen wie Chili, Ingwer und Knoblauch bei starker Hitze und in sehr kurzer Zeit (etwa 3–4 Minuten). So bleibt der Kohl knackig und frisch. Mit derselben Methode lassen sich auch Pak Choi oder Chinakohl zubereiten.

Spitzkohl zählt zu den besonders bekömmlichen und leicht verdaulichen Kohlsorten und wird von empfindlichen Menschen oft besser vertragen als Weißkohl. Im Frühjahr und Sommer schmeckt er besonders mild, im Herbst etwas kräftiger. Wenn Sie das Gericht als Hauptspeise servieren möchten, können Sie vor dem Zugeben der Sauce geräucherten Tofu oder selbst gemachten Seitan (s. S. 142) hinzufügen – so wird das Gericht vollwertiger und enthält mehr pflanzliches Eiweiß.

Für 2–3 Portionen

Zutaten
- 400 g Spitzkohl
- 2 EL Erdnussöl
- 3 Knoblauchzehen, in Scheiben geschnitten
- 1–2 getrocknete Chilischoten (optional)
- ½ TL Salz

Für die Sauce
- 2 EL helle Sojasauce
- 1 TL Zucker
- 2 EL reifer Essig
- 1 EL Kochwein (Reiswein oder trockener Sherry, optional)

Zubereitung

Die äußeren, lockeren oder welken Blätter des Spitzkohls entfernen, bis nur noch ein fester Kopf übrig bleibt. Unter fließendem kalten Wasser gründlich abspülen, trockenschütteln oder mit einem Küchentuch abtupfen. Den Kohl von Hand in mundgerechte Stücke zupfen, harte Strunkteile entfernen.

Für die Sauce alle Zutaten miteinander verrühren.

Wok oder Edelstahlpfanne stark erhitzen. Das Erdnussöl hineingeben, sofort Knoblauchscheiben und, wenn verwendet, Chilischoten zufügen und kurz anbraten, bis sie duften. Den Kohl zugeben und bei hoher Temperatur etwa 20 Sekunden scharf anbraten. Die Sauce hinzufügen, mit Salz abschmecken und weitere 30 Sekunden kräftig rührbraten – fertig.

Am besten sofort servieren, zum Beispiel mit Rote-Bohnen-Reis (s. S. 109).

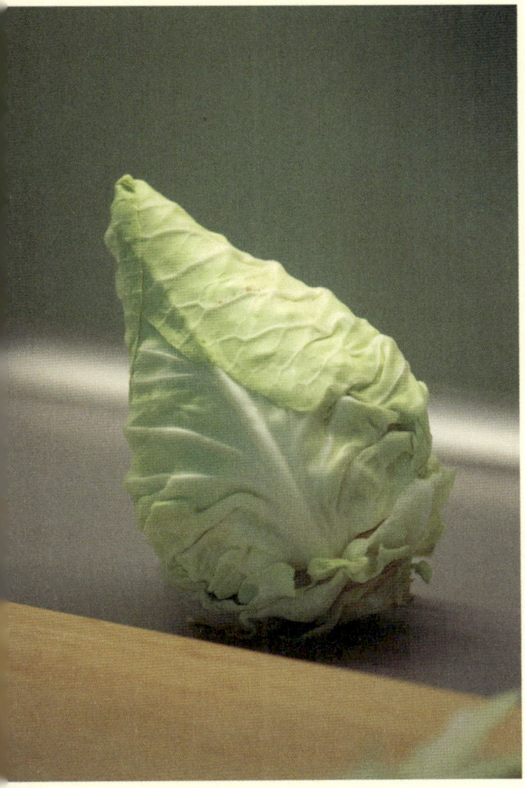

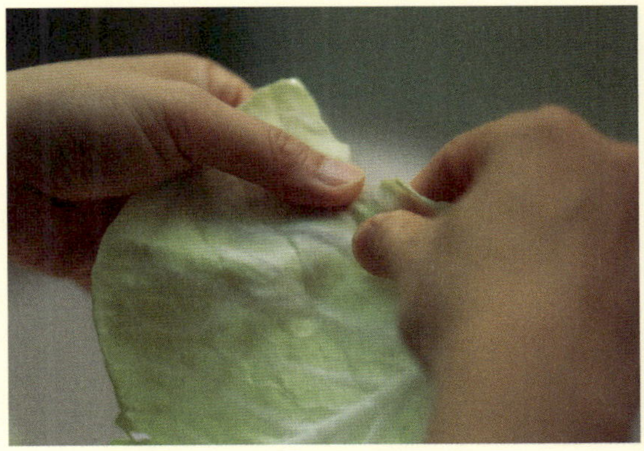

Der von Hand gezupfte Kohl nimmt durch seine raue Oberfläche beim Braten mehr Sauce auf und schmeckt dadurch aromatischer.

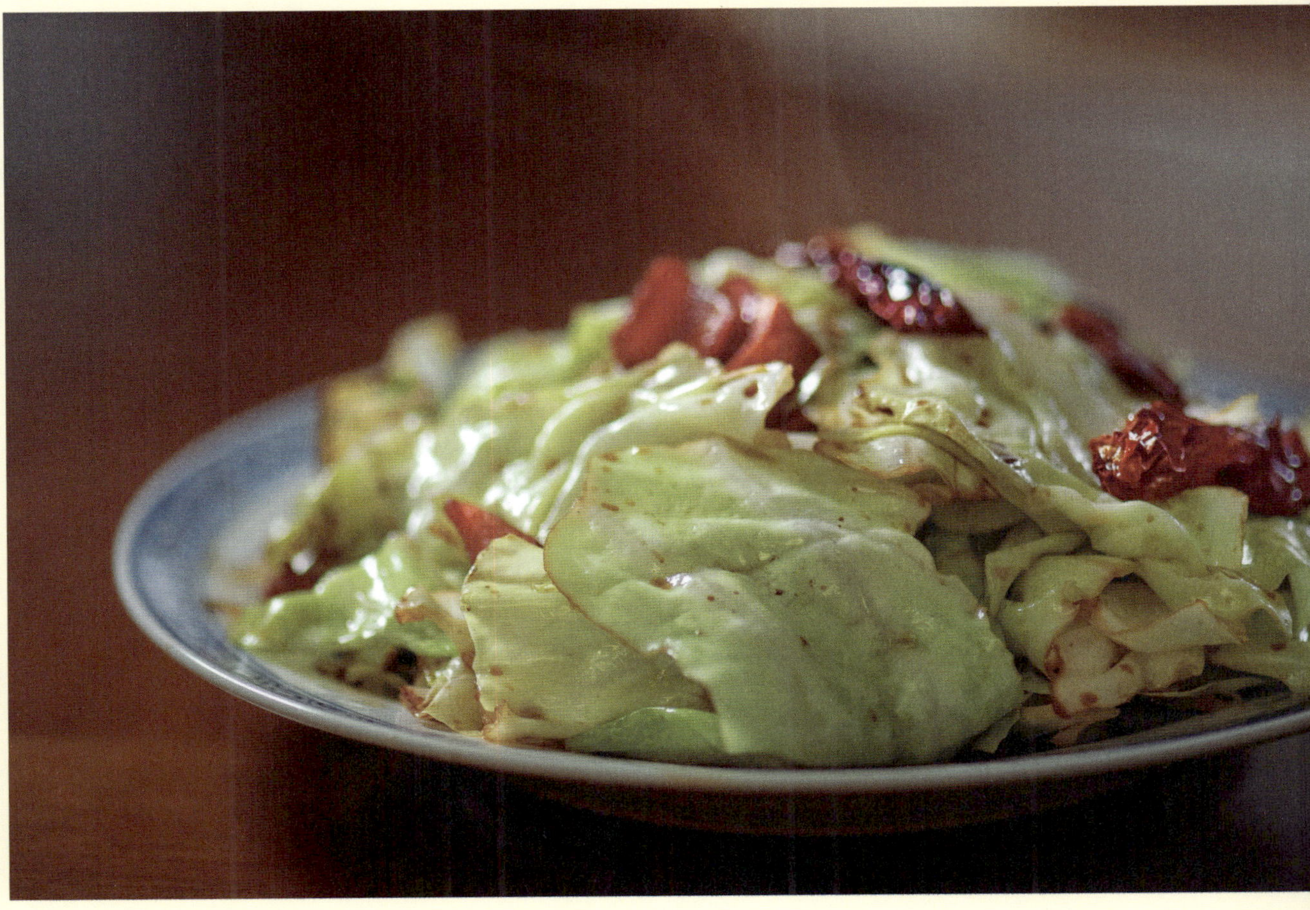

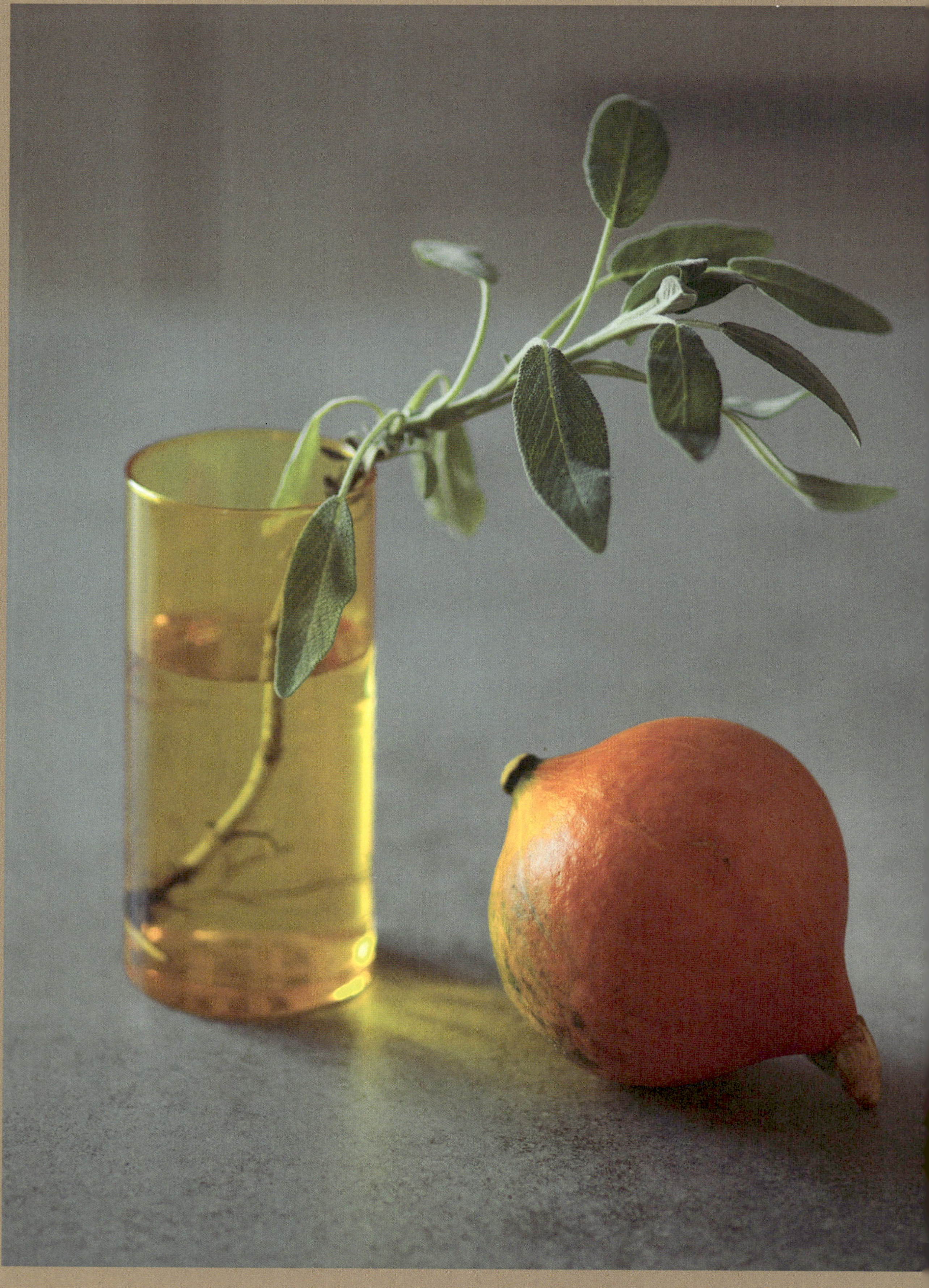

秋季食谱

HERBSTREZEPTE

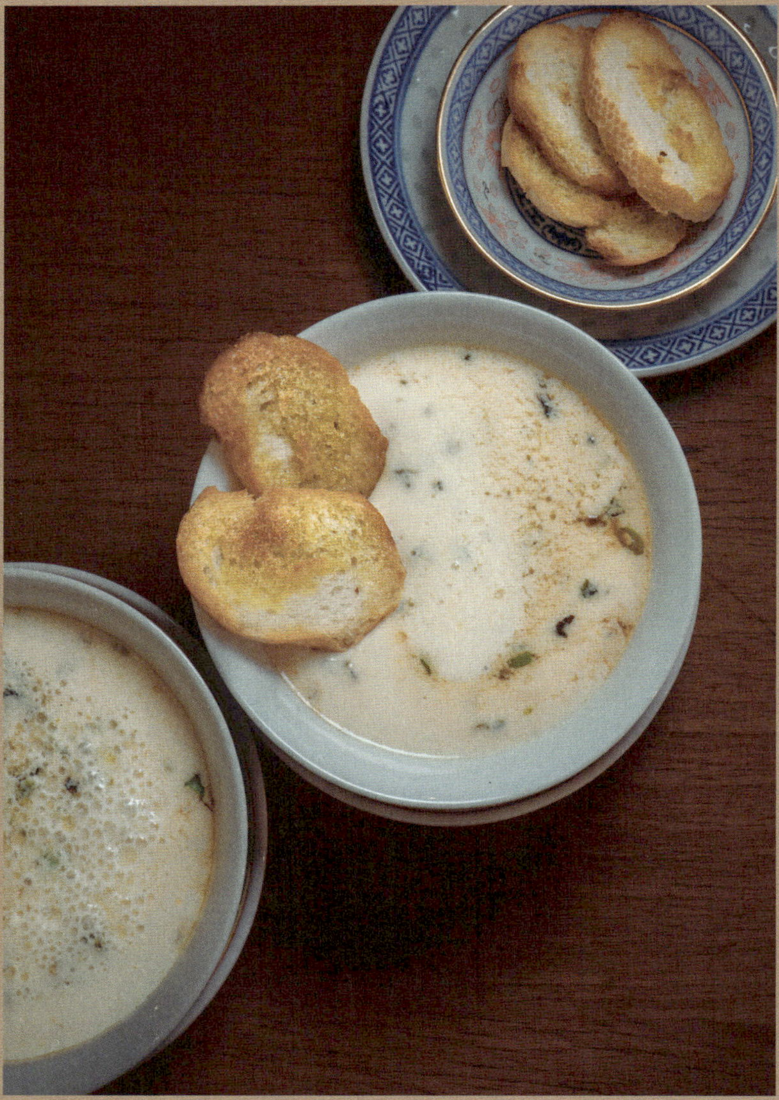

秋
吃
果

Im Herbst isst man Früchte wie Äpfel, Birnen, Trauben und Nüsse – nährende und feuchtigkeitsspendende Nahrungsmittel zur Stärkung von Lunge und Immunsystem.

Der Herbst ist eine Übergangszeit von Wärme zu Kälte. In der chinesischen Ernährungslehre gilt er als Phase, in der die Yang-Energie langsam abnimmt und die Yin-Energie zunimmt. Auch der Körper passt sich daran an. Deshalb steht im Herbst das Sammeln und Bewahren der Kräfte im Mittelpunkt – als Vorbereitung für den Winter und für neue Energie im nächsten Frühling. Wichtig ist dabei innere Ruhe: ein ausgeglichener Geist, gute Stimmung und das bewusste Loslassen von Traurigkeit oder Grübeleien.

Der Herbst ist außerdem oft trocken, was sich durch trockene Haut, spröde Lippen oder ein trockenes Gefühl im Mund zeigen kann. In der Ernährung empfiehlt es sich daher, nährend und befeuchtend zu essen und zu trinken: warmes Wasser, milde Tees oder Sojamilch sowie frisches Obst und Gemüse wie Birnen, Rettich, Honig, Sesam, Mu-Err- oder Shiitake-Pilze. Scharfes, stark Gebratenes und sehr erhitzende Speisen sollten eher reduziert werden.

黑芝麻核桃粥

Schwarzer-Sesam-Walnuss-Congee

Dieses nahrhafte Frühstück ist ein Klassiker der chinesischen Küche. Der feine Duft von geröstetem Sesam und Walnüssen verbindet sich mit der milden Süße des Reises zu einer wohltuenden Schale, die Körper und Geist Energie schenkt.

In der traditionellen chinesischen Ernährung gilt schwarzer Sesam als besonders stärkend für Leber und Nieren und sorgt für geschmeidige Haut; Walnüsse nähren das Gehirn und fördern die Durchblutung, wodurch der Körper kraftvoll wird. Zusammen verzehrt füllt es Qi und Blut auf, und die Haut wird von Natur aus schön.

Dieses Congee lässt sich sehr gut vorbereiten: einfach eine größere Menge kochen und bis zu 3 Tage im Kühlschrank aufbewahren. Beim Erwärmen die gerösteten Nüsse und Sesamsamen erst frisch hinzufügen – so bleiben Aroma und feine Textur optimal erhalten. Ich mag es auch, das gemahlene schwarze Sesam- und Walnussmehl in ungesüßte Sojamilch oder andere Pflanzenmilch zu geben – das ist mein selbst gemachter Beauty- und Anti-Aging-Drink.

Für 2 Portionen

Zutaten

- 40 g Jasminreis (oder Sushireis)
- 15 g schwarze Sesamsamen
- 25 g Walnusskerne
- 1 EL getrocknete Gojibeeren
- 1 EL Olivenöl (optional)

Zubereitung

Den Reis gründlich waschen und abtropfen.

600 ml Wasser in einem Topf aufkochen, den Reis hinzufügen und etwa 3 Minuten rühren, damit die Körner nicht am Topfboden ansetzen. Dann die Temperatur auf niedrige Stufe reduzieren, den Topf abdecken und den Reis etwa 15 Minuten sanft köcheln lassen, bis er weich und die Konsistenz sämig ist.

Inzwischen die Sesamsamen in einem Sieb kurz unter kaltem Wasser abspülen und leicht abtropfen lassen. Das dient nicht der Hygiene, sondern sorgt dafür, dass beim Rösten zunächst das anhaftende Wasser verdampft und die Körner dadurch gleichmäßiger Farbe annehmen.

Die Walnusskerne in einer Pfanne ohne Fettzugabe bei mittlerer Temperatur rösten. Nach etwa 1 Minute die Sesamsamen hinzufügen und unter ständigem Rühren weiter rösten. Nach rund 2 Minuten beginnen die Samen zu knistern und leicht durch die Pfanne zu hüpfen – dann sind sie fast fertig.

Walnusskerne und Sesamsamen in eine Schüssel umfüllen, auskühlen lassen und anschließend in einem Mörser oder Mixer grob mahlen.

Die Nuss- und Sesammischung zusammen mit den Gojibeeren in den Reisbrei rühren und 1 Minute mitköcheln lassen. Nach Belieben mit etwas Olivenöl verfeinern. Warm genießen – pur oder leicht mit etwas Honig gesüßt.

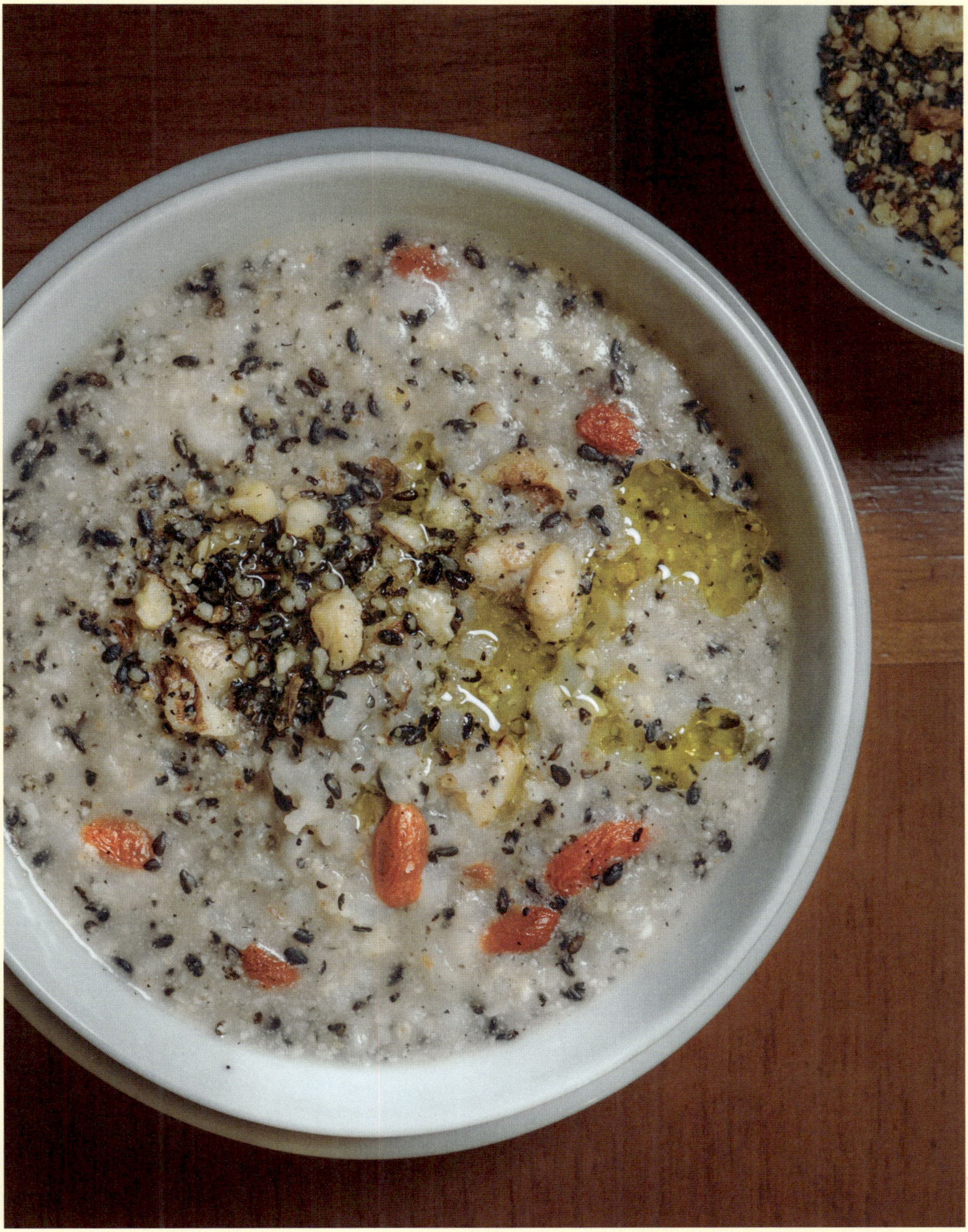

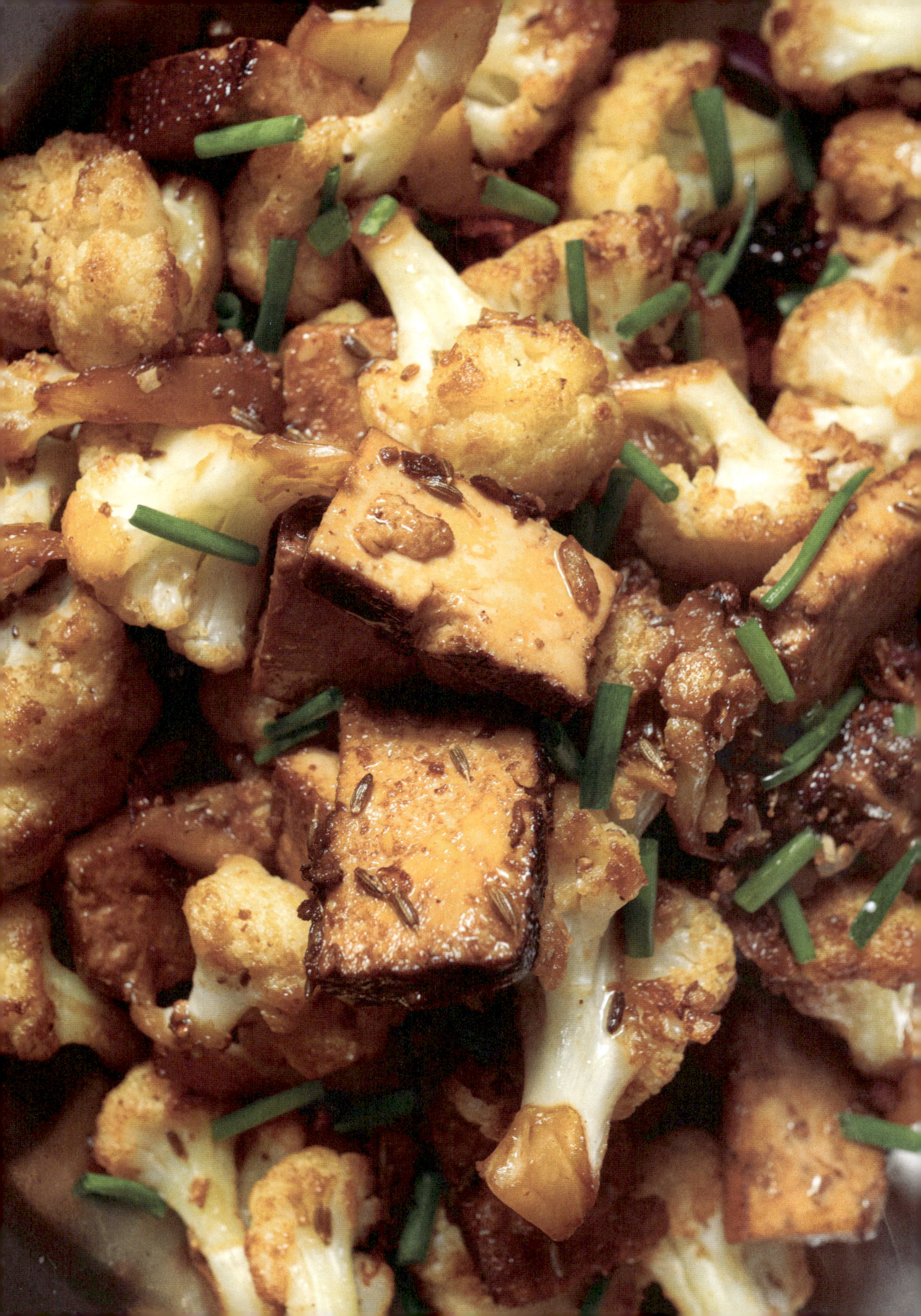

干锅菜花

Blumenkohl aus dem »Ganguo«-Wok

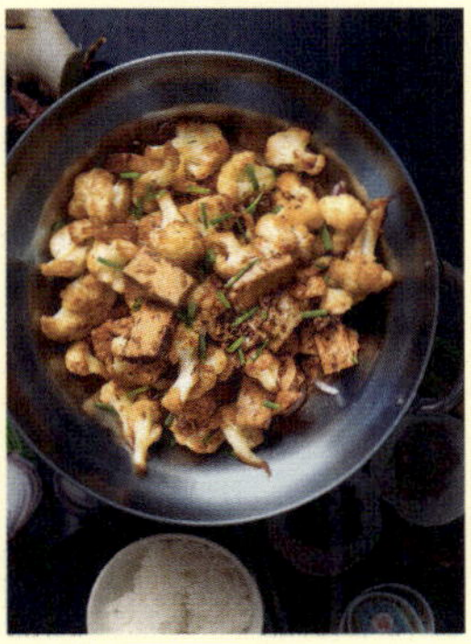

Der chinesische Name dieses Gerichts verrät bereits seine besondere Kochtechnik aus der Sichuan-Küche – »Ganguo«. »Gān« bedeutet trocken, »Guō« Topf oder Wok. Gemeint ist ein Bratverfahren, bei dem der Blumenkohl mit nur wenig Flüssigkeit, dafür mit umso mehr Aroma im heißen Wok geröstet wird. So entsteht die typische Mischung aus kräftigen Röstaromen und frischer Bissfestigkeit – eine neue, sehr charmante Art, dieses vertraute Gemüse zu erleben.

Serviert wird das Gericht traditionell direkt im heißen Topf oder auf einem kleinen Stövchen. Es zischt noch leicht weiter und erfüllt den Raum mit einem warmen, würzigen Duft. An herbstlichen Abenden, wenn es draußen früher dunkel wird, hat dieses Gericht für mich einen besonderen Zauber: Die kleinen Flammen unter dem Topf flackern, der Blumenkohl brutzelt leise vor sich hin, und jeder Bissen bleibt bis zum Schluss angenehm heiß.

Für 2–3 Portionen

Zutaten

- 1 Blumenkohl
- 2 TL Salz
- 2 EL Speiseöl
- 2 cm Ingwer, fein gehackt
- 1 TL Sichuanpfeffer
- 2 getrocknete Chilischoten (optional), entkernt
- 1 Stück Räuchertofu (optional), in Scheiben geschnitten
- 1 EL Kreuzkümmelsamen
- 1 TL frisch gemahlener weißer Pfeffer
- 2 EL Sojasauce
- 1 Zwiebel, in feine Streifen geschnitten
- etwas Schnittlauch zum Garnieren

Zubereitung

Den Blumenkohl in kleine Röschen zerteilen, Blätter und Strunk entfernen. Die Röschen in eine große Schüssel geben, mit Wasser und 1 TL Salz bedecken und etwa 5 Minuten stehen lassen. Anschließend abgießen, gut abspülen und abtropfen lassen.

In einem Wok oder einer großen Pfanne 1 EL Öl erhitzen. Die Röschen hineingeben und bei mittlerer Temperatur etwa 4 Minuten braten, bis sie leicht goldbraun werden. 1 TL Salz hinzufügen, umrühren, den Deckel aufsetzen und 1 Minute dünsten. Anschließend nochmals 1 Minute ohne Deckel braten, dann herausnehmen und beiseitestellen.

Das restliche Öl im Wok erhitzen. Ingwer, Sichuanpfeffer, wenn verwendet, Chilischoten und Räuchertofu darin bei hoher Temperatur kurz anrösten, bis alles duftet.

Den Blumenkohl zurück in den Wok geben und alle Zutaten gut vermengen. Kreuzkümmel und weißen Pfeffer darüberstreuen. Dann entlang des Wokrands die Sojasauce eingießen und alles kräftig durchschwenken.

Die Zwiebelstreifen auf einer Servierpfanne verteilen und den heißen Blumenkohl daraufgeben. Mit Schnittlauch bestreuen. Heiß servieren – ideal mit frisch gekochtem Reis.

咸
豆
浆

Herzhafte Sojamilch wie in Shanghai

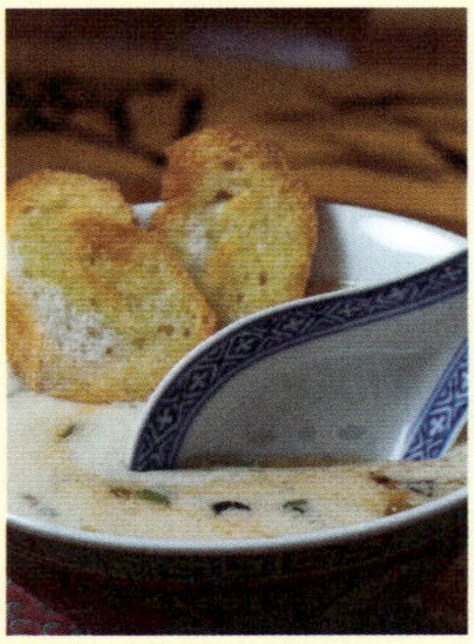

Sojamilch ist heute als pflanzliche Alternative fast überall zu finden. Als ich meinen Eltern erzählte, dass in vielen europäischen Cafés sogar Sojamilchkaffee angeboten wird, konnten sie es kaum glauben – für Chinesinnen und Chinesen ist das eine völlig neue Art, Sojamilch zu genießen!

In China hat Sojamilch eine jahrtausendealte Tradition. Sie wird nicht nur pur getrunken oder zur Tofuherstellung verwendet, sondern – wie in diesem Rezept – auch als köstlich-würzige »Suppe«, ein Klassiker der Shanghaier Frühstückskultur.

Jedes Mal, wenn ich dieses Gericht zubereite, staune ich erneut: Sobald die heiße Sojamilch auf die aromatische Sauce trifft, gerinnt sie innerhalb von Sekunden – fast wie zarter Seidentofu. Das Ergebnis ist besonders gut, wenn man selbst gemachte, cremige Sojamilch verwendet. Das Geheimnis liegt im Zusammenspiel von Hitze und Säure: Beim Erhitzen verändert sich das Eiweiß der Sojamilch. Gibt man Essig hinzu, beginnt es zu gerinnen und es entstehen die typischen feinen »Tofublumen«. Interessant ist, dass jede Schale herzhafte Sojamilch ihren eigenen Charakter besitzt, der von der Temperatur, der Säuremenge und der Konsistenz der Sojamilch abhängt. Doch ganz gleich, wie sie ausfällt: Lecker ist sie immer.

Für 2 Portionen

Zutaten

- ½ Frühlingszwiebel, in feine Ringe geschnitten
- 2 EL Noriflocken
- 2 TL helle Sojasauce
- 3 TL Reisessig
- 1 TL Sesamöl
- 1 kleines Stück Baguette
- 1 EL Speiseöl
- 500 ml ungesüßte Sojamilch

Zubereitung

Frühlingszwiebel, Noriflocken, Sojasauce, Essig und Sesamöl auf auf zwei Servierschalen verteilen.

Baguette in Scheiben schneiden und in etwas Speiseöl goldbraun und knusprig rösten.

Die Sojamilch erhitzen. Sobald sie aufkocht, den Herd ausschalten und die Sojamilch 1 Minute abkühlen lassen.

Die heiße Sojamilch zügig in die vorbereiteten Schalen gießen – sie wird sofort leicht gerinnen. Mit dem knusprigen Baguette warm servieren.

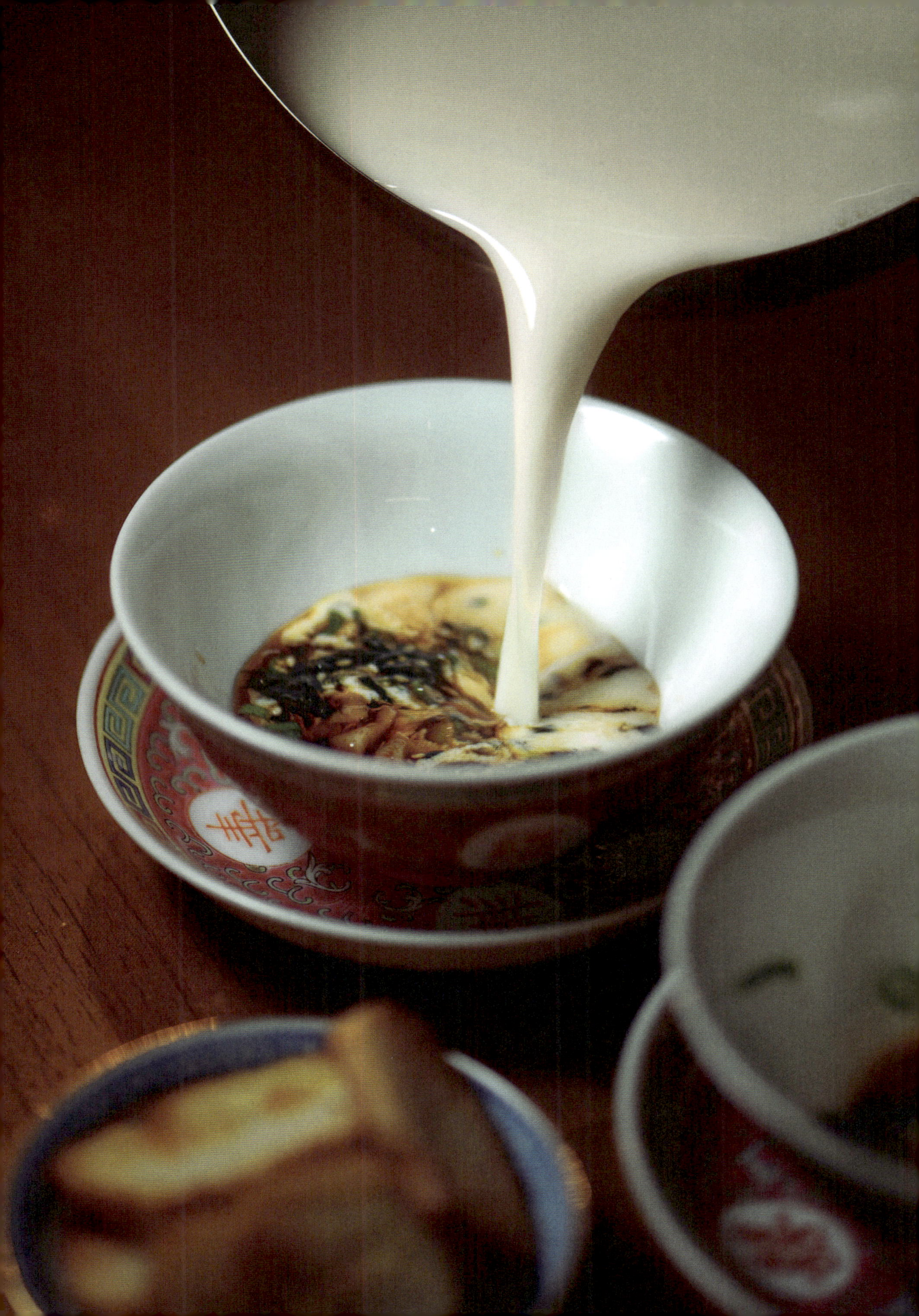

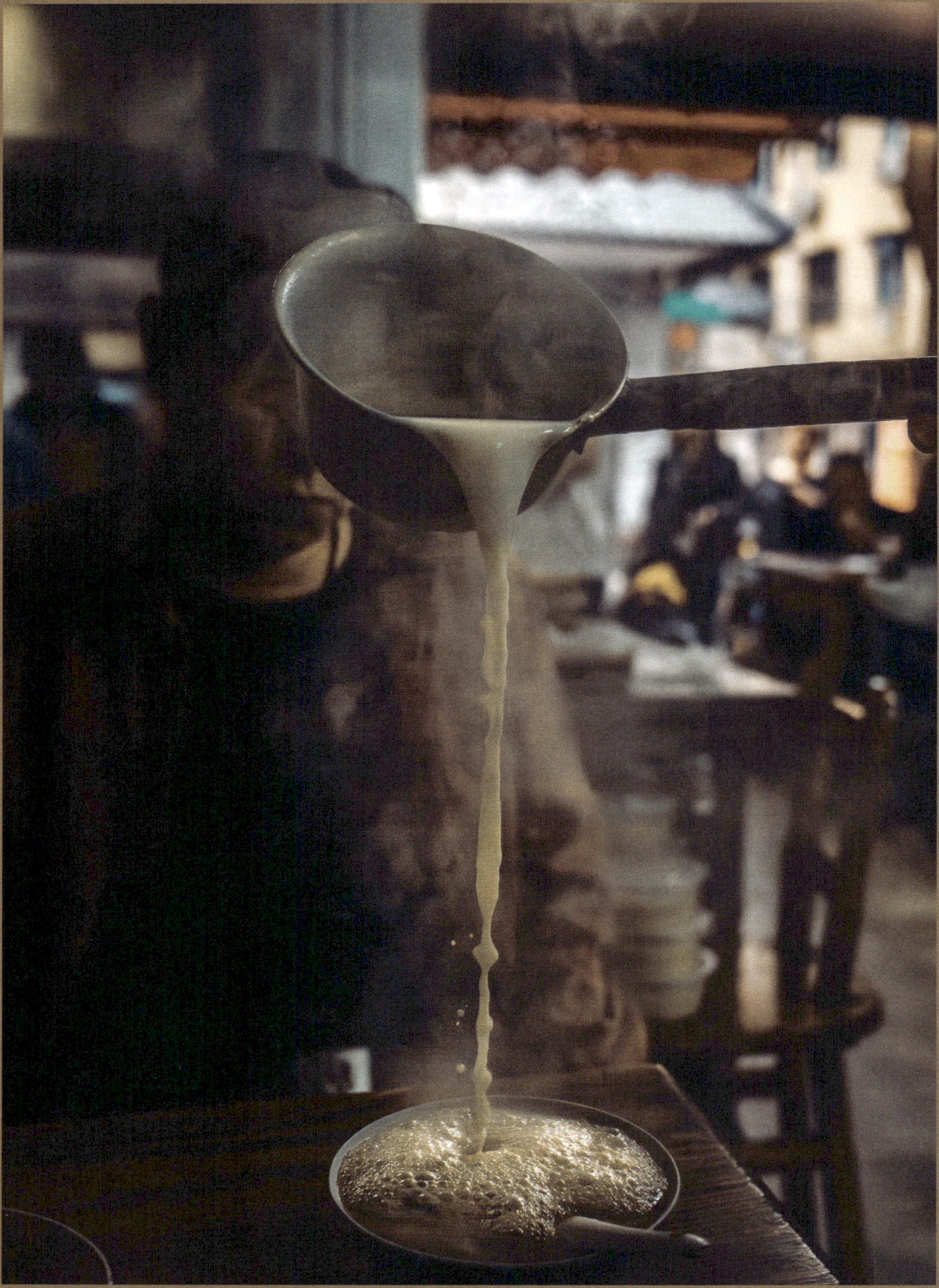

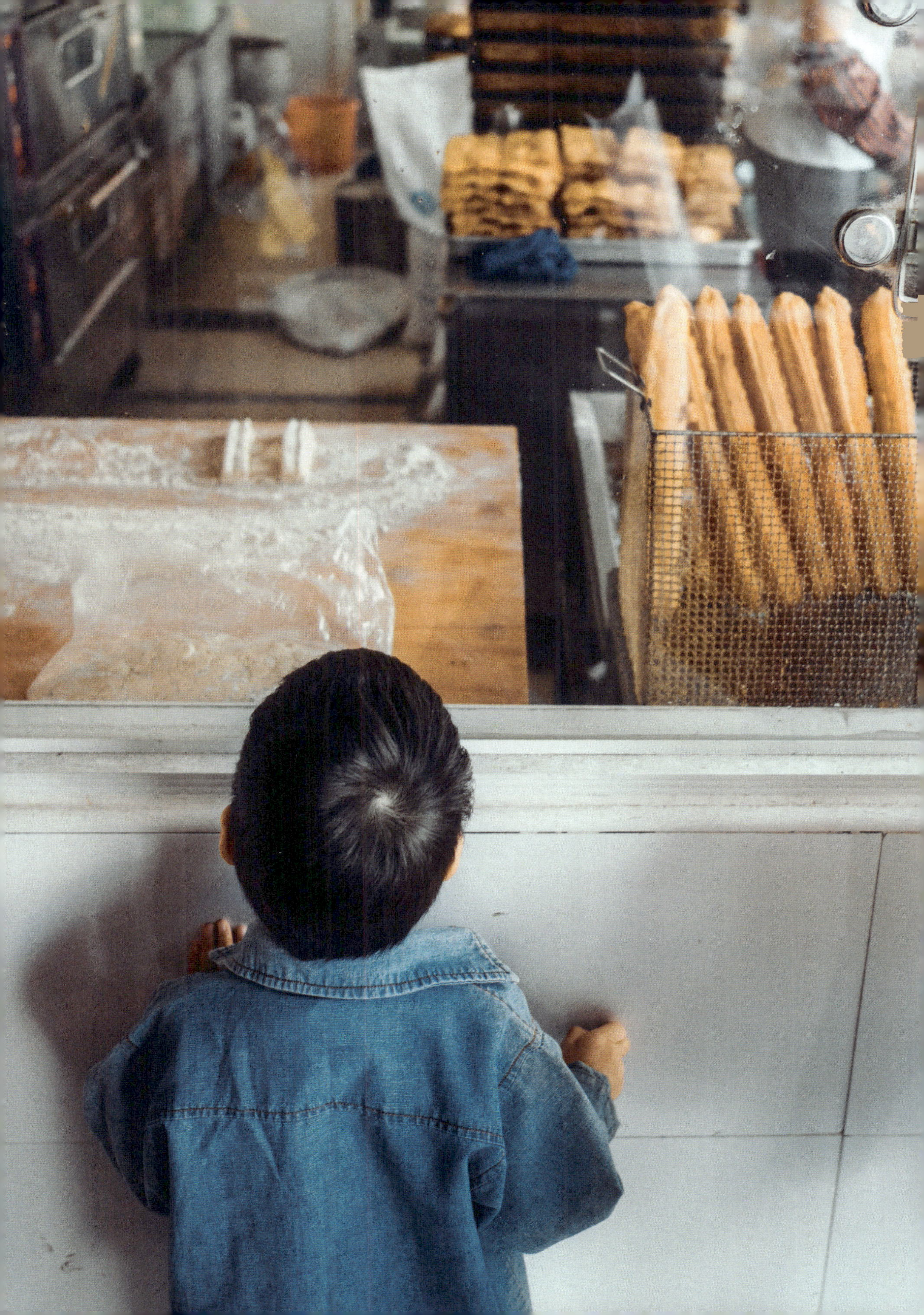

孢子甘蓝熏干

Gebratener Rosenkohl mit Räuchertofu

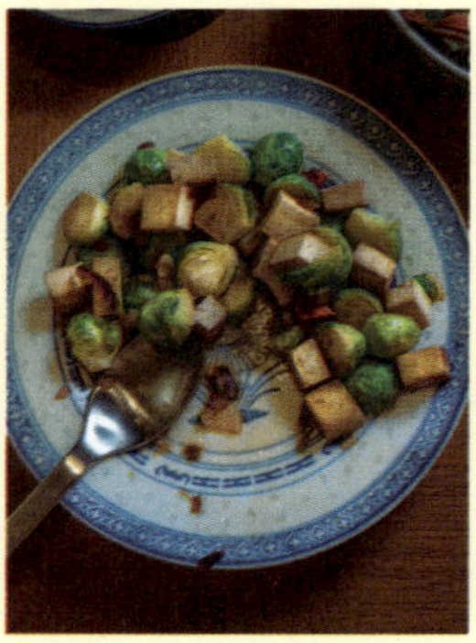

Ich habe Rosenkohl erst in Deutschland kennen- und lieben gelernt. Zwar wurde er gegen Ende des 20. Jahrhunderts auch in China eingeführt und angebaut, doch er ist dort bis heute wenig verbreitet. Ich mag Rosenkohl sehr, was zunächst daran liegt, dass er einfach niedlich aussieht, wie eine Mini-Version des Weißkohls. Tatsächlich ähneln sich die beiden auch in ihren Eigenschaften: Sie gelten als neutral bis leicht wärmend, schmecken mild-süß mit einer feinen Bitterkeit und wirken in der traditionellen chinesischen Ernährungslehre leicht entgiftend und entspannend auf die Leber.

Wenn im Herbst der Rosenkohl Saison hat, bereite ich ihn gerne auf verschiedene Arten zu, unter anderem auch nach einer chinesischen Methode, wie ich sie bei handgezupftem Spitzkohl anwende (s. S. 76). Ein wichtiger Unterschied ist, dass ich den Rosenkohl vorher kurz blanchiere, damit er beim Braten schneller gar wird, seine leichte Bitterkeit milder wird und er seine frische Farbe und knackige Struktur behält.

Für 2 Portionen

Zutaten

- 300 g Rosenkohl
- Salz
- 2 EL Speiseöl
- 1 kleine Zwiebel, fein gehackt
- 2 Knoblauchzehen, fein gehackt
- 2 getrocknete Chilischoten (optional)
- 100 g Räuchertofu, in kleine Würfel geschnitteln
- 1 EL Kochwein (Reiswein)
- 1 EL helle Sojasauce
- 1 TL Zucker

Zubereitung

Den Rosenkohl putzen, waschen und die Röschen halbieren. In kochendem Wasser mit ½ TL Salz 3 Minuten blanchieren, anschließend in kaltem Wasser abschrecken. Gut abtropfen lassen und beiseitestellen.

Pfanne oder Wok erhitzen. Das Öl hinzufügen und Zwiebel, Knoblauch, wenn verwendet, Chilischoten und Tofuwürfel darin kurz anbraten.

Den Rosenkohl dazugeben und bei mittlerer Temperatur etwa 3 Minuten braten, bis er leicht gebräunt ist und sich Röstaromen entwickelt haben. Mit Kochwein und Sojasauce ablöschen, Zucker und bei Bedarf etwas Salz hinzufügen.

Warm mit Reis servieren oder als würzige Beilage zu einem anderen Gericht genießen.

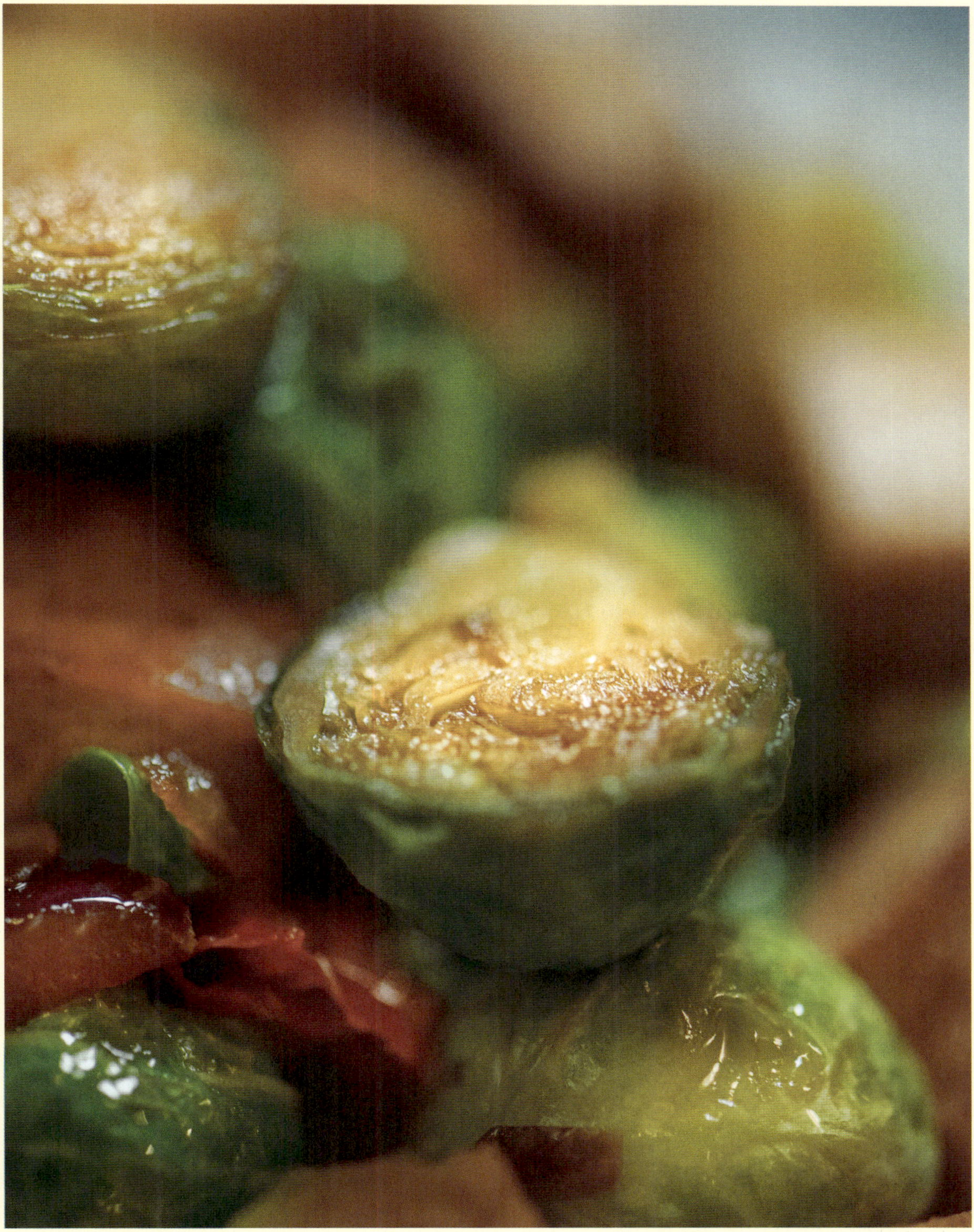

茴
香
馅
饼

Teigtaschen mit Dill und Tofu

Für 12 Teigtaschen

Zutaten

Für den Teig

- 300 g Weizenmehl (Type 550)
- 1 TL Salz
- 175 ml heißes Wasser (ca. 80 °C)

Für die Füllung

- 200 g Naturtofu
- 2 Eier (optional – für eine vegane Variante weglassen)
- 2 Frühlingszwiebeln, in feine Ringe geschnitten
- 2 EL Speiseöl
- 100 g Dill
- 1 TL Salz
- 1 EL Sojasauce
- 1 TL Zucker
- 1 EL weißer Pfeffer
- 1 EL geröstetes Sesamöl

In Nordchina zählen goldbraun in der Pfanne gebackene Teigtaschen zu den beliebtesten hausgemachten Snacks. Besonders bekannt ist die Füllung mit chinesischem Dill, der traditionell als verdauungsfördernd und wärmend für Magen und Darm gilt.

In den ersten Jahren in Deutschland habe ich die Dill-Teigtaschen meiner Mutter oft vermisst – dieser Duft erinnert mich an »Zuhause«. Irgendwann entdeckte ich im Supermarkt frischen Dill und bemerkte, dass sein Aroma dem nordchinesischen sehr ähnelt. Ich probierte ihn in einer Teigtaschenfüllung aus und war überrascht, wie vertraut er schmeckte. Später fand ich heraus, dass es sich tatsächlich um dieselbe Pflanzenart handelt, die nur in verschiedenen Regionen angebaut wird und sich in Aussehen und Geschmack leicht unterscheidet. Die Füllung dieser Xian Bing hat dadurch einen ganz besonderen, frischen Kräuterduft. Wenn Sie Dill mögen, werden Sie dieses Rezept garantiert lieben!

Ein wichtiger Punkt bei der Zubereitung ist der Teig: Er wird mit heißem Wasser angerührt und bleibt insgesamt eher weich. So wird die gebratene Hülle dünner, zarter und elastischer. Servieren Sie die gebratenen Teigtaschen mit einem Dip aus Sesamöl und Essig oder mit selbst gemachtem Chiliöl (s. S. 184). Dazu passt eine Schale herzhafte Sojamilch (s. S. 86) oder ein Schwarzer-Sesam-Walnuss-Congee (s. S. 82) – und schon ist eine wohlig-warme Mahlzeit fertig.

Zubereitung

Für den Teig das Mehl und das Salz in eine große Schüssel geben. Das heiße Wasser zugießen und mit einem Stäbchen oder einem Löffel verrühren, bis sich Flocken bilden. Anschließend von Hand zu einem weichen, geschmeidigen Teig verkneten. Den Teig mit einem Tuch abdecken und 15 Minuten ruhen lassen.

Inzwischen für die Füllung den Tofu in eine Schüssel geben und mit einer Gabel zerdrücken. Eier, wenn verwendet, und Frühlingszwiebeln dazugeben und gut durchmischen.

2 EL Öl in einer Pfanne erhitzen und die Tofumischung darin braten, bis die Tofustückchen leicht goldbraun sind. Dann in eine Schüssel umfüllen und vollständig abkühlen lassen.

In der Zwischenzeit den Dill waschen, gut abtropfen lassen und sehr fein schneiden. Wenn die Stiele noch grün und nicht holzig sind, können sie mitverwendet werden, ansonsten entfernen. Den Dill mit der abgekühlten Tofumischung, Salz, Sojasauce, Zucker, weißem Pfeffer und Sesamöl gut vermengen.

Den Teig in zwölf gleich große Stücke teilen. Jedes Stück zu einer dünnen, runden Teigplatte ausrollen. Etwas Füllung in die Mitte setzen, die Ränder über der Füllung zusammenführen und durch sanftes Drehen verschließen. Die geschlossene Seite leicht flach drücken, sodass kleine, runde Fladen entstehen.

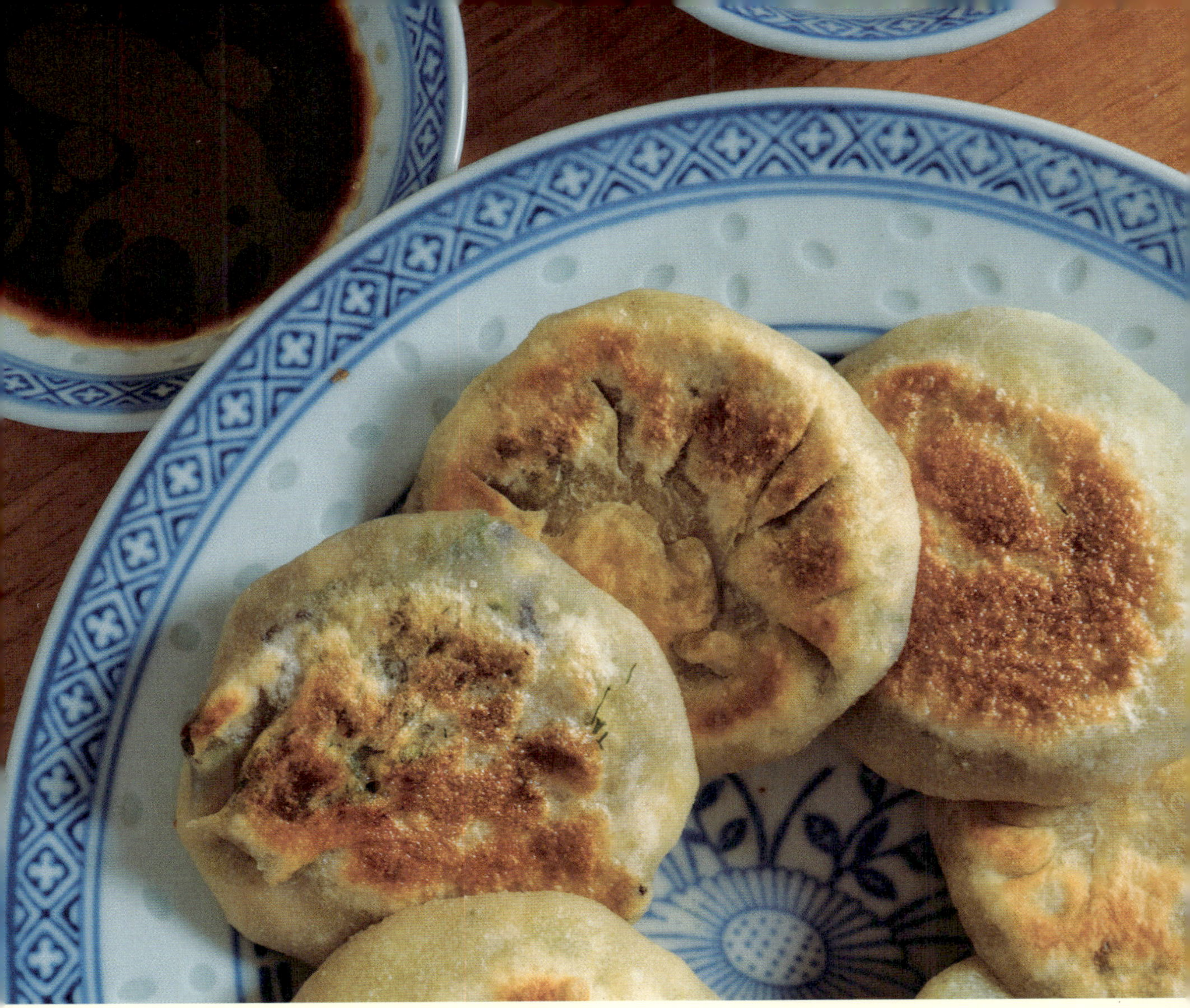

Etwas Speiseöl in einer Pfanne verteilen. Die Teigtaschen mit der Nahtseite nach unten in die Pfanne setzen und leicht flach drücken. Bei mittlerer Temperatur braten, bis die Unterseite goldbraun ist. Wenden, die Pfanne abdecken und die Teigtaschen weitere 2 Minuten braten, bis sie vollständig durchgegart sind.

Mit einer Sauce nach Wahl servieren, z. B. einer Mischung aus Sesamöl und Essig oder selbst gemachtem Chiliöl (s. S. 184).

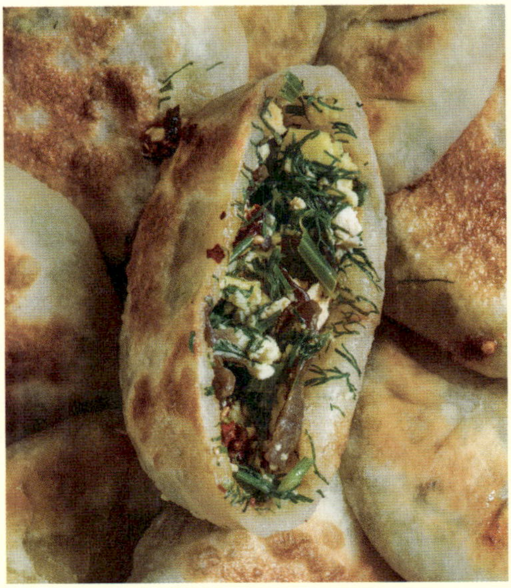

蒜
蓉
西
兰
花

Knoblauch-Brokkoli mit glasiger Sauce

Brokkoli gelangte im 19. Jahrhundert durch Missionare nach China. Zunächst wurde er vor allem im Süden des Landes angebaut, später verbreitete er sich jedoch im ganzen Land. Heute ist dieses einfache Gericht fest im Alltag verankert: Es ist schnell zubereitet, gesund und bei Jung und Alt beliebt.

Brokkoli gilt sowohl in der modernen Ernährungswissenschaft als auch in der traditionellen chinesischen Ernährungslehre als besonders wertvolles Gemüse. Doch »gesund« wird im Alltag manchmal fälschlicherweise mit »nicht besonders lecker« gleichgesetzt. Tatsächlich schmeckt Brokkoli weder zu hart noch zu weich gekocht gut – entscheidend ist die richtige Garzeit.

Bewährt hat sich folgende Methode: Der Brokkoli wird zunächst kurz und kräftig angebraten und anschließend mit einem kleinen Schluck Wasser bei geschlossenem Deckel sanft gedämpft. So bleibt er knackig und behält seine leuchtend grüne Farbe. Zum Schluss umhüllt ihn eine feine, glasige Sauce mit leichter Bindung, die dafür sorgt, dass Gewürze und Aromen optimal am Gemüse haften.

Für 2 Portionen

Zutaten
- 1 Brokkoli
- 1 getrocknete Chilischote (optional)
- 2 EL Speiseöl
- 2 Knoblauchzehen, fein gehackt

Für die Sauce
- 1 TL Speisestärke
- 1 TL Salz
- 1 TL Zucker
- 1 TL weißer Pfeffer
- 100 ml Wasser oder Gemüsebrühe

Zubereitung

Den Brokkoli waschen und in Röschen teilen. Den Strunk schälen und in Scheiben schneiden. Von der Chilischote, wenn verwendet, die Kerne entfernen und die Schote in kleine Stücke schneiden.

Eine Pfanne oder einen Wok auf mittlerer Temperatur 1 Minute vorheizen. Das Öl hineingeben und den Knoblauch und die Chili, wenn verwendet, darin anbraten, bis es duftet – der Knoblauch soll dabei noch nicht bräunen.

Dann den Brokkoli hinzufügen und kurz unter Rühren anbraten. 150 ml Wasser angießen, den Deckel auflegen und den Brokkoli 2 Minuten im aufsteigenden Dampf garen.

Für die Sauce alle Zutaten gut verrühren.

Den Deckel der Pfanne bzw. des Woks abnehmen, die angerührte Sauce hineingießen und unter Rühren etwa 1 Minute einkochen, bis sie leicht bindet. Warm mit Reis servieren oder als Gemüsebeilage genießen.

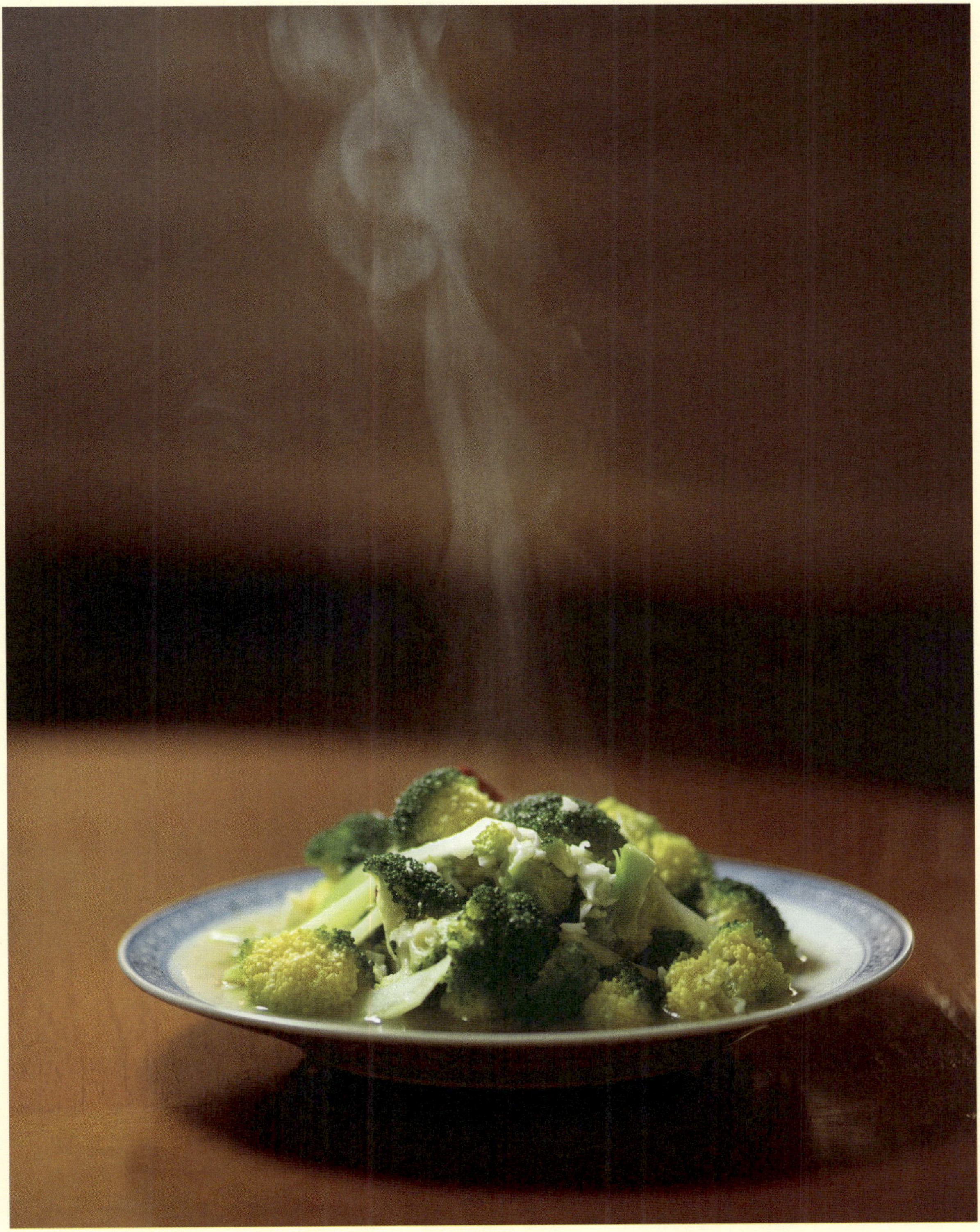

葱姜烧豆腐

Geschmorter Tofu mit Porree und Ingwer

Für 2 Portionen

Zutaten
- 20 g Ingwer
- 2–3 EL Speiseöl
- 450 g Naturtofu
- 1 Prise Salz
- 1 Lauch (Porree)
- 1 EL Pilzsauce (optional)
- 1 EL Sojasauce
- 1 TL Zucker
- Stärkewasser (1 EL Speisestärke + 100 ml Wasser)
- 2 EL geröstete gewürzter Seetang (optional)

Für den Karottensalat
- 2 Karotten
- ½ TL Salz
- 1 EL geröstetes Sesamöl
- 1 EL geröstete Sesamsamen
- 1 TL Chiliöl (optional, s. S. 184)

Shandong-Porree ist für seine besondere Qualität bekannt und zeichnet sich durch einen erfrischend knackigen und aromatischen Geschmack aus. Er ist ein unverzichtbares Gemüse im Alltag der Menschen in Shandong und gehört zu den typischen Zutaten der Shandong-Küche, die zu den vier großen kulinarischen Traditionen Chinas zählt.

Obwohl meine Mutter in Peking geboren wurde, stammt meine Großmutter mütterlicherseits aus Shandong. Ihr Kochstil war daher unverkennbar von der Küche ihrer Herkunftsregion geprägt und hat auch meine eigene Küche nachhaltig beeinflusst.

Die Hauptzutaten dieses traditionellen Gerichts aus Shandong sind Tofu und Porree, begleitet von etwas Ingwer. In der traditionellen chinesischen Ernährungslehre gilt Tofu als kühlend, während Ingwer und Lauch wärmend wirken. Genau deshalb harmonieren diese drei Zutaten so gut: Sie ergänzen sich sowohl im Geschmack als auch in ihrer Wirkung auf den Körper. Ein Gericht, das nicht nur köstlich ist, sondern sich auch wunderbar für die Herbstküche eignet.

Der Schlüssel zur Zubereitung dieses Tofugerichts liegt darin, sowohl die weißen als auch die grünen Teile des Porrees fein zu schneiden und nacheinander zu braten. Ich gebe zusätzlich separat gebratene, knusprige Ingwerstreifen als Topping beim Anrichten dazu. Sie bilden einen spannenden Kontrast zu dem zarten Tofu, der anschließend in einer süß-herzhaften Porreebrühe geschmort wird. Ich bereite dieses Gericht auch gern als Bowl zu und ergänze es mit etwas frischem Salat wie mit Sesamöl gewürzten Karotten. Wenn Sie möchten, können Sie zum Schluss noch einen Löffel gerösteten, gewürzten Seetang darüberstreuen. So wird Ihre Mahlzeit perfekt.

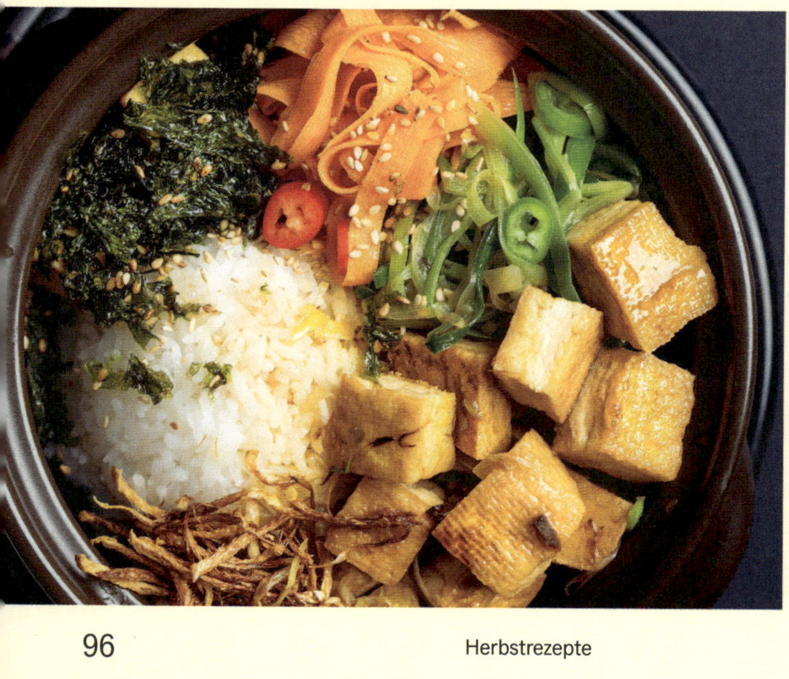

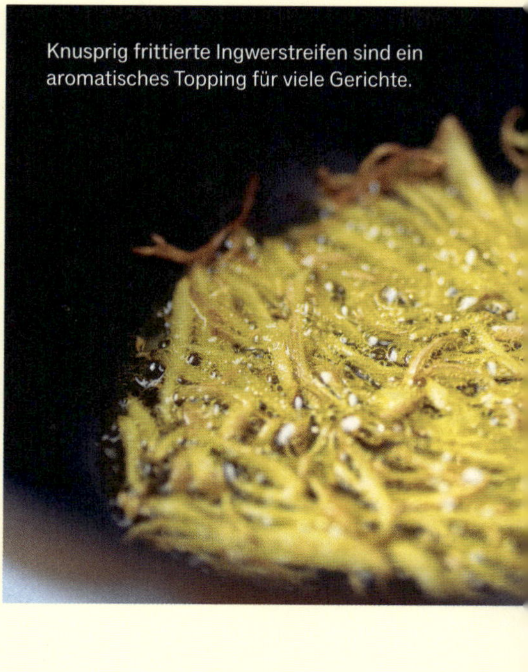

Knusprig frittierte Ingwerstreifen sind ein aromatisches Topping für viele Gerichte.

Zubereitung

Den Ingwer in feine Streifen schneiden und bei mittlerer Temperatur in Öl knusprig braten. Herausnehmen, auf Küchenpapier abtropfen lassen und beiseitestellen.

Den Tofu in Würfel schneiden. Öl in einer beschichteten Pfanne erhitzen und 1 Prise Salz hinzufügen. Die Tofuwürfel darin von beiden Seiten goldbraun braten, herausnehmen und zur Seite stellen.

Die Wurzel des Porrees abschneiden. Die Stange flach auf das Schneidebrett legen und die weißen und grünen Teile trennen. Die äußere Schicht der Porreestange vorsichtig einschneiden und öffnen, den harten inneren Kern herausnehmen (für andere Gerichte aufbewahren). Die weißen Porreeschichten in etwa 4 cm lange Stücke falten und entlang der Öffnung in feine Streifen schneiden. Den grünen Teil genauso fein schneiden und separat beiseitestellen.

Das restliche Öl aus der Tofupfanne erneut erhitzen. Zuerst darin die weißen Porreestreifen bei mittlerer Temperatur etwa 2 Minuten anbraten. Pilzsauce, Sojasauce, Zucker und 230 ml Wasser hinzufügen. Dann die gebratenen Tofuwürfel und die grünen Porreestreifen dazugeben und alles etwa 2 Minuten köcheln lassen.

Das Stärkewasser nochmals aufrühren und in die Pfanne gießen. Kurz aufkochen, bis die Sauce eindickt. Warm mit Reis oder als Beilage servieren.

Karottensalat
Die Karotten waschen und schälen. Mit einem Sparschäler in feine Streifen schneiden.

Mit ½ TL Salz vermengen und 2 Minuten Wasser ziehen lassen. Anschließend die ausgetretene Flüssigkeit mit Küchenpapier abtupfen.

Sesamöl und geröstete Sesamsamen mit den Karotten gut vermengen. Nach Belieben mit etwas Chiliöl verfeinern.

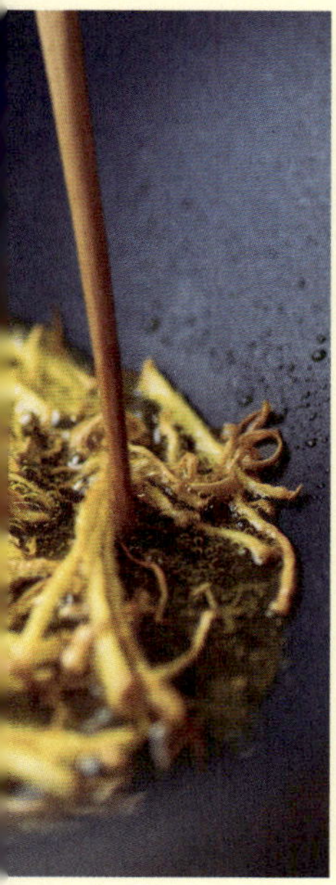

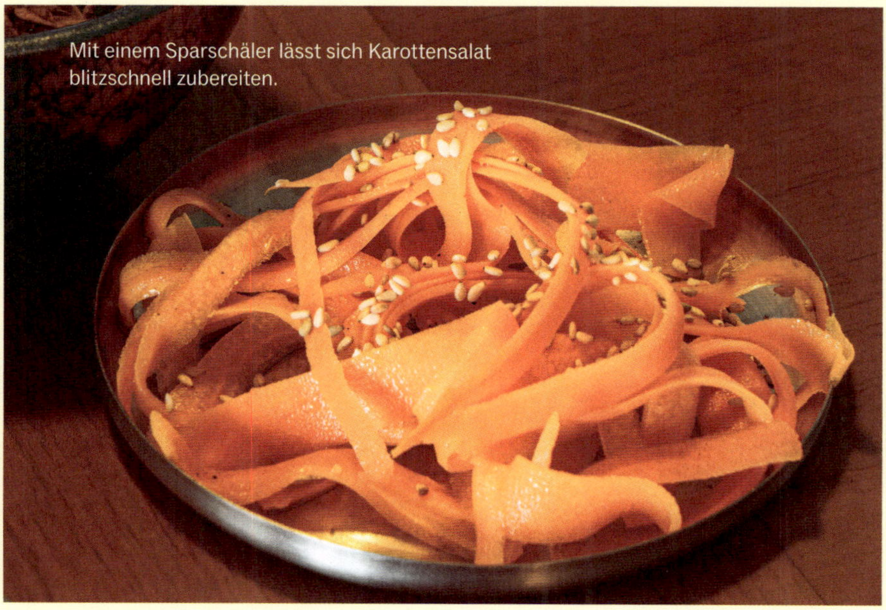

Mit einem Sparschäler lässt sich Karottensalat blitzschnell zubereiten.

Gedämpfter Kürbiskuchen

南瓜发糕

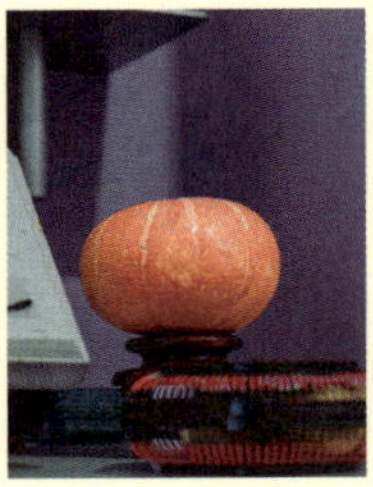

Für 8 kleine Stücke

Zutaten
- 150 g entkernter Hokkaido-Kürbis
- 25 g Zucker
- 1 Ei (optional)
- 4 g Trockenhefe
- 200 g Weizenmehl (Type 550)
- 2 EL Speiseöl + mehr für die Form
- 6 entsteinte chinesische Datteln (alternativ andere Datteln oder Trockenfrüchte nach Belieben)

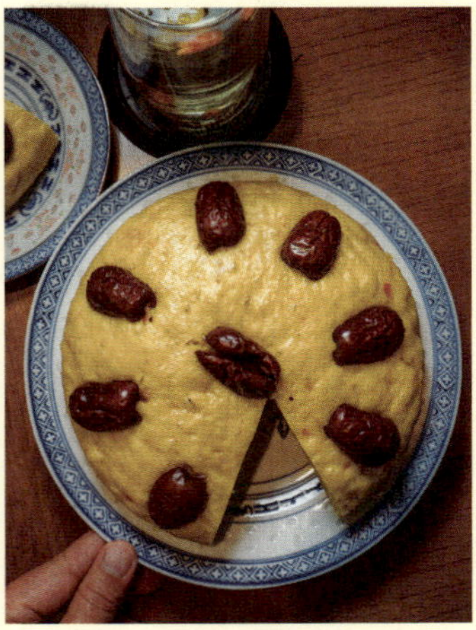

In meiner Kindheit waren Backöfen kaum verbreitet, daher wurden Kuchen zu Hause fast immer gedämpft. Im Norden verwendet man dafür gerne Kürbis oder Süßkartoffel, die mit Weizen- und Maismehl gemischt werden. Im Süden wird dagegen häufiger Reismehl verwendet. Dieser Kürbis-Dampfkuchen war ein Klassiker, den meine Mutter im Herbst und Winter oft zubereitete. Durch die Zugabe verschiedener Trockenfrüchte (z. B. Rosinen, getrocknete Blaubeeren oder Datteln) oder Nüsse kann man den Geschmack wunderbar variieren.

Der gedämpfte Kuchen ist fett- und zuckerarm, enthält viel Feuchtigkeit und hat dadurch eine besonders weiche, saftige Textur, die den natürlichen Geschmack und die Farbe der Zutaten betont.

Für die Zubereitung gibt es einige wichtige Punkte: Erstens sollte der Teig möglichst fest angerührt werden. Nur so bleibt der Kuchen in der Mitte nach dem Dämpfen nicht klebrig. Zweitens sollte der aufgegangene Teig nach etwa 30 Minuten Gehzeit mit einem Essstäbchen oder einem Löffel kurz umgerührt werden, um eingeschlossene Luftblasen entweichen zu lassen. Dieser Schritt sorgt dafür, dass die Poren im fertigen Kuchen fein und gleichmäßig werden. Drittens ist die richtige Hitze entscheidend: Der Kuchen sollte bei mittlerer bis kleiner Hitze gedämpft werden. Beginnt man mit zu starker Hitze, geht der Teig zu schnell auf und fällt nach dem Ausschalten leicht wieder in sich zusammen.

Für die vegane Variante lässt man das Ei einfach weg. Falls der Teig zu fest wirkt, kann ein Esslöffel Wasser eingerührt werden.

Zubereitung

Den Kürbis in Scheiben schneiden und in einem Dämpfeinsatz über kochendem Wasser etwa 12 Minuten weich dämpfen.

Anschließend den heißen Kürbis fein zerdrücken und mit dem Zucker vermengen. Sobald das Kürbispüree lauwarm ist, das Ei und die Trockenhefe zugeben und gut verrühren, bis sich die Hefe aufgelöst hat. (Achtung: Das Püree darf nicht zu heiß sein, da die Hefe sonst ihre Triebkraft verliert.)

Anschließend das Mehl und das Öl nach und nach unterrühren, bis eine eher feste, aber glatte Masse entsteht. Sie sollte nicht zu weich sein, damit der Kuchen später nicht klebrig wird oder in sich zusammenfällt. Den Teig abdecken und etwa 40 Minuten ruhen lassen, bis er sichtbar aufgegangen ist.

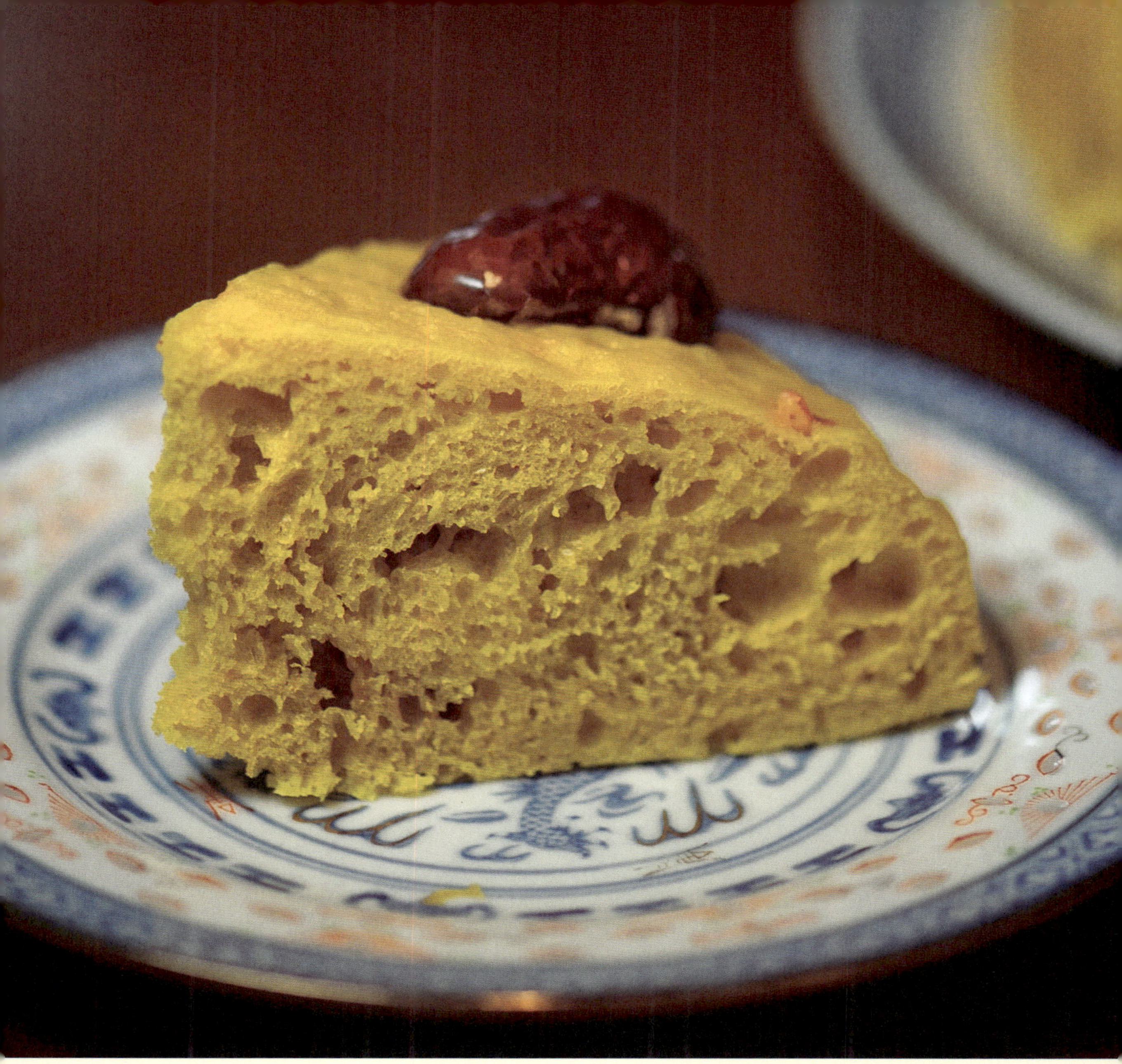

Den aufgegangenen Teig kurz durchmengen, um überschüssige Luftblasen zu entfernen. Eine kleine Kuchenform (rund mit ca. 18 cm Durchmesser, oder Kastenform ca. 20 cm) mit Öl einstreichen oder mit Backpapier auslegen. Den Teig einfüllen und glatt streichen. Die Teigschicht sollte nicht höher als 4 cm in der Form stehen, damit der Kuchen gleichmäßig gar wird. Mit entsteinten chinesischen Datteln oder anderen Trockenfrüchten belegen. Nochmals etwa 15 Minuten ruhen lassen.

In einem Dampfgarer Wasser aufkochen, die Form hineinstellen und den Kuchen bei mittlerer Temperatur etwa 25 Minuten dämpfen. Danach den Herd ausschalten und den Kuchen weitere 5 Minuten im geschlossenen Dampfgarer ruhen lassen, damit er nicht zusammenfällt.

Den Kuchen kurz abkühlen lassen, aus der Form lösen und in Stücke schneiden. Am besten lauwarm servieren, so schmeckt er besonders aromatisch und zart.

栗子烧白菜

Gebratener Chinakohl mit Esskastanien

Sobald es in Peking kühler wird, liegt oft der Duft von in Zucker gerösteten Maronen in der Luft. Mein Vater brachte dann häufig eine braune Papiertüte mit noch warmen Maronen nach Hause. Viele Jahre später begegnete mir dieser vertraute Geruch auf einem deutschen Weihnachtsmarkt und weckte sofort Kindheitserinnerungen an den Herbst und den Winter.

Kastanien passen nicht nur zu süßen Speisen, sondern auch hervorragend in herzhafte Gerichte. Zusammen mit Chinakohl geschmort, entsteht eine feine, leicht süßliche Brühe, die den milden Kohlgeschmack und die zarte Süße der Maronen schön verbindet. In der chinesischen Ernährungslehre gilt Chinakohl als kühlend und Kastanien als wärmend und stärkend. Gemeinsam bilden sie somit eine ausgewogene Kombination für die Herbst- und Winterzeit.

Frische Kastanien haben im Herbst Saison. Alternativ können auch vorgegarte Maronen verwendet werden.

Für 2 Portionen

Zutaten

- 300 g Chinakohl
- 2 EL Speiseöl
- 1 Frühlingszwiebel, in feine Ringe geschnitten
- 2 cm Ingwer, fein gehackt
- 2 Knoblauchzehen, in Scheiben geschnitten
- 100 g gekochte Esskastanien
- 1 EL getrocknete Gojibeeren (optional)
- 1 EL helle Sojasauce
- ½ TL Salz
- Stärkewasser (1 TL Speisestärke + 3 EL Wasser)
- 1 TL geröstetes Sesamöl

Zubereitung

Chinakohl waschen und in mundgerechte Stücke schneiden.

Eine Pfanne erhitzen, Öl hineingeben und darin sofort Frühlingszwiebel, Ingwer und Knoblauch kurz anbraten.

Den Chinakohl hinzufügen und etwa 1 Minute bei mittlerer Temperatur braten. Gekochte Esskastanien, Gojibeeren (wenn verwendet), Sojasauce und Salz dazugeben, gut vermischen und bei niedriger Temperatur 3–5 Minuten köcheln lassen.

Zum Schluss nach Bedarf 1–2 EL der angerührten Stärkewassermischung hinzufügen, bis die Sauce leicht eindickt. Den Herd ausstellen und die Gemüsemischung mit geröstetem Sesamöl verfeinern. Am besten warm servieren – mit frisch gekochtem Reis oder als Beilage zu anderen Gerichten.

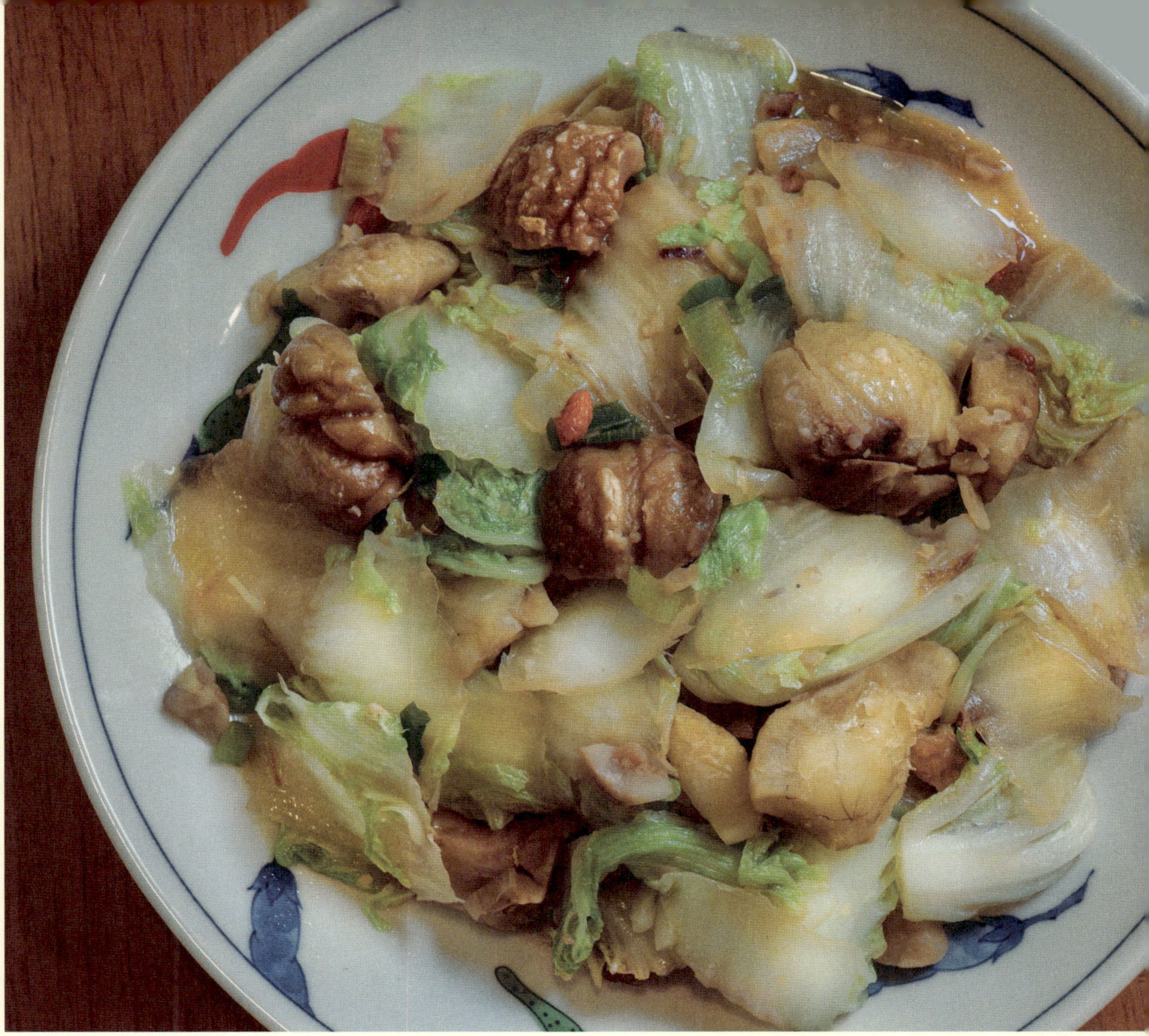

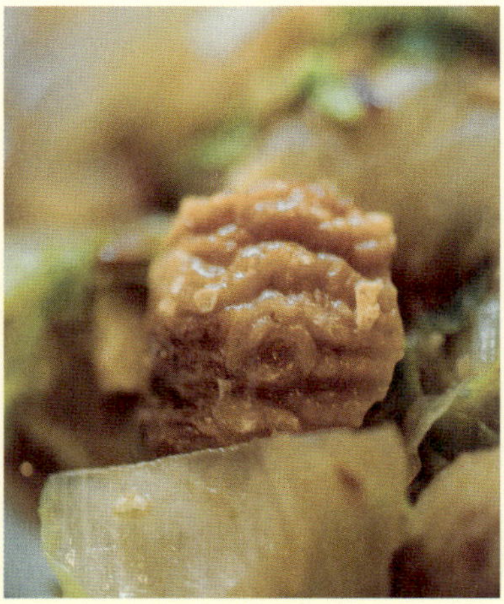

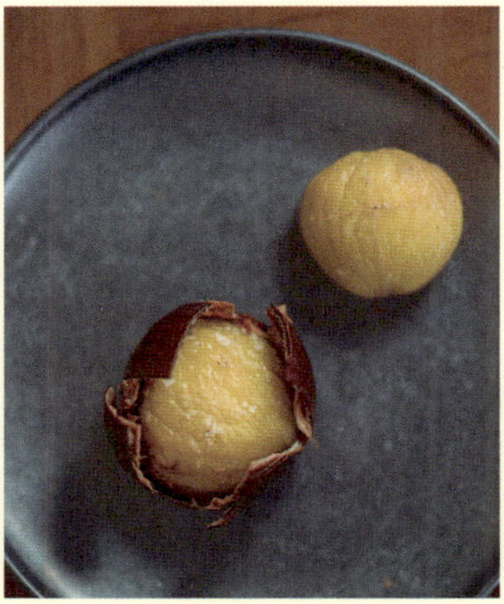

Hier ein Tipp zum Schälen frischer Maronen

Maronen waschen, auf der Unterseite einschneiden, kurz in Salzwasser aufkochen, abdecken und 10 Minuten ziehen lassen. Handwarm lassen sie sich ganz leicht schälen.

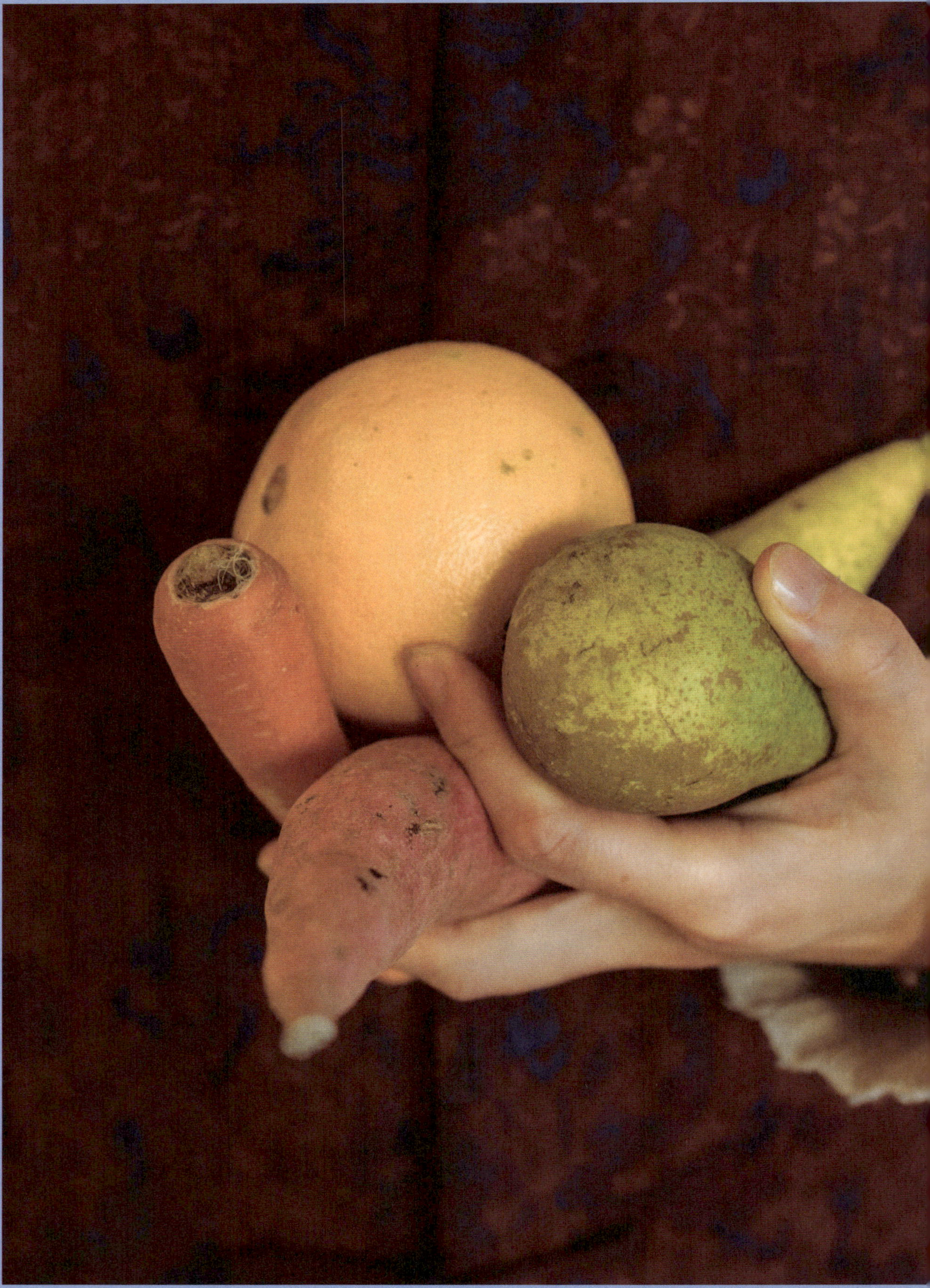

冬季食谱

WINTERREZEPTE

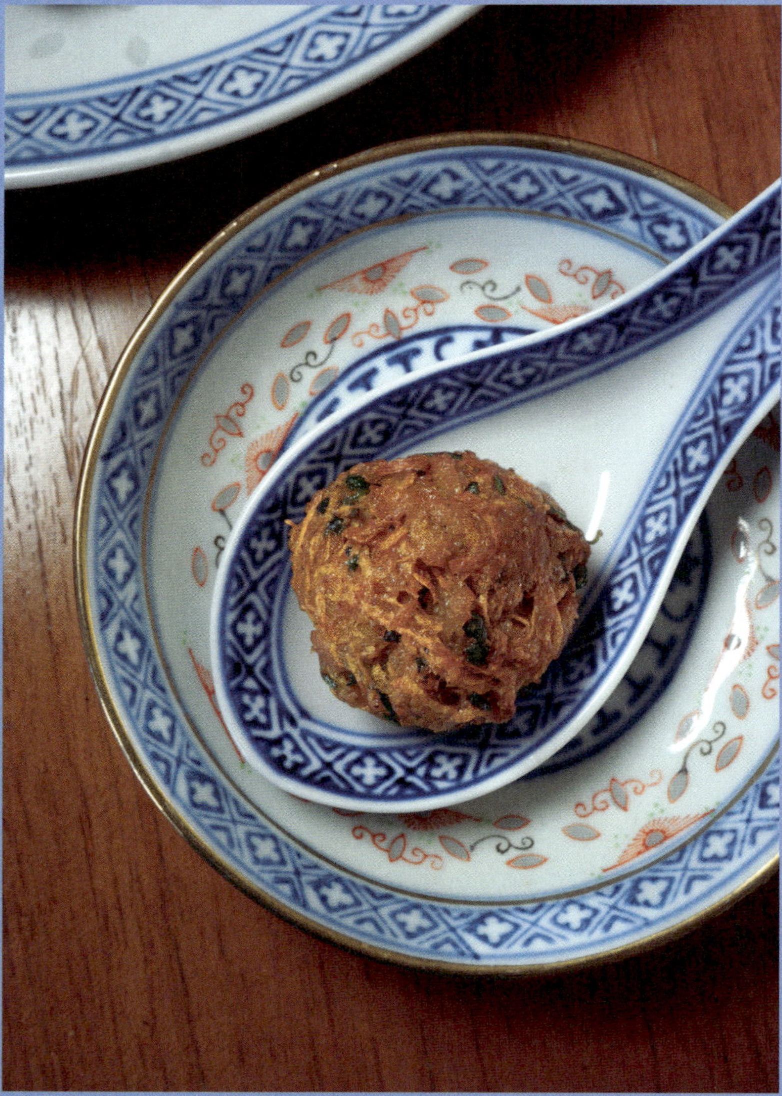

冬
吃
根

Im Winter empfiehlt es sich, häufiger Wurzel- und Knollengemüse wie Süßkartoffeln, Kartoffeln, Karotten oder Rettich zu essen. Sie wirken wärmend, liefern viele Ballaststoffe und helfen dem Körper, Kälte besser zu bewältigen.

Das Grundprinzip der Winterernährung ist das »Speichern von Wärme und Energie«. Neben Wurzelgemüse eignen sich Chinakohl, Sesam, Walnüsse, Kastanien, Honig und Jujuben (chinesische Datteln) besonders gut. Um die wärmende Wirkung zu verstärken, können beim Kochen Ingwer, Sichuanpfeffer, Sternanis oder Zimt hinzugefügt werden. Kalte und rohe Speisen sollten hingegen möglichst vermieden werden.

Auch im Alltag gilt es, sich dem Winter anzupassen, beispielsweise indem man früh schlafen geht und etwas später aufsteht. Vor allem ältere Menschen sollten, wenn möglich, erst nach Sonnenaufgang aufstehen, da zu dieser Zeit das Yang-Qi wieder zunimmt. Bewegung im Winter sollte sanft und maßvoll sein. Leichte Aktivitäten wie Gymnastik in Innenräumen oder Taijiquan fördern die Durchblutung und stärken das Immunsystem, ohne den Körper durch starkes Schwitzen zu belasten.

炝
锅
面

Qiang-Guo-Nudelsuppe

Für 2 Portionen

Zutaten
- 300 g Chinakohl
- 2 EL Speiseöl
- 1 Frühlingszwiebel, in feine Ringe geschnitten
- 2 Knoblauchzehen, in Scheiben geschnitten
- 2 cm Ingwer, fein gehackt
- 1 Sternanis
- 2 EL helle Sojasauce
- 200 g Weizennudeln
- 1 EL dunkle Sojasauce (optional)
- Salz und Pfeffer
- 1 TL geröstetes Sesamöl

In meiner Kindheit war die Auswahl an Wintergemüse im Norden Chinas sehr begrenzt. Fast jede Familie lagerte deshalb mehrere Hundert Kilo Chinakohl, der sich im Hof zu kleinen Bergen stapelte. Wenn es draußen kalt war und der Vorrat an Chinakohl ausreichte, kochte mein Vater, der sonst selten den Kochlöffel schwang, ab und zu eine duftende Schüssel Qiang-Guo-Nudelsuppe. Dabei handelt es sich um eine typische nordchinesische Nudelsuppe.

Das Geheimnis dieses Gerichts liegt im »Anbraten mit Duft«, dem sogenannten Qiang Guo. Dafür wird in wenig Öl zunächst eine Mischung aus Frühlingszwiebeln, Ingwer, Knoblauch und Sternanis angeröstet, um das Öl zu aromatisieren. Anschließend wird Sojasauce hinzugefügt, die beim Kontakt mit der heißen Pfanne ein zweites Mal ihr kräftiges Aroma entfaltet. Erst danach werden die Hauptzutaten kurz angebraten und mit heißem Wasser oder Nudelkochwasser abgelöscht – so entsteht eine würzig duftende Brühe, die mit frisch gekochten Nudeln serviert wird. Diese Suppe bildet eine einfache, aromatische Basis. Chinakohl eignet sich besonders gut, da er beim Kochen der Brühe eine natürliche, milde Süße verleiht. Sie können die Suppe nach Belieben erweitern, beispielsweise mit anderen Gemüsesorten, Tofu oder einem gekochten Ei. So wird daraus eine vollwertige, ausgewogene Mahlzeit. Auch Buchweizen- oder Reisnudeln passen wunderbar dazu und verleihen dem Gericht einen feinen, asiatischen Charakter.

Zubereitung

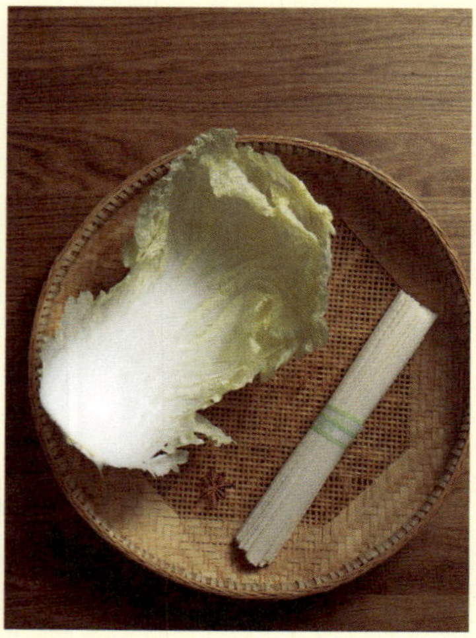

Den Chinakohl waschen, gut abtropfen lassen und in feine Streifen schneiden.

Einen Wok oder Topf erhitzen. Das Öl hineingeben und Frühlingszwiebel, Knoblauch, Ingwer und Sternanis darin bei mittlerer Temperatur kurz anbraten – das ist die erste Duftnote.

Die helle Sojasauce am Rand des heißen Topfs entlang eingießen, sie karamellisiert leicht und entfaltet eine zweite Duftnote.

Den Chinakohl zugeben und etwa 2 Minuten bei mittlerer Temperatur mitbraten, bis er weich wird.

In einem separaten Topf die Nudeln nach Packungsanweisung garen. Etwa 2 Schüsseln vom Kochwasser vor dem Abgießen abnehmen.

Die gekochten Nudeln zusammen mit dem Kochwasser zum Chinakohl geben. Mit dunkler Sojasauce, Salz und Pfeffer abschmecken, kurz aufkochen und mit Sesamöl verfeinern. Heiß servieren.

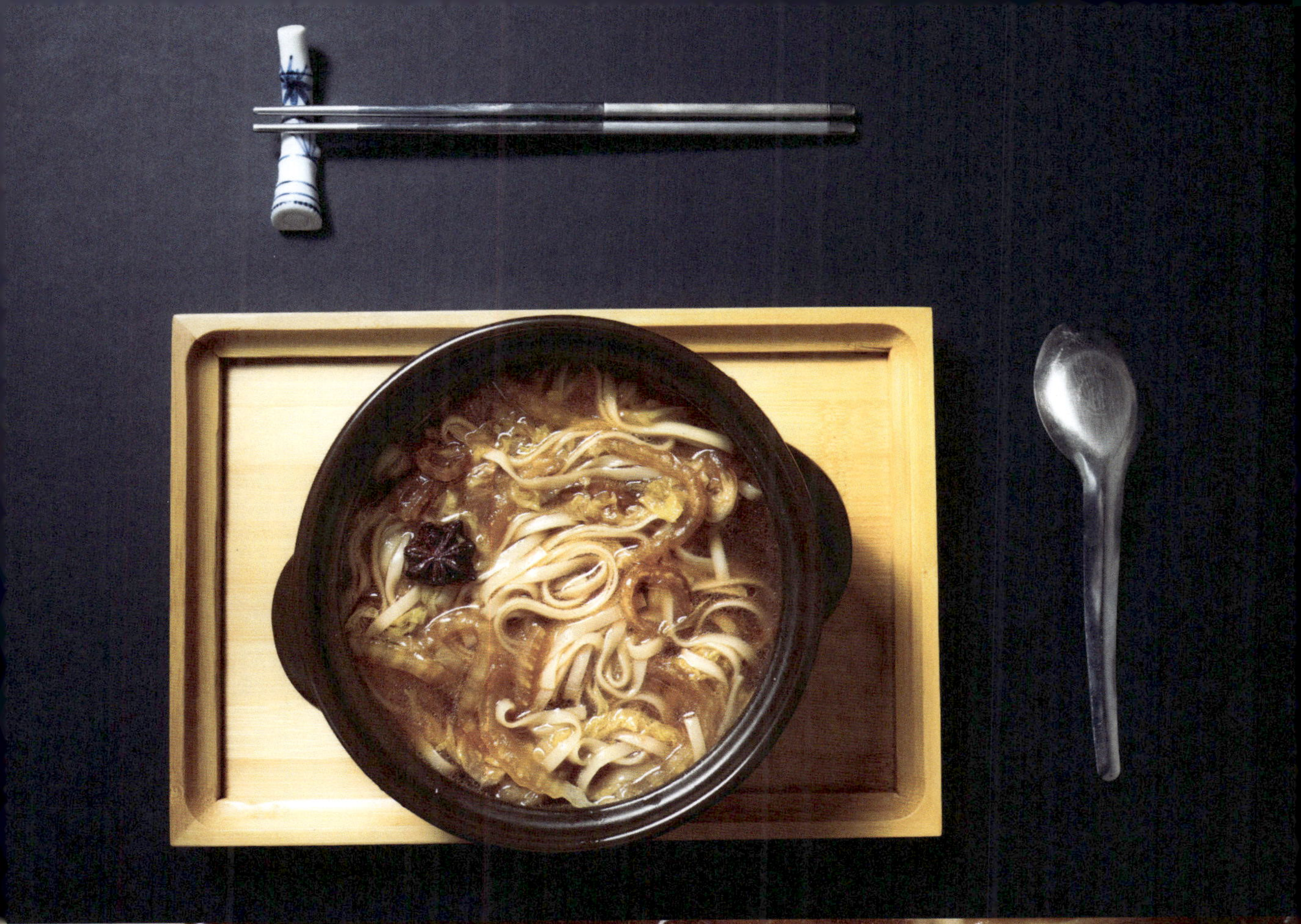

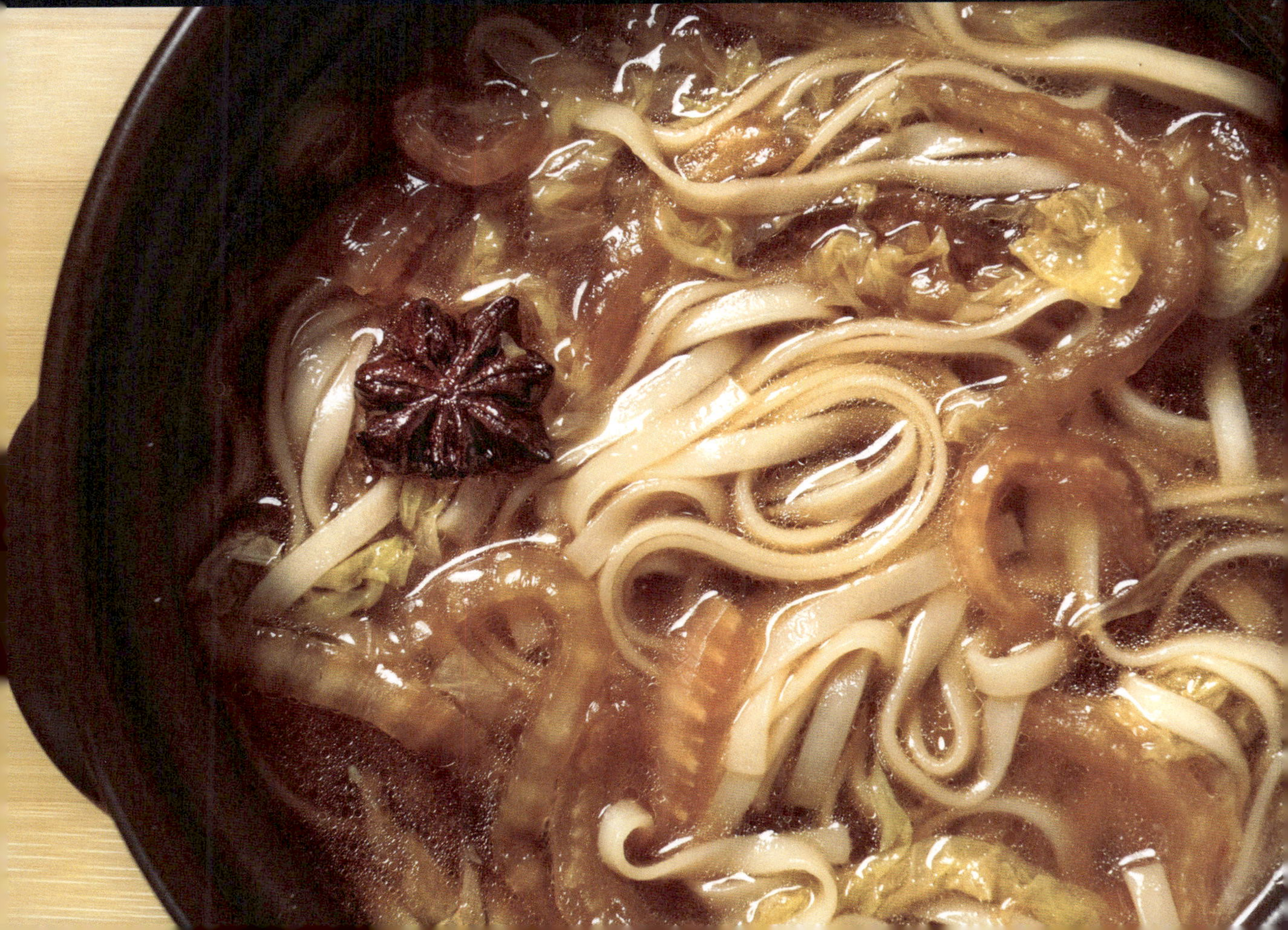

Chinesisches gedämpftes Ei

鸡
蛋
羹

Dieses Gericht ist ein Klassiker, den sowohl Erwachsene als auch Kinder lieben. In Nordchina wird es meist herzhaft zubereitet und zum Frühstück oder als kleine Beilage serviert. Im Süden gibt es zudem eine süße Variante, bei der Milch anstelle von Wasser verwendet und etwas Zucker hinzugefügt wird. Das Dessert schmeckt sowohl warm als auch kalt.

Für mich ist dieses Gericht eng mit Kindheitserinnerungen verbunden. Nach einer Erkältung war weich gedämpftes Ei oft das Erste, das ich wieder essen konnte – es wärmte von innen und gab mir schnell neue Kraft. In der Traditionellen Chinesischen Medizin (TCM) gelten insbesondere Bio-Eier als wertvoll, da sie thermisch neutral, nährend und Qi-stärkend sind.

Damit das gedämpfte Ei trotz des schonenden Garens eine zarte, glatte Konsistenz bekommt, sind einige Punkte wichtig. Verwenden Sie lauwarmes Wasser und achten Sie auf das ideale Verhältnis von 1 1/2 Teilen Wasser zu 1 Teil Ei. Sobald die Oberfläche fest ist und beim sanften Antippen nicht mehr klebt, ist das Ei fertig. Wenn es zu lange gedämpft wird, bilden sich kleine Schwammstrukturen. Beobachten Sie den Prozess daher aufmerksam und vertrauen Sie auf das sanfte »Wackeln« der Oberfläche. Dann wird die Konsistenz wunderbar weich und cremig.

Für 2 Portionen

Zutaten

- 4 Eier
- ⅓ TL Salz
- 2 TL Sojasauce
- 1 TL geröstetes Sesamöl
- ⅓ Frühlingszwiebel, in feine Ringe geschnitten (optional)

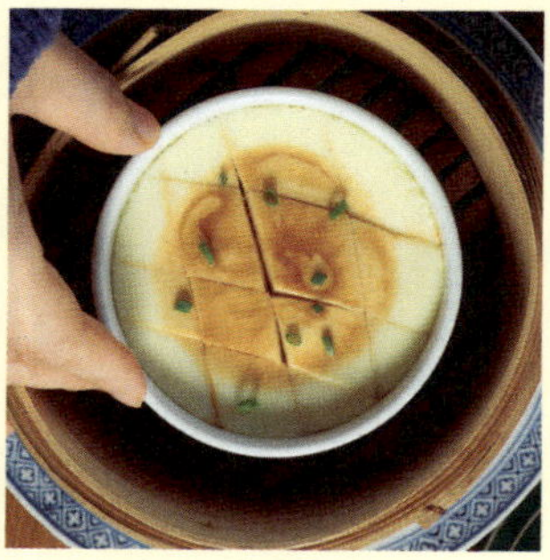

Zubereitung

Die Eier mit dem Salz und etwa 300 ml lauwarmem Wasser verquirlen und gut vermischen, ohne dabei zu viel Schaum zu erzeugen.

Die Mischung durch ein feines Sieb in eine hitzebeständige Schüssel gießen und den Schaum auf der Oberfläche vorsichtig entfernen.

Die Schüssel mit einem flachen Teller abdecken und im Dampfgarer (z. B. einem Bambus-Dampfaufsatz) bei mittlerer Temperatur 8–10 Minuten im Dampf garen. Die Masse sollte am Ende zart gestockt sein.

Mit Sojasauce und Sesamöl beträufeln, nach Wunsch mit Frühlingszwiebeln bestreuen und heiß servieren.

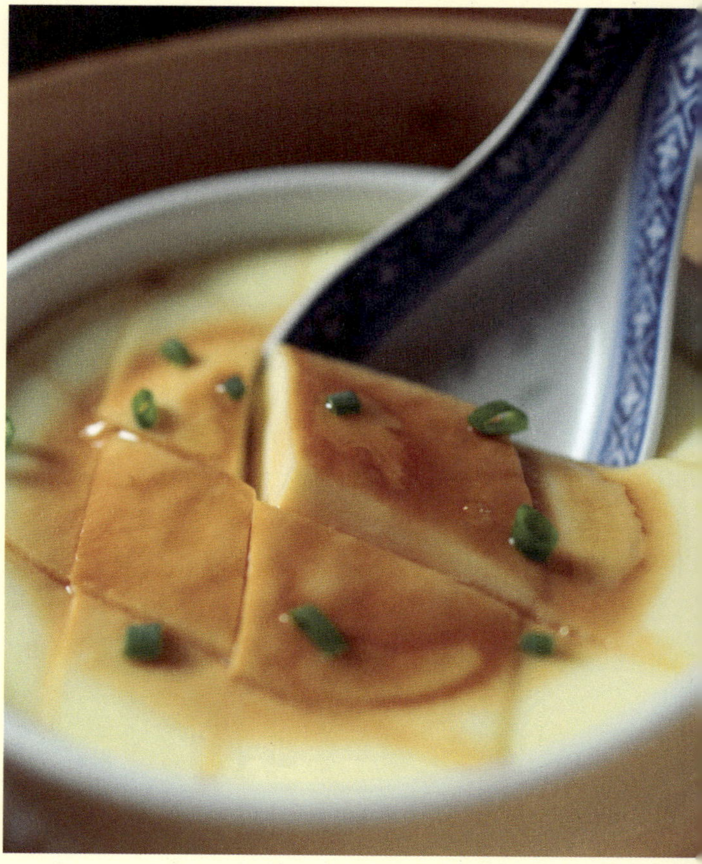

红
豆
饭

Rote-Bohnen-Reis

Im Huangdi Neijing (»Klassiker des Gelben Kaisers«) heißt es: »Die fünf Getreide nähren den Menschen.« Damit sind traditionelle Grundnahrungsmittel wie Reis, verschiedene Hirsesorten, Weizen und Bohnen gemeint. Heute umfasst der Begriff jedoch alle Getreide und Hülsenfrüchte. Es sind die Samen der Pflanzen, die ihre konzentrierte Essenz und Vitalität tragen – jene Lebensenergie, die in der chinesischen Ernährungslehre als »Yang« bezeichnet wird.

Reis spielt in der chinesischen Küche eine zentrale Rolle. Wird er mit Bohnen oder anderen Getreiden kombiniert, wird er nährstoffreicher, farbiger und aromatischer. Für Bohnen-Reis werden die Bohnen zuvor eingeweicht und kurz vorgekocht, damit sie zusammen mit dem Reis gar werden, ohne zu zerfallen.

Ich bereite rote Bohnen oft auf Vorrat zu: Ich weiche sie ein, koche sie kurz vor, lasse sie abkühlen und bewahre sie portionsweise im Kühlschrank auf. So sind sie jederzeit griffbereit – für Reisgerichte oder Congee.

Für 4 Portionen als Beilage

Zutaten

- 100 g Azukibohnen (alternativ schwarze Sojabohnen)
- 250 g Jasmin- oder Sushireis
- Salz

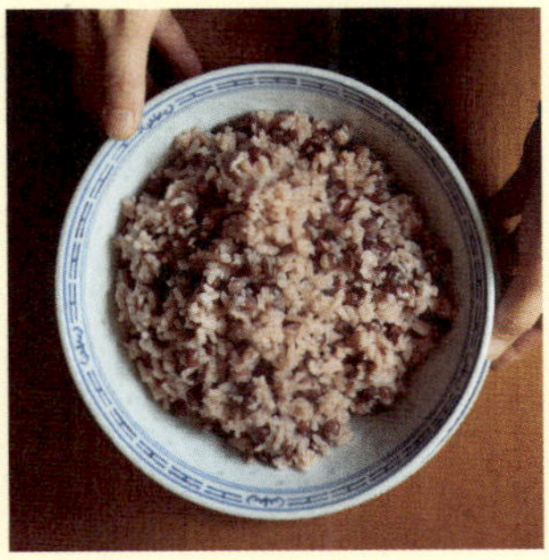

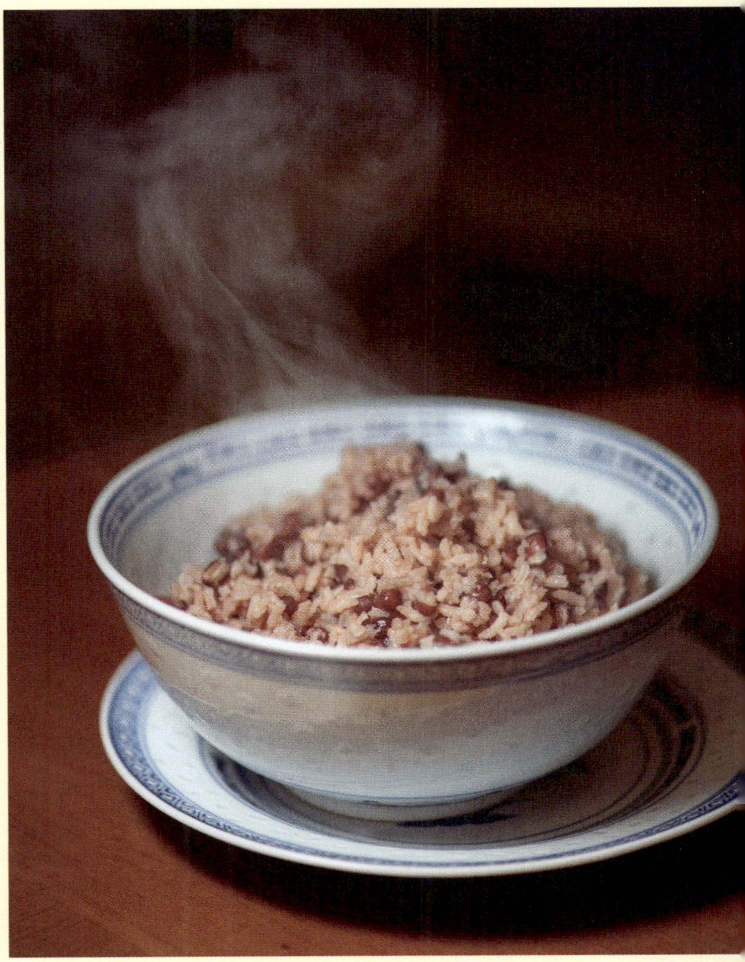

Zubereitung

Die Bohnen waschen und mindestens 4 Stunden, besser über Nacht, in Wasser einweichen. Anschließend abgießen, in 500 ml frischem Wasser aufkochen und bei mittlerer Temperatur etwa 10 Minuten kochen, bis sie halb gar sind.

Den Reis zwei- bis dreimal vorsichtig waschen und abtropfen lassen. Den Reis dann zu den vorgekochten Bohnen in den Topf geben. Falls die Flüssigkeit nicht etwa 2 cm über Bohnen und Reis steht, etwas Wasser ergänzen. Leicht salzen.

Bei hoher Temperatur zum Kochen bringen, dann auf die niedrigste Stufe reduzieren, abdecken und 25 Minuten garen, ohne den Deckel zu öffnen.

Den Topf vom Herd nehmen und den Reis weitere 10 Minuten zugedeckt ruhen lassen. Anschließend auflockern und warm servieren.

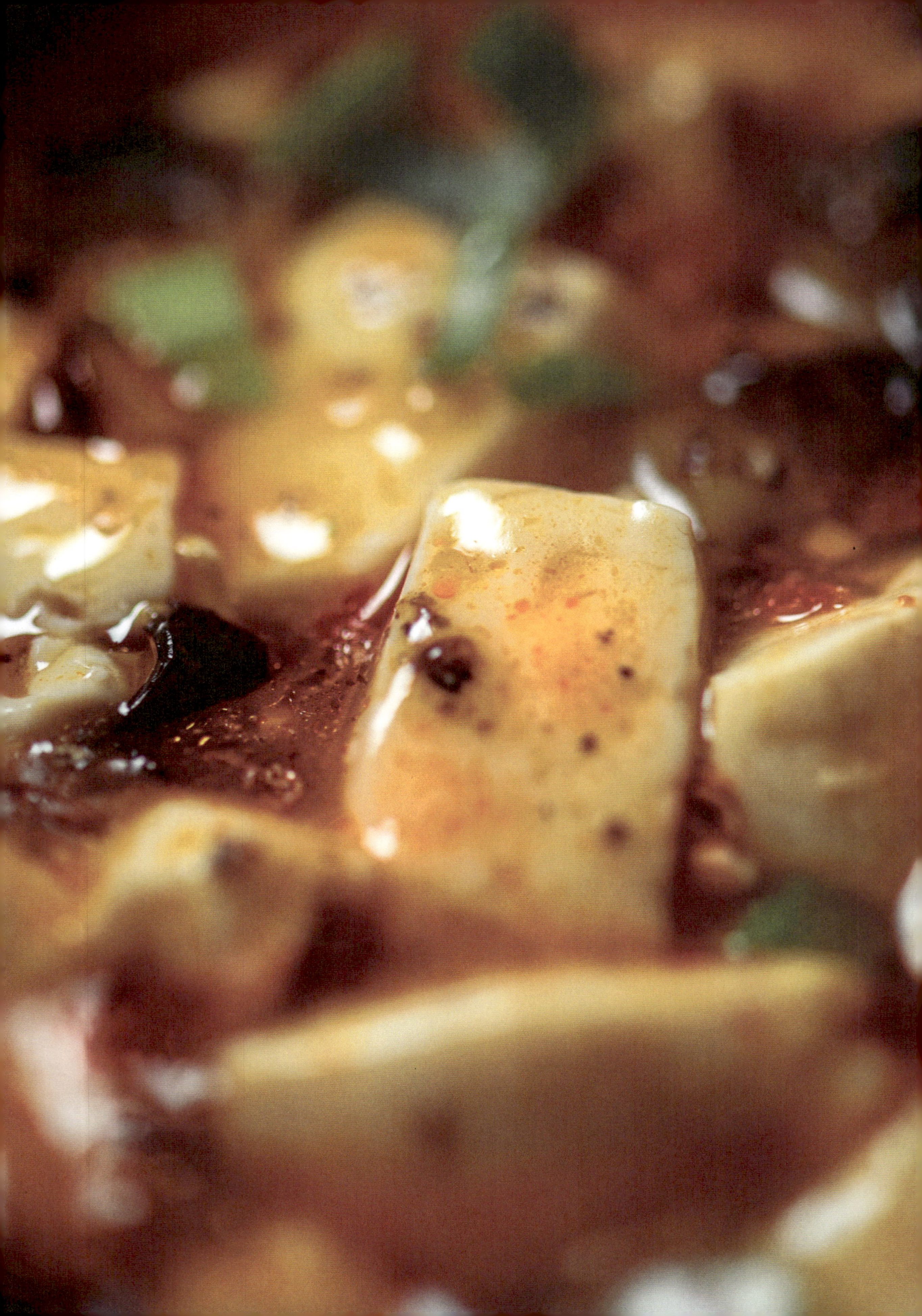

麻
婆
豆
腐

Mapo Tofu

Mapo Tofu ist eine der bekanntesten Spezialitäten der Küche von Sichuan. Es verbindet zarten Tofu mit der aromatischen Schärfe von Chili und der tiefen Würze von fermentierten Saubohnen. Dazu kommt ein Hauch des typisch prickelnden Sichuanpfeffers Traditionell wird Mapo Tofu mit Rindfleisch zubereitet. In meiner veganen Variante ersetze ich das Fleisch durch aromatische Pilze. Das Ergebnis ist ebenso herzhaft und voller Tiefe.

Trotz seines intensiven Geschmacks ist dieses Gericht überraschend einfach zuzubereiten und gelingt selbst Personen, die wenig Erfahrung mit Tofu haben. Die beiden wichtigsten Zutaten sind fermentierte Saubohnenpaste und Sichuanpfeffer. Beide sind in gut sortierten Asialäden problemlos erhältlich. Wer statt Naturtofu Seidentofu verwendet, erhält eine besonders cremige Version, die wunderbar als würzige Sauce zu Nudeln oder Pasta passt. Die feinen Tofubrösel verbinden sich hervorragend mit den Nudeln – eine Variante, die ich selbst sehr liebe.

Für 2–3 Portionen

Zutaten

- 400 g Naturtofu
- 150 g Kräuterseitlinge (oder andere Pilzsorten)
- 1 EL Sichuanpfefferkörner
- 3 EL Speiseöl
- 2 cm Ingwer, fein gehackt
- 3 Knoblauchzehen, in Scheiben geschnitten
- 2 Frühlingszwiebel, in feine Ringe geschnitten (weiße und grüne Teile getrennt)
- 2–3 EL Pixian Sichuan Saubohne in Chiliöl (Paste)
- 200 ml Gemüsefond (oder heißes Wasser)
- 1 TL Salz
- 1 EL Sojasauce
- 1 Prise Zucker
- Stärkewasser (1 EL Speisestärke + 100 ml Wasser)

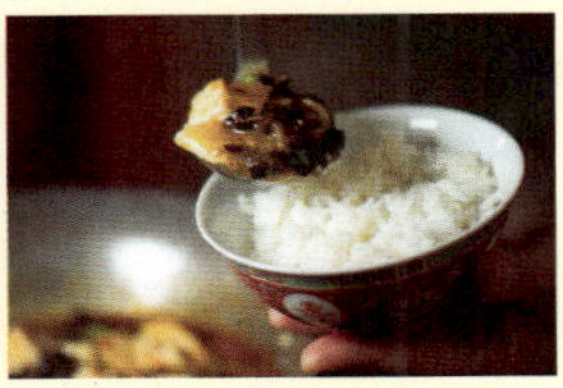

Das passt zu Reis.

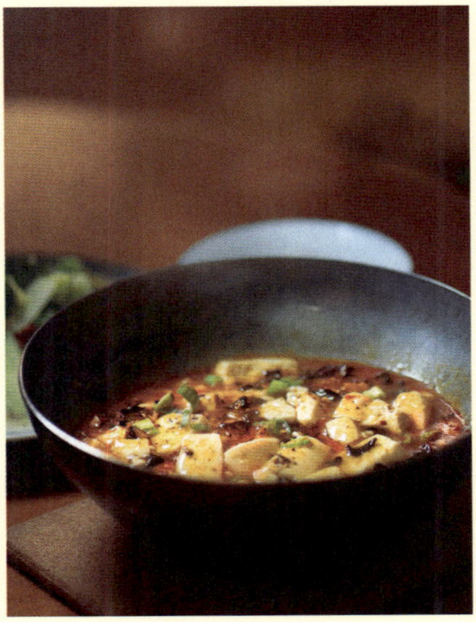

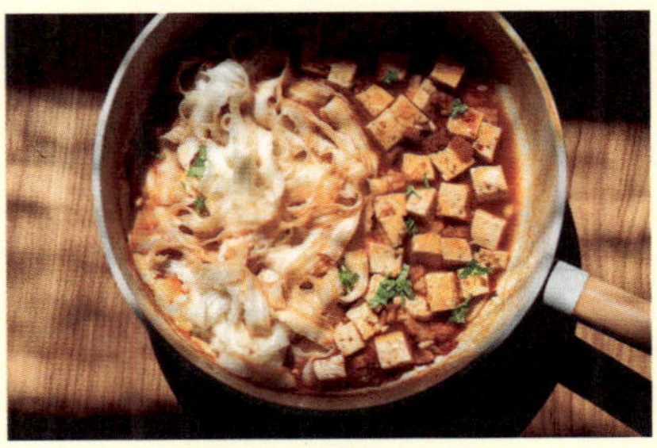

Ich serviere Mapo Tofu auch gerne mit Nudeln.

Zubereitung

Den Tofu in kleine Würfel schneiden. Die Pilze in 2 cm große Stücke schneiden.

Den Sichuanpfeffer in einer Pfanne ohne Fettzugabe kurz anrösten. Dann im Mörser fein mahlen und zur Seite stellen.

Öl in einer heißen Pfanne erhitzen. Pilze, Ingwer, Knoblauch und die weißen Ringe der Frühlingszwiebeln darin bei mittlerer Temperatur etwa 5 Minuten anbraten, dabei gelegentlich umrühren.

Saubohnenpaste hinzufügen und 1 Minute mitrösten. Die Tofuwürfel dazugeben, mit Gemüsefond knapp bedecken und einmal aufkochen lassen. Etwa 3 Minuten köcheln lassen, dann mit Sojasauce, Salz und 1 Prise Zucker abschmecken.

Das Stärkewasser nochmal glatt rühren und in drei Portionen unter die Zutaten in der Pfanne rühren. Kurz aufkochen lassen, bis die Sauce bindet.

Die Pfanne vom Herd nehmen. Mit dem fein geschnittenen Grün der Frühlingszwiebel und dem gemahlenen Sichuanpfeffer bestreuen. Heiß mit gekochtem Reis servieren.

白
菜
香
菇
豆
腐
煲

Eintopf mit Chinakohl, Shiitake-Pilzen und Tofu

Meine Oma sagte immer: »Mit Chinakohl und Tofu bleibt alles im Lot.« Daran habe ich immer geglaubt, und ich erinnere mich bis heute gut daran. Chinakohl und Shiitake enthalten viele Ballaststoffe, die den Darm unterstützen, während die leichte Schärfe des Ingwers die Verdauungsorgane wärmt und ihre Aktivität anregt. Der zuvor angebratene Tofu nimmt die aromatische Brühe besonders gut auf. Dieses Gericht passt ideal in die kalte Jahreszeit – und das Schönste daran ist, dass es sich nach einem langen Arbeitstag im Handumdrehen zubereiten lässt.

Für 2 Portionen

Zutaten

- 250 g Naturtofu
- 2 EL Speiseöl
- 2 cm Ingwer, fein gehackt
- 3 Knoblauchzehen, in Scheiben geschnitten
- 2 getrocknete Chilischoten (optional)
- 300 g Chinakohl
- 150 frische Shiitake-Pilze
- 1 Frühlingszwiebel, in feine Ringe geschnitten
- 1 TL geröstetes Sesamöl

Für die Sauce

- 2 EL Sojasauce
- 1 TL Salz
- 1 TL Zucker
- 1 EL chinesischer Kochwein
- 1 TL gemahlener weißer Pfeffer

Zubereitung

Den Tofu in Scheiben schneiden und in einer beschichteten Pfanne in etwas Öl bei mittlerer Temperatur von beiden Seiten goldbraun braten. Herausnehmen und beiseitestellen.

In derselben Pfanne den Ingwer etwa 1 Minute anschwitzen. Bei Bedarf etwas Öl hinzufügen. Die Knoblauchscheiben und, wenn verwendet, die getrockneten Chilischoten zugeben und kurz anrösten, bis es duftet. Anschließend alle Zutaten für die Sauce zusammen mit 150 ml Wasser in die Pfanne geben, aufkochen und etwa 1 Minute sanft köcheln lassen. Anschließend die Pfanne vom Herd nehmen.

In der Zwischenzeit den Chinakohl waschen und in mundgerechte Stücke schneiden. Die Shiitake-Pilze mit feuchtem Küchenpapier putzen und die Stiele entfernen.

Einen Keramik- oder Gusseisentopf mit Chinakohl füllen und die Shiitake-Pilze sowie die Frühlingszwiebeln darauf verteilen. Zum Schluss die gebratenen Tofuscheiben obenauflegen. Die heiße Sauce über das geschichtete Gemüse und den Tofu gießen. Den Topf abdecken, den Topfinhalt zum Kochen bringen und bei mittlerer Temperatur etwa 8 Minuten köcheln lassen.

Danach mit Sesamöl verfeinern und nach Wunsch mit Koriander oder dem Grün der Frühlingszwiebeln garnieren. Heiß mit Reis nach Wahl servieren.

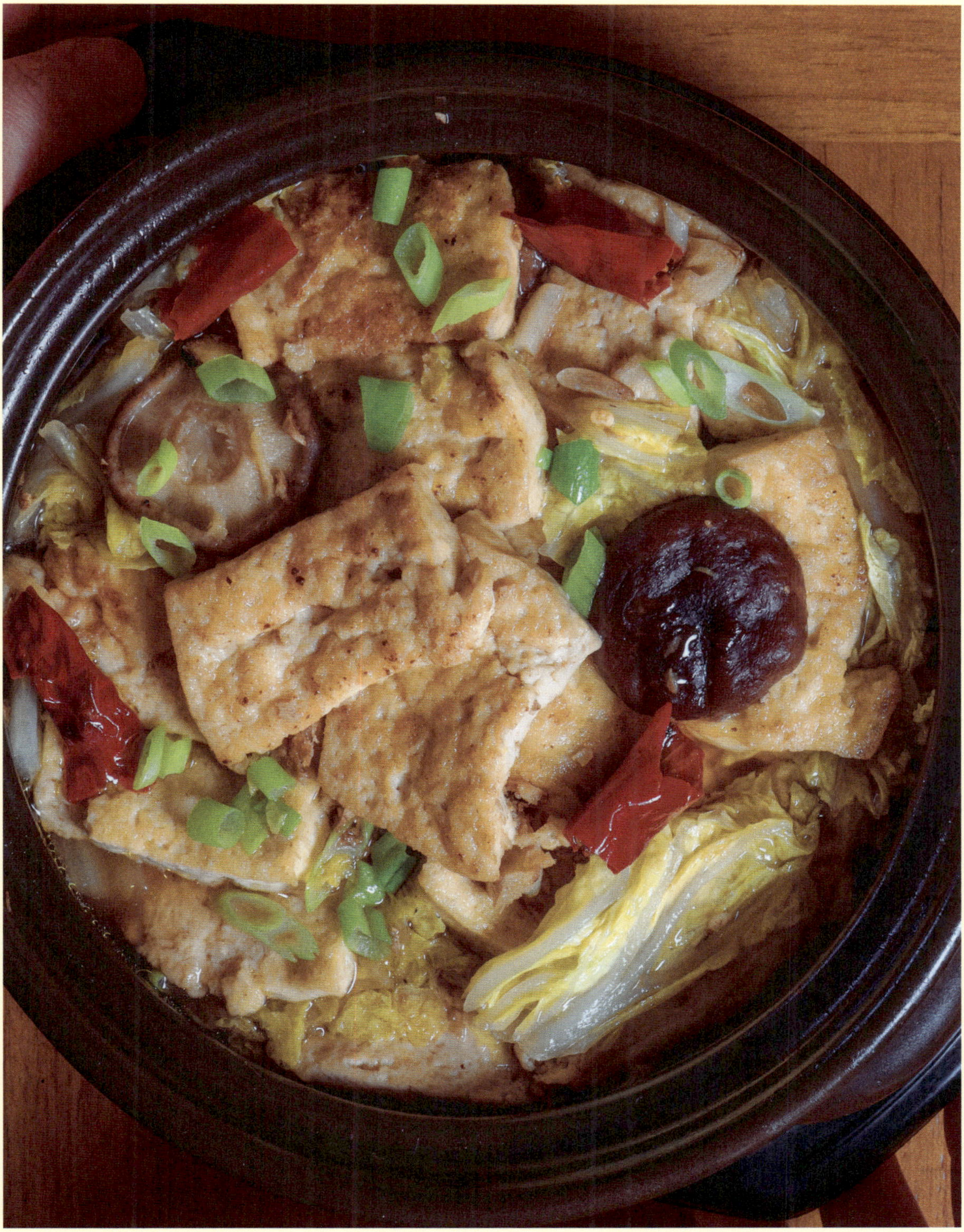

炸萝卜丸子

Knusprige Karottenbällchen

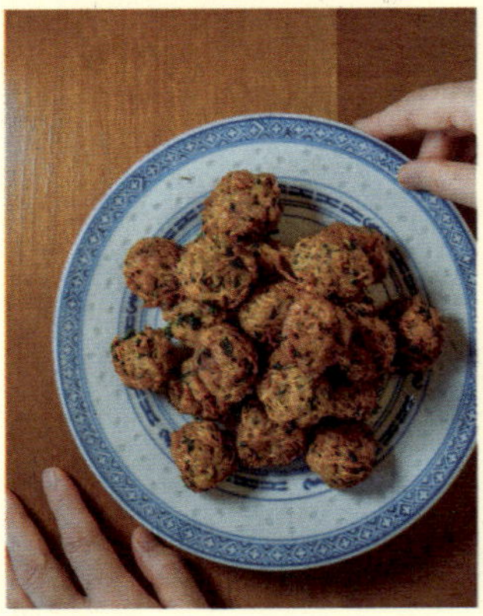

In der chinesischen Esskultur haben viele Speisen eine symbolische Bedeutung. Diese geht auf traditionelle Bräuche, Wortspiele sowie den Wunsch nach Glück und Harmonie zurück. Besonders die runde Form gilt als glücksbringend, da sie für Ganzheit, Zusammenhalt und familiären Frieden steht. Typische runde Speisen sind beispielsweise Bällchen und süße Klebreisbällchen.

Vor allem am Vorabend des chinesischen Neujahrsfestes ist es in Nordchina üblich, große Mengen frittierter Bällchen – mit Fleisch oder vegetarisch – vorzubereiten. Während der Feiertage werden sie vielseitig serviert: frisch und knusprig, weiterverarbeitet in Gemüsegerichten oder als Einlage in klaren Suppen. Meine Lieblingsvariante sind vegetarische Karottenbällchen: außen knusprig, innen weich und saftig. Sie lassen sich auch mit Rettich zubereiten. Durch das zweifache Frittieren erhalten die Bällchen eine besonders knusprige Hülle und ein zartes Inneres.

Für etwa 22 Bällchen

Zutaten
- 400 g Karotten (oder Rettich), ganz fein geraspelt
- 1 Bund Koriander, fein gehackt
- 2 cm Ingwer, fein gehackt
- 1 TL Fünf-Gewürze-Pulver
- 1 TL Salz
- ½ TL gemahlener weißer Pfeffer

Zum Binden
- ½ Ei (optional)
- 60 g Speisestärke
- 50 g Weißbrot ohne Kruste (vom Vortag)
- ¼ TL Natron (optional)

Zum Frittieren
- Erdnussöl oder Bratöl

Zubereitung

Die Karotten mit Koriander, Ingwer, Fünf-Gewürze-Pulver, Salz und Pfeffer gut vermengen.

Das Ei, wenn verwendet, unterrühren, dann Stärke und die fein gehackte Weißbrotkrume zufügen und optional 1 kleine Prise Natron einstreuen. Alles zu einer feucht-klebrigen Masse vermengen, die sich gut zu Bällchen formen lässt. (Ist die Masse zu feucht, etwas Stärke ergänzen. Ist sie zu trocken, ein paar Tropfen Wasser zugeben.)

Das Öl zum Frittieren auf 150–160 °C erhitzen. Mit einem Löffel oder per Hand kleine Bällchen formen und diese vorsichtig ins Öl geben. Frittieren, bis die Bällchen gefestigt sind und innen durchgegart. Einen Teller mit Küchenpapier belegen und die Bällchen darauf etwas abtropfen lassen.

Das Öl etwas stärker (170–180 °C) erhitzen. Die Bällchen erneut kurz frittieren, bis sie etwas dunkler und besonders knusprig sind. Anschließend nochmals auf Küchenpapier abtropfen lassen.

Sofort herausnehmen und heiß servieren.

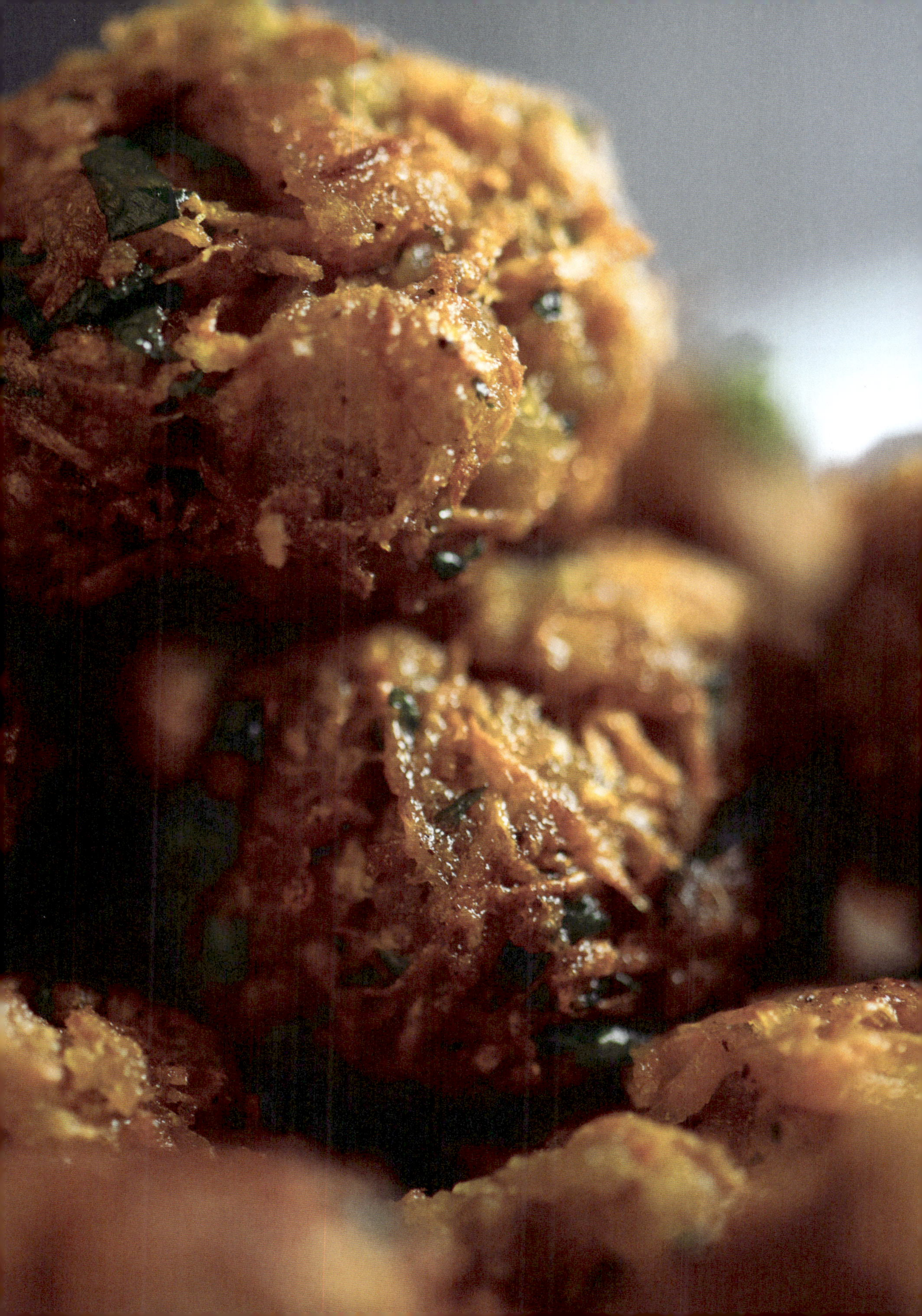

八
宝
稀
饭

Acht-Schätze-Porridge

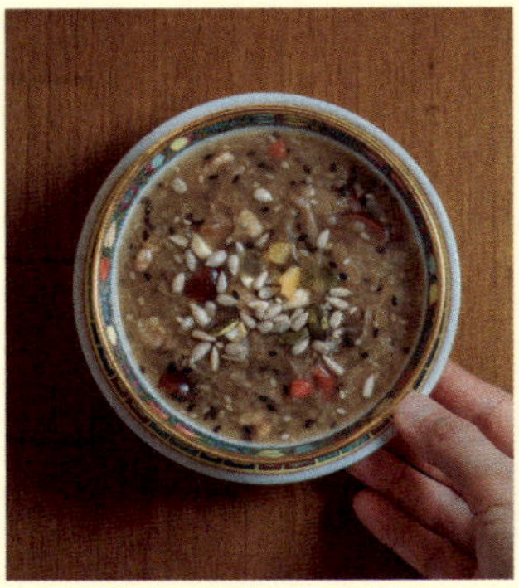

In der berühmten muslimischen Straße in Xi'an gibt es eine traditionelle, sehr beliebte Süßspeise: das »Acht-Schätze-Porridge«. »Acht Schätze« bedeutet, dass dieser süße Brei aus mindestens acht verschiedenen Zutaten besteht. Die Basis bildet Klebreis, hinzu kommen Walnüsse, Erdnüsse, Cashews, chinesische Datteln, Gojibeeren, Rosinen, schwarzer und weißer Sesam, kandierte Orangen- oder Zitronenschalen sowie Rosenkonfitüre (Gül Receli).

Trotz der Vielzahl an Zutaten ist dieses Porridge leichter als klassische Reissuppen: Die nussigen und fruchtigen Aromen werden von der cremigen Konsistenz sanft umhüllt, die Nüsse bleiben leicht bissfest. Dazu kommt der Duft von Rosen sowie eine angenehme Süße mit feiner Säure. Es ist besonders geeignet für kalte Wintermorgen oder als wärmende, festliche Süßspeise.

Für 4–6 Portionen

Zutaten
- 35 g Klebreis
- 15 g Cashewkerne
- 15 g Walnusskerne
- 15 g Erdnusskerne
- 4 chinesische Datteln, entkernt und in kleine Würfel geschnitten
- 15 g weiße Sesamsamen
- 15 g schwarze Sesamsamen
- 10 g getrocknete Gojibeeren
- 10 g Rosinen
- 1 EL Gül Receli (Rosenkonfitüre, türkische Art)

Topping
- 2 EL Sonnenblumenkerne
- 1 EL kandierte Früchte (optional)

Zubereitung

Den Klebreis 30 Minuten in Wasser einweichen, dann abgießen und mit 1,2 l Wasser in einen Topf geben. Bei mittlerer Temperatur 10 Minuten kochen.

Nusskerne, Datteln und Sesam abspülen, grob hacken, zum Reis geben und weitere 10 Minuten köcheln lassen.

Gojibeeren, Rosinen und Gül Receli hinzufügen und 1 Minute mitkochen.

Den Porridge in Schalen füllen, mit Sonnenblumenkernen und optional den kandierten Früchten bestreuen und heiß genießen.

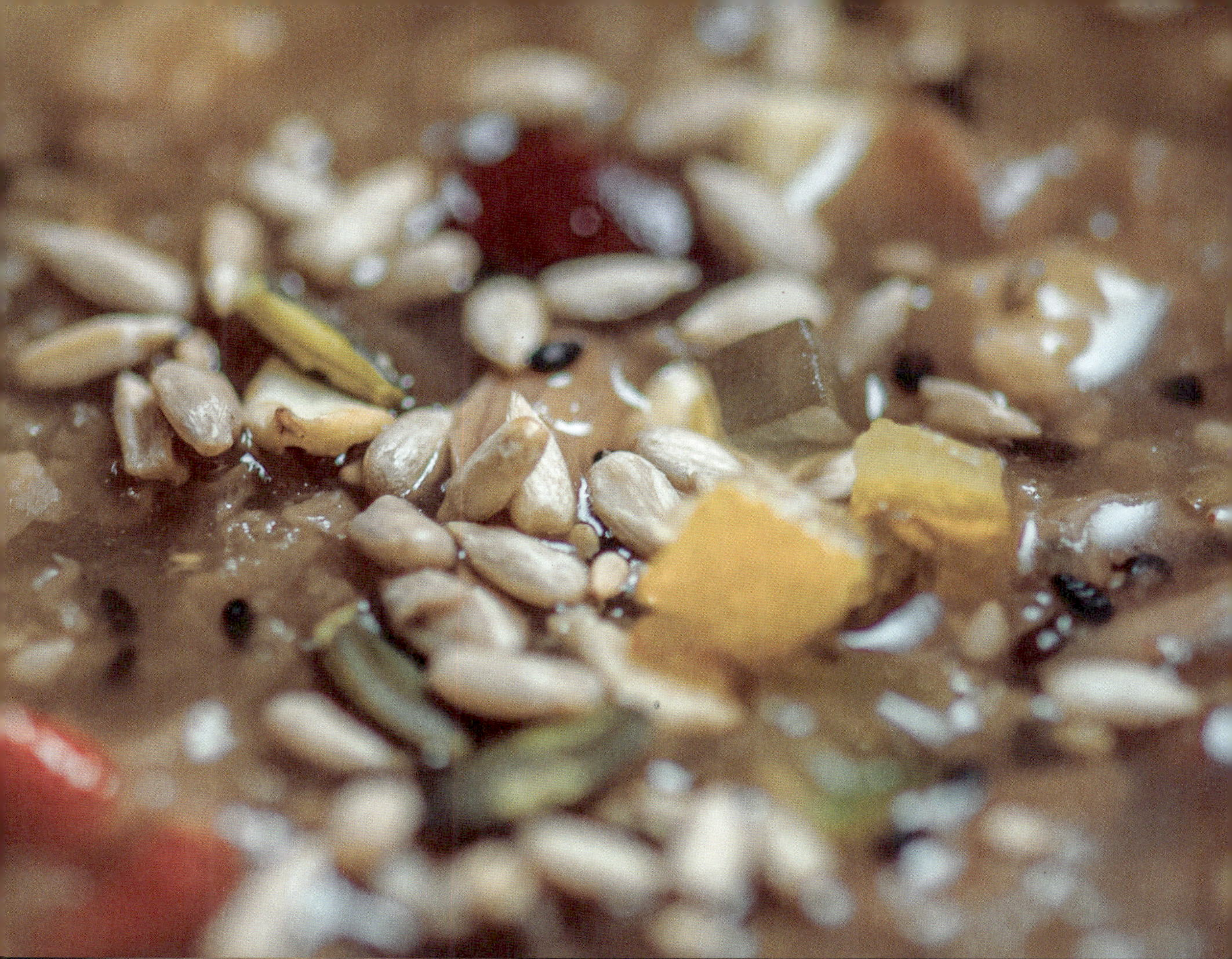

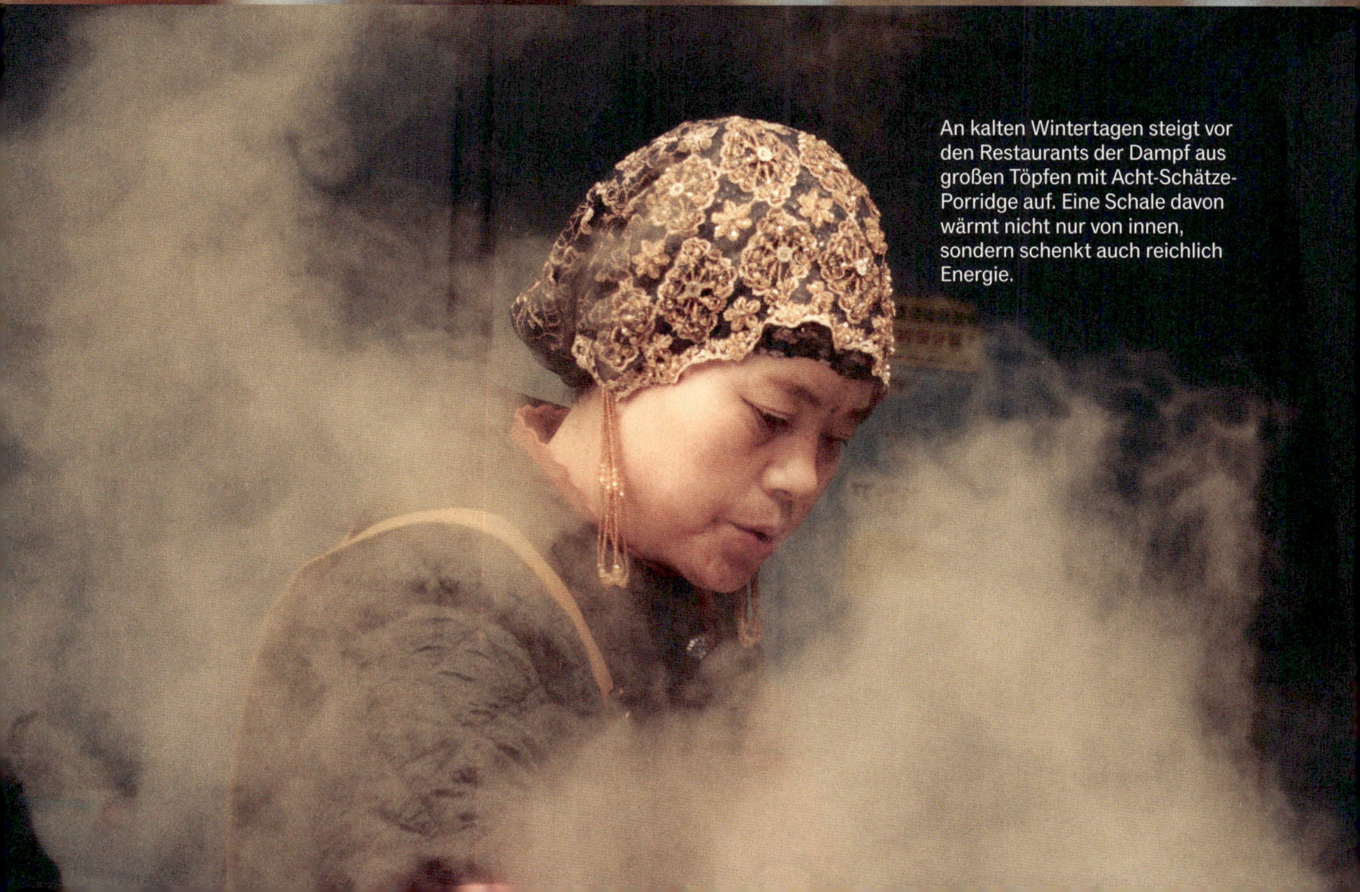

An kalten Wintertagen steigt vor den Restaurants der Dampf aus großen Töpfen mit Acht-Schätze-Porridge auf. Eine Schale davon wärmt nicht nur von innen, sondern schenkt auch reichlich Energie.

锅

贴

Gebratene Dumplings

Gefüllte Teigtaschen sind in vielen Ländern der Welt verbreitet – von Maultaschen über Ravioli bis zu Pierogi, Manti und Mandu. Trotz aller Unterschiede haben sie eines gemeinsam: Sie sind klassische Hausmannskost und stehen für Heimat und Geborgenheit.

Auch chinesische Dumplings gehören dazu. Sie werden zu Neujahr und zur Wintersonnenwende als Festessen serviert, sind aber auch im Alltag sehr beliebt. Ein Sprichwort besagt: »Beim Aufbrechen isst man Dumplings, beim Ankommen Nudeln.« Deshalb bereitete meine Mutter uns vor jeder Reise Dumplings zu – als guten Wunsch für unterwegs.

Diese gebratenen Dumplings sind ideal für Einsteiger. Durch die einfache Falttechnik bleiben die Enden leicht offen, sodass die Füllung schneller gart. Der Teig aus heißem und kaltem Wasser wird besonders zart und die Füllung aus Lauch, Chinakohl und Tofu ist frisch und aromatisch. Weitere fein geschnittene Gemüsesorten können ergänzt werden – wichtig ist nur, sie gut auszudrücken, damit die Füllung nicht zu feucht wird.

Für 30 Dumplings
2–3 Portionen als Hauptgericht

Zutaten
Für den Teig
- 200 g Weizenmehl (Type 550)
- 1 TL Salz
- 50 g heißes Wasser
- 50 g kaltes Wasser
- 1 EL Speiseöl

Für die Füllung
- 300 g Naturtofu
- 2 EL Speiseöl
- 1 TL gemahlene Kurkuma
- Salz
- 80 g Porree (nur der weiße Teil)
- 200 g Chinakohl
- 1 EL Sojasauce
- ½ TL Fünf-Gewürze-Pulver
- 1 EL geröstetes Sesamöl

Zum Braten
- 1 ½ EL Speiseöl

Für die Stärke-Mehl-Mischung
- 1 TL Speisestärke
- 1 TL Mehl

Für die Dipsauce
- 1 EL Sojasauce,
- 3 EL Reisessig
- 1 EL Chiliöl (optional, s. S. 184)

Zubereitung

Für den Teig Mehl und Salz in einer Schüssel mischen. Zuerst das heiße Wasser hinzufügen und mit einem Stäbchen oder einer Gabel verrühren. Anschließend das kalte Wasser und das Öl hinzufügen und alles zu einem glatten, weichen Teig kneten. Den Teig abdecken und 20 Minuten ruhen lassen.

In der Zwischenzeit für die Füllung den Tofu mit den Händen oder einer Gabel fein zerkrümeln. Das Öl in einer beschichteten Pfanne erhitzen. Den Tofu mit Kurkuma und etwas Salz hineingeben und etwa 15 Minuten braten, damit die überschüssige Feuchtigkeit verdampft. Anschließend in eine große Schüssel umfüllen und abkühlen lassen.

Den Porree in etwa 4 mm dicke Stücke schneiden. Den Chinakohl hacken, leicht salzen und 2 Minuten stehen lassen. Dann die Flüssigkeit aus dem Chinakohl ausdrücken. Beide Gemüse zum Tofu geben und mit Salz, Sojasauce, Fünf-Gewürze-Pulver und Sesamöl vermengen.

Den Teig zu einer langen Rolle formen und in etwa 30 gleich große Stücke schneiden. Jedes Stück zu einem runden Teigfladen (7–8 cm Durchmesser) ausrollen. Etwas Füllung in die Mitte setzen. Die beiden Seiten des Teigs nach oben drücken, die Enden jedoch bewusst leicht geöffnet lassen, sodass die typische Form der gebratenen Dumplings entsteht.

1 ½ EL Speiseöl in eine beschichtete Pfanne geben. Die Dumplings mit der flachen Seite nach unten und mit einem Abstand von 3 mm in die Pfanne setzen. Bei mittlerer Temperatur 2–3 Minuten braten, bis die Unterseite fest ist.

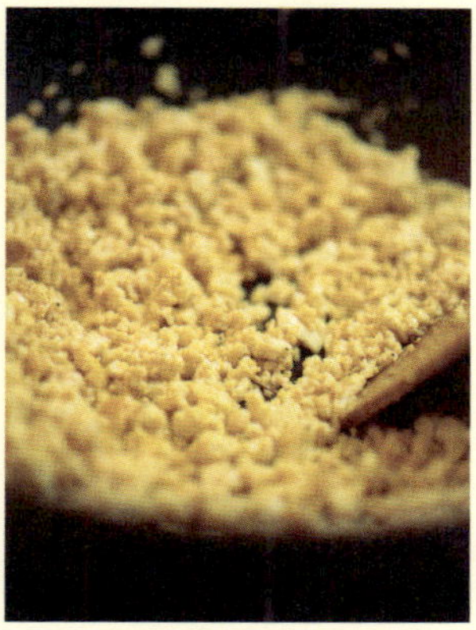

Für die Füllung sollte der Tofu möglichst trocken angebraten werden, damit sich die Dumplings gut füllen und formen lassen.

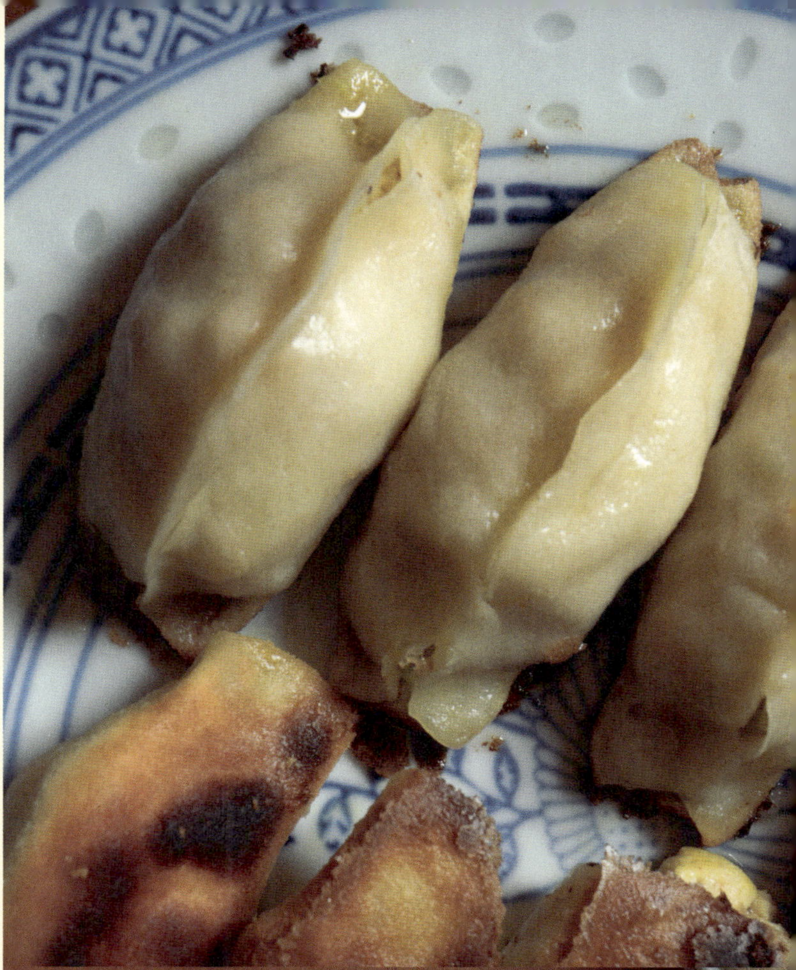

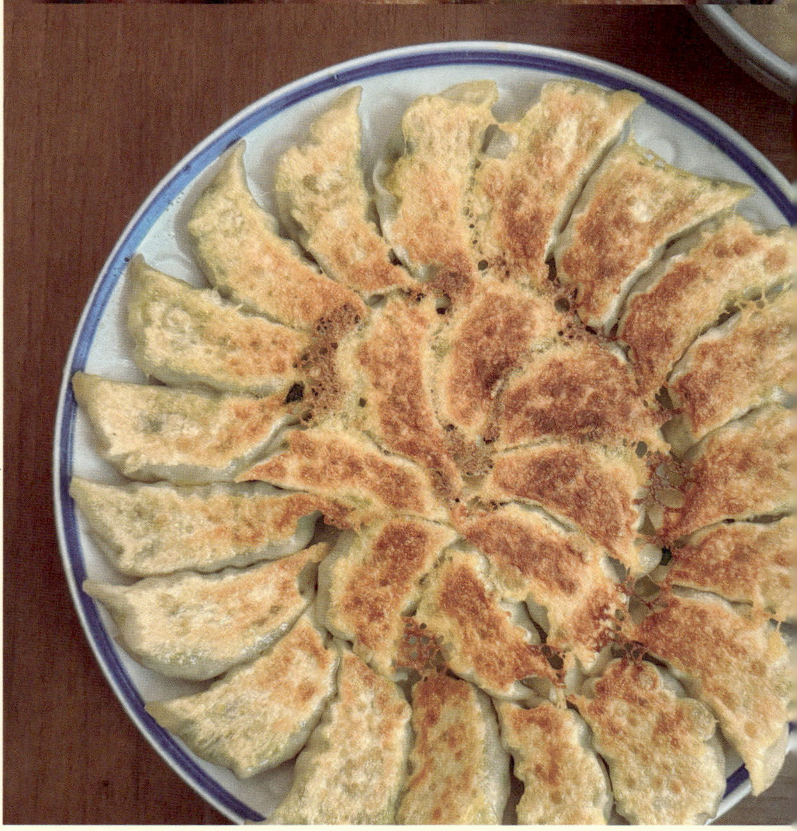

Für die Stärke-Mehl-Mischung Speisestärke, Mehl mit 80–100 ml Wasser gut verrühren und so viel davon angießen, dass sie etwa bis zur Hälfte der Dumplings reicht. Die Pfanne abdecken und die Dumpling 5–6 Minuten dämpfen, bis das Wasser verdampft ist.

Den Deckel abnehmen und die Dumplings noch 1 Minute weiterbraten, damit der Boden extra knusprig wird. Danach vorsichtig auf einen Teller stürzen.

Mit einer Dipsauce aus Sojasauce, Essig und Chiliöl genießen.

HAUSMITTEL

葱
FRÜHLINGSZWIEBELN

姜
INGWER

蒜
KNOBLAUCH

偏
方

Hausmittel aus der chinesischen Küche: Frühlingszwiebeln, Ingwer und Knoblauch

Vielleicht ist Ihnen schon aufgefallen, dass diese drei Zutaten in vielen Rezepten dieses Buches immer wieder auftauchen. In der chinesischen Küche werden sie als die »drei Schätze der Küche« bezeichnet. Sie bilden die aromatische Basis vieler Gerichte, heben das Aroma hervor, gleichen Geschmäcker aus und unterstreichen den natürlichen Eigengeschmack der Zutaten. Noch wichtiger ist jedoch, dass sie in der chinesischen Alltagsküche nicht nur als Gewürze, sondern auch als kleine Hausmittel gelten, die in jedem Haushalt griffbereit sind. Aus Sicht der Traditionellen Chinesischen Medizin (TCM) spielen sie eine wichtige Rolle bei der Vorbeugung und Linderung alltäglicher Beschwerden.

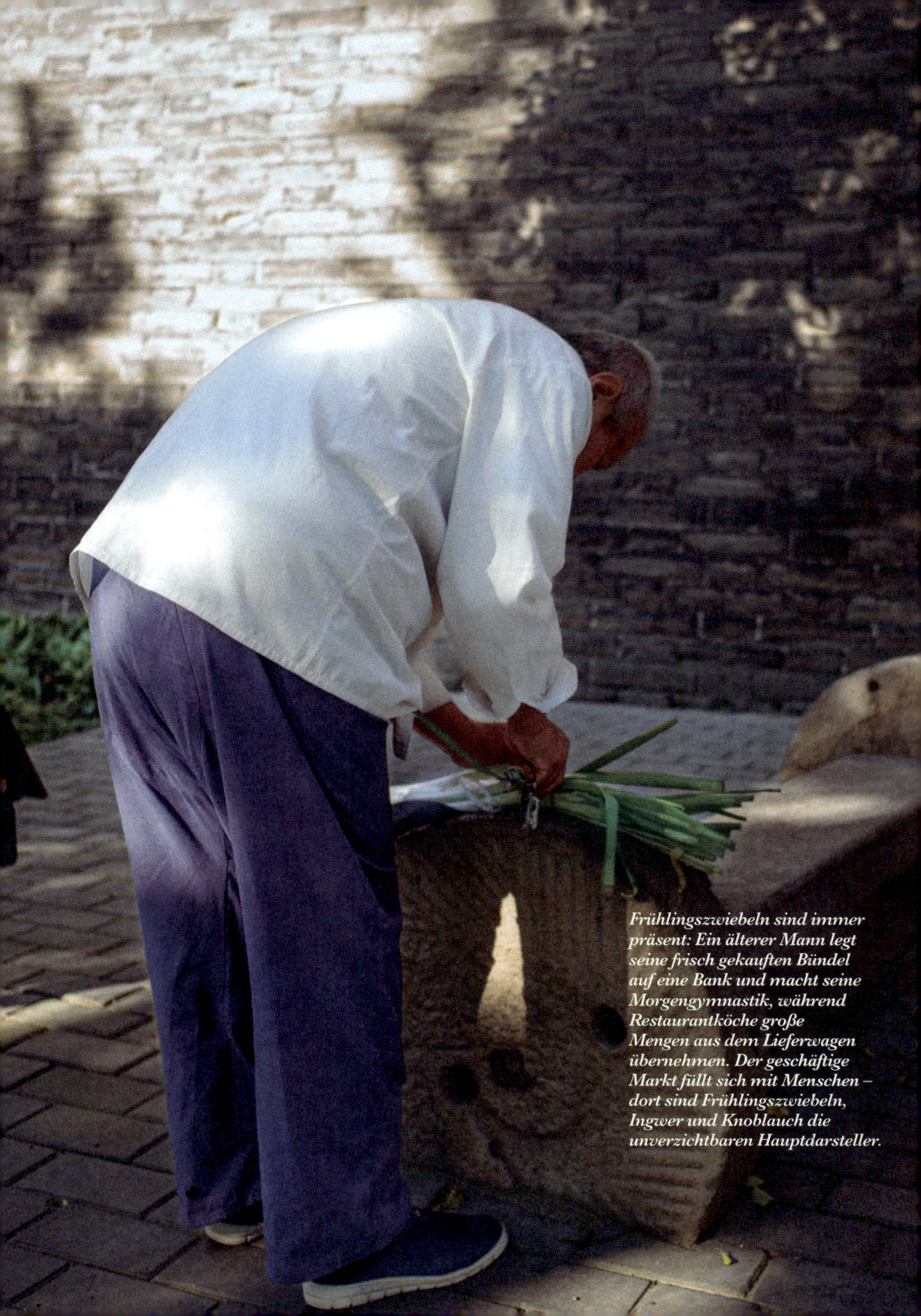

Frühlingszwiebeln sind immer präsent: Ein älterer Mann legt seine frisch gekauften Bündel auf eine Bank und macht seine Morgengymnastik, während Restaurantköche große Mengen aus dem Lieferwagen übernehmen. Der geschäftige Markt füllt sich mit Menschen – dort sind Frühlingszwiebeln, Ingwer und Knoblauch die unverzichtbaren Hauptdarsteller.

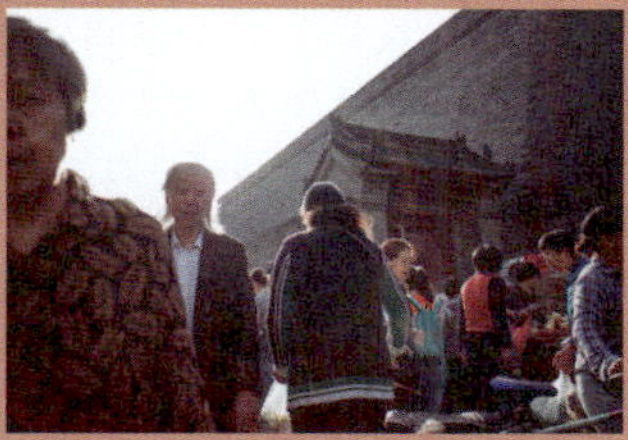
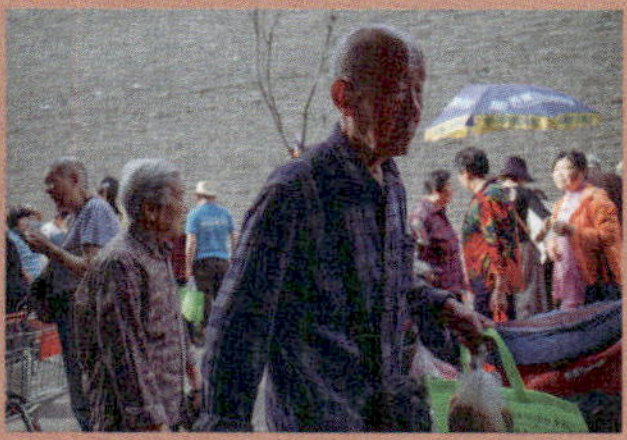
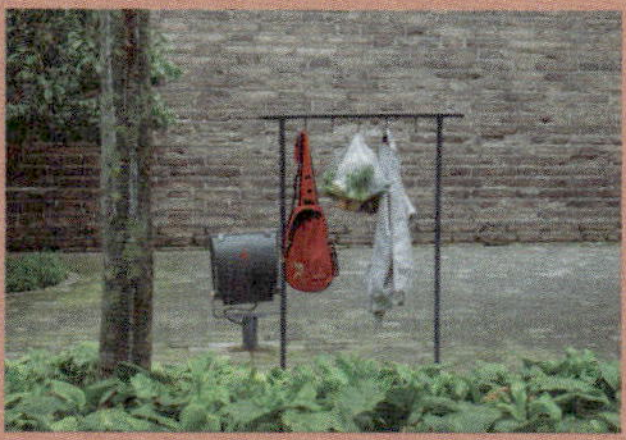
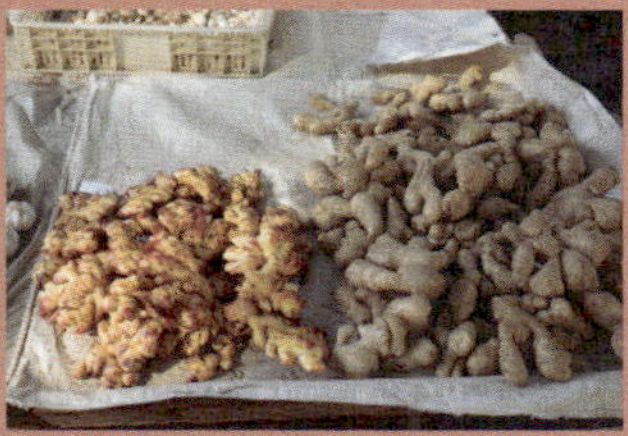
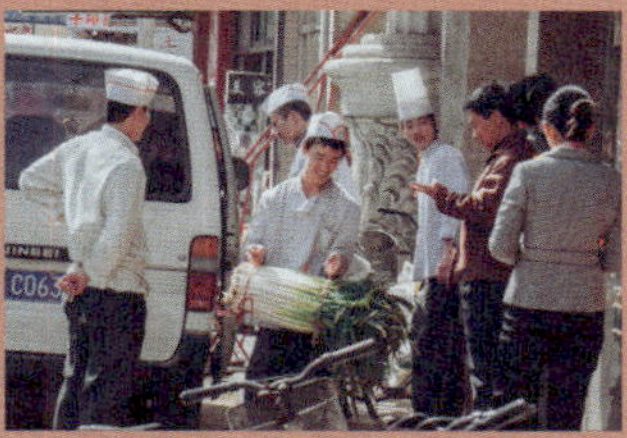
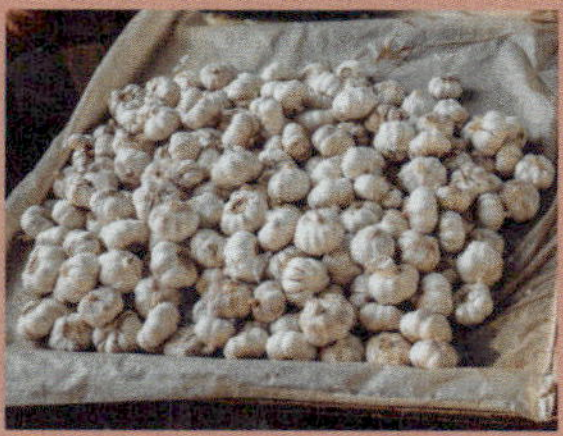
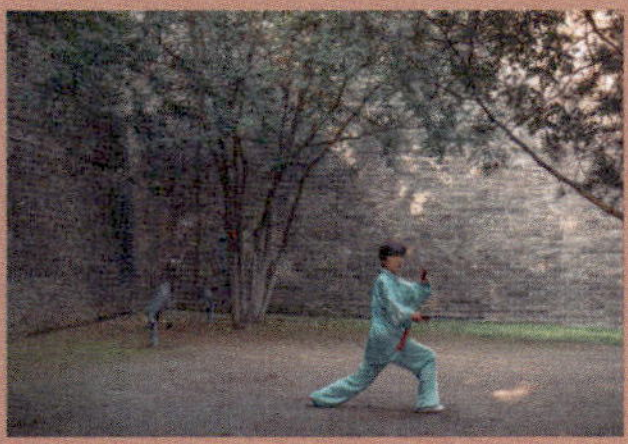
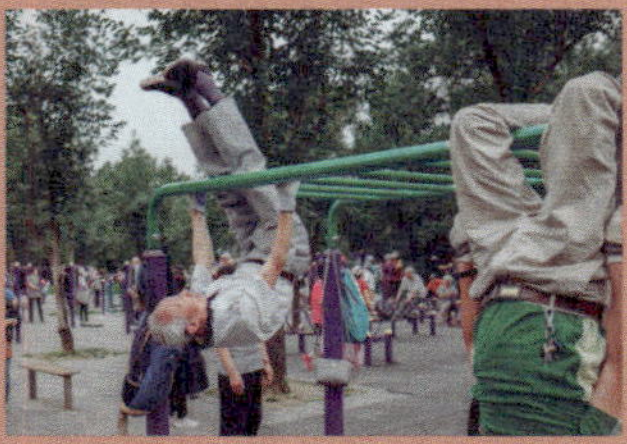
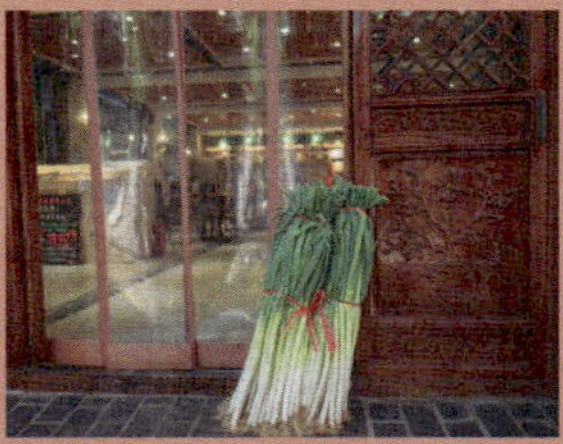
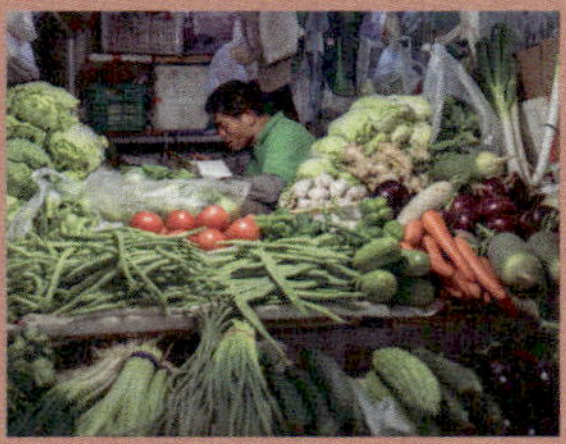
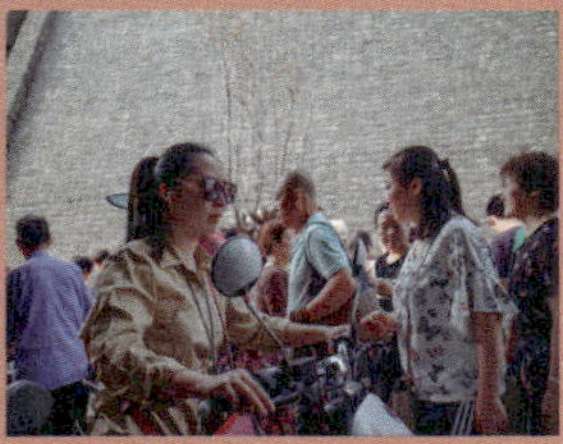
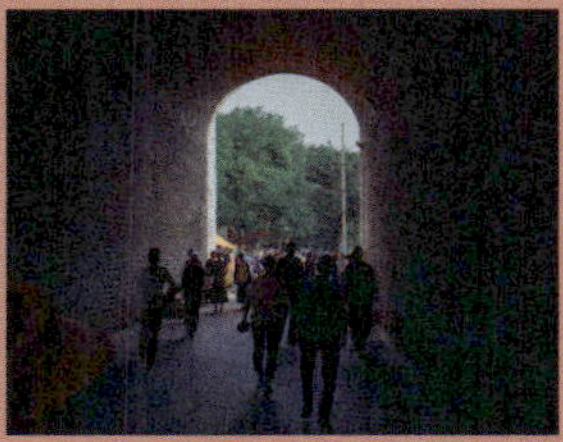

Frühlingszwiebeln, Ingwer und Knoblauch

葱 *Frühlingszwiebeln*

Wenn es draußen kalt wird, kann es leicht zu einer Erkältung durch Wind und Kälte kommen. Typische frühe Symptome wie Niesen, eine laufende Nase oder Frösteln lassen sich oft gut abmildern, wenn man gleich zu Beginn eine Schale »Heilendes Congee mit Ingwer, Frühlingszwiebel und Reis« isst. Dieses einfache Hausmittel wärmt von innen, vertreibt die Kälte und hilft dem Körper, wieder ins Gleichgewicht zu kommen. Obwohl dieses Congee sehr schlicht wirkt, hat es eine über 2000-jährige Geschichte. Für die Zubereitung verwendet man am besten den weißen Teil der Frühlingszwiebel inklusive der feinen Wurzelhaare. In der Traditionellen Chinesischen Medizin (TCM) gelten diese Wurzeln als schweißtreibend, weshalb ihre Verwendung die wärmende und lösende Wirkung des Congees verstärkt.

Dieses Rezept ergibt vier Portionen. Wenn Sie es allein essen, reicht es für zwei Tage, jeweils zwei Schalen pro Tag. Den Rest im Kühlschrank aufbewahren und vor dem Verzehr gut erhitzen. Bei Bedarf mit etwas heißem Wasser verdünnen.

Bei einer Wind-Hitze-Erkältung (z. B. mit Fieber, Kopfschmerzen und Husten mit gelblichem Schleim) können Sie die Frühlingszwiebeln und den Ingwer durch Minze und Chrysanthemenblüten ersetzen. Diese wirken kühlend und leiten Hitze aus.

神
仙
粥

Heilendes Congee mit Ingwer, Frühlingszwiebel und Reis

Für 4 Portionen

Zutaten
- 1 Bund Frühlingszwiebeln
- ca. 2 cm frischer Ingwer
- 80 g Klebreis (alternativ Jasminreis)
- 1 EL Reisessig
- etwas Salz (optional)

Zubereitung

Von den Frühlingszwiebeln das äußere Hüllblatt entfernen. Für dieses Rezept werden nur die weißen Teile mit den Wurzeln verwendet. Diese abschneiden und gründlich waschen. Den Ingwer schälen, in dünne Scheiben schneiden und beiseitestellen.

Den Reis waschen und mit den Ingwerscheiben in einem Topf mit reichlich Wasser (ca. 1 ½ l) aufkochen. Danach bei niedriger Temperatur etwa 20 Minuten köcheln lassen, bis die Reiskörner aufplatzen und die Konsistenz leicht cremig wird.

Die vorbereiteten Frühlingszwiebeln hinzufügen und bei niedriger Temperatur weitere 10 Minuten garen. Zum Schluss den Reisessig einrühren und, falls gewünscht, leicht salzen.

Das Congee heiß servieren. Besonders in der Anfangsphase einer Erkältung sollte es so heiß wie möglich gegessen werden. Anschließend ins Bett legen, gut zudecken und den Körper leicht schwitzen lassen – so unterstützt das Congee den Heilungsprozess. Es wird traditionell ein- bis zweimal täglich gegessen, über 2–3 Tage hinweg.

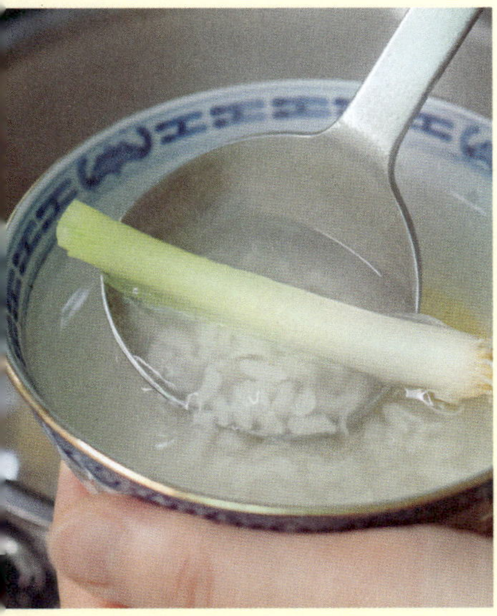

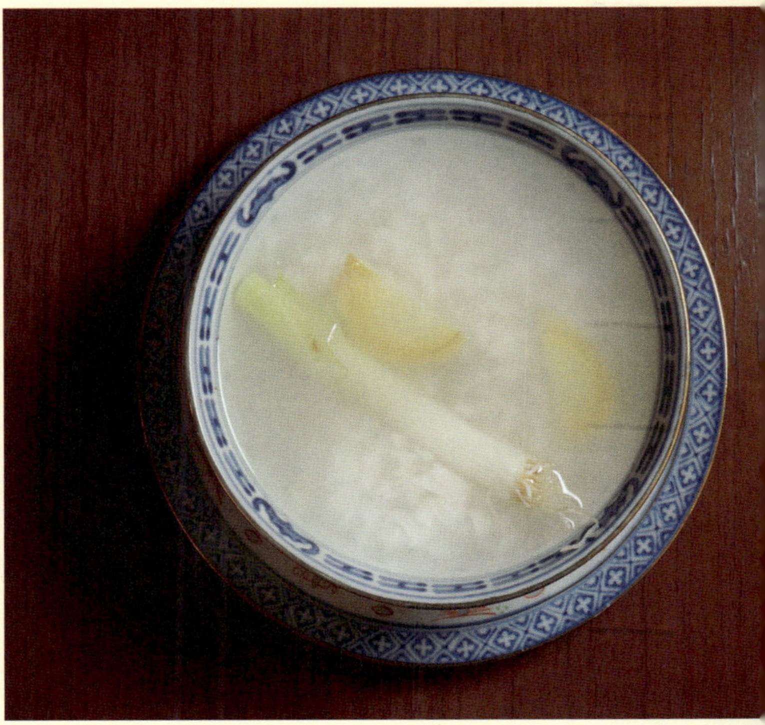

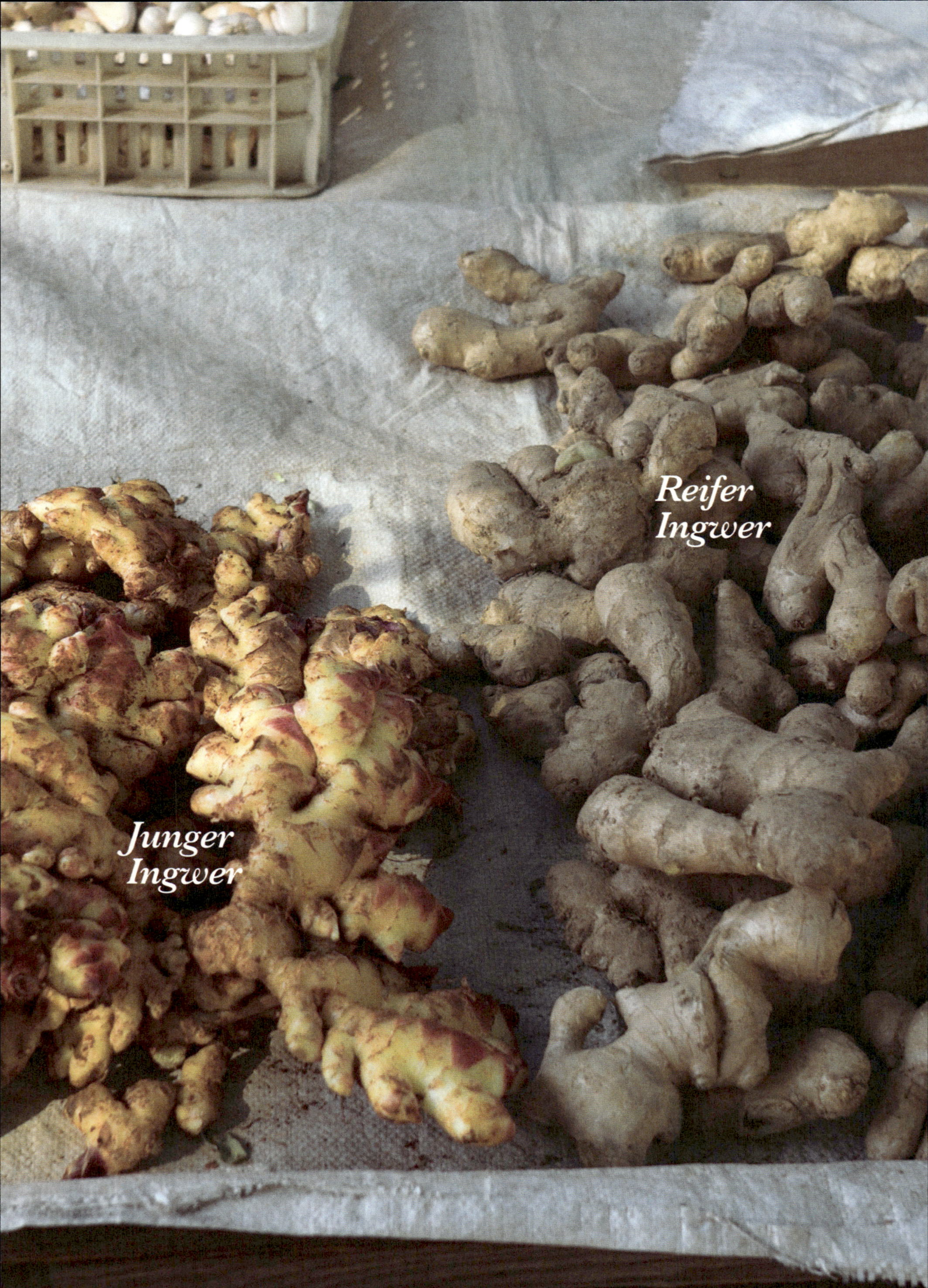
Reifer Ingwer
Junger Ingwer

姜 # *Ingwer*

In den *Abhandlungen über Kältekrankheiten* (Shanghan Lun) des berühmten Arztes Zhang Zhongjing (150–219 n. Chr.) aus der späten Östlichen Han-Dynastie werden 113 Rezepturen beschrieben, von denen 59 Ingwer enthalten. Dies zeigt, welche bedeutende Rolle Ingwer in der Traditionellen Chinesischen Medizin spielt.

Ingwer hat eine wärmende Natur und wirkt kältevertreibend, magenwärmend, antiemetisch (gegen Übelkeit) und durchblutungsfördernd. Im Alltag empfiehlt es sich, Ingwer mit Schale zu verwenden, da diese entwässernd wirkt, Schwellungen reduziert und die Wärme des Ingwers ausgleicht. Nur wenn eine besonders starke wärmende Wirkung erwünscht ist – beispielsweise bei der Zubereitung von Ingwertee gegen eine Wind-Kälte-Erkältung –, wird der Ingwer geschält, um seine Wärme zu verstärken.

Ingwer ist ein ganzjährig geeignetes Lebensmittel: Im Winter wärmt Ingwer den Körper. Im Sommer kann Ingwer in moderater Menge das Schwitzen anregen, Hitze ausleiten, die Verdauung fördern und dabei helfen, Feuchtigkeit im Körper zu reduzieren. Ein beliebtes Gesundheitsgericht für den Alltag ist in Essig eingelegter Ingwer, der appetitanregend wirkt, die Durchblutung fördert und die Verdauung unterstützt.

Auch der richtige Zeitpunkt für den Verzehr ist wichtig: Ingwer sollte eher morgens als abends gegessen werden. Aufgrund seines scharfen und zerstreuenden Charakters unterstützt er morgens die aufsteigende Yang-Energie, abends jedoch kann er den Körper stimulieren und den Schlaf beeinträchtigen.

Für die tägliche Gesundheitsroutine empfiehlt sich eine Menge von etwa 3–4 Scheiben Ingwer.

姜丝蜂蜜茶

Ingwerstreifen mit Honigtee

Für 2 Tassen

Zutaten

- 20 g frischer Ingwer (mit Schale oder geschält, je nach Bedarf und Geschmack)
- 1–2 TL Honig (nach gewünschter Süße)

Zubereitung

Ingwer waschen und in feine Streifen schneiden.

500 ml Wasser in einem kleinen Topf zum Kochen bringen. Die Ingwerstreifen hinzufügen, die Temperatur reduzieren und 5–10 Minuten leicht köcheln lassen.

Den Topf vom Herd nehmen und den Tee etwas abkühlen lassen (auf etwa 50–60 °C). Anschließend den Honig einrühren. Den Tee mit den Ingwerstreifen servieren und warm genießen.

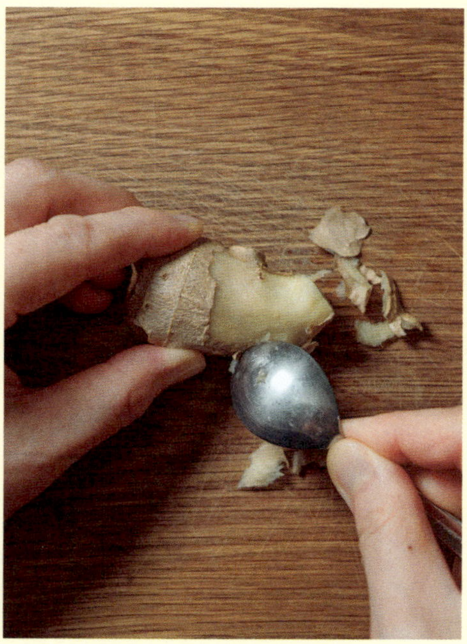

Die Ingwerschale lässt sich mit einem kleinen Löffel schnell und sauber abkratzen.

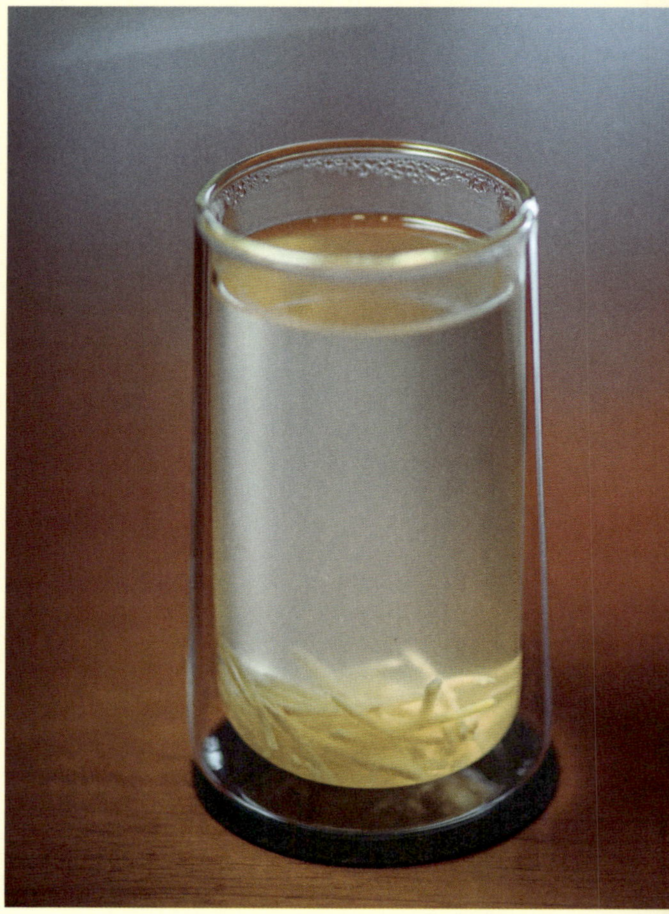

醋泡姜

Ingwer in Essig eingelegt

Für 1 mittelgroßes Glas

Zutaten

- 200 g Ingwer (am besten junger Ingwer)
- 1 TL Salz
- 300 ml Essig (beliebige Art)

Zubereitung

Den Ingwer gründlich waschen und in dünne Scheiben schneiden. Mit dem Salz vermengen und 1 Stunde ziehen lassen.

Anschließend die Ingwerscheiben mit Küchenpapier trockentupfen, um überschüssige Flüssigkeit zu entfernen.

Den Ingwer in ein sterilisiertes, gut verschließbares Glas füllen. Mit dem Essig übergießen, bis alle Scheiben vollständig bedeckt sind. 7 Tage ziehen lassen, dann ist der Ingwer verzehrfertig. Im Sommer bitte im Kühlschrank aufbewahren.

Täglich zum Frühstück 2–3 Scheiben genießen.

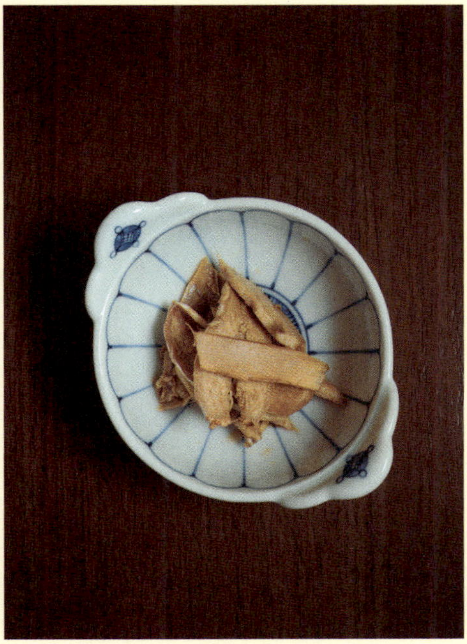

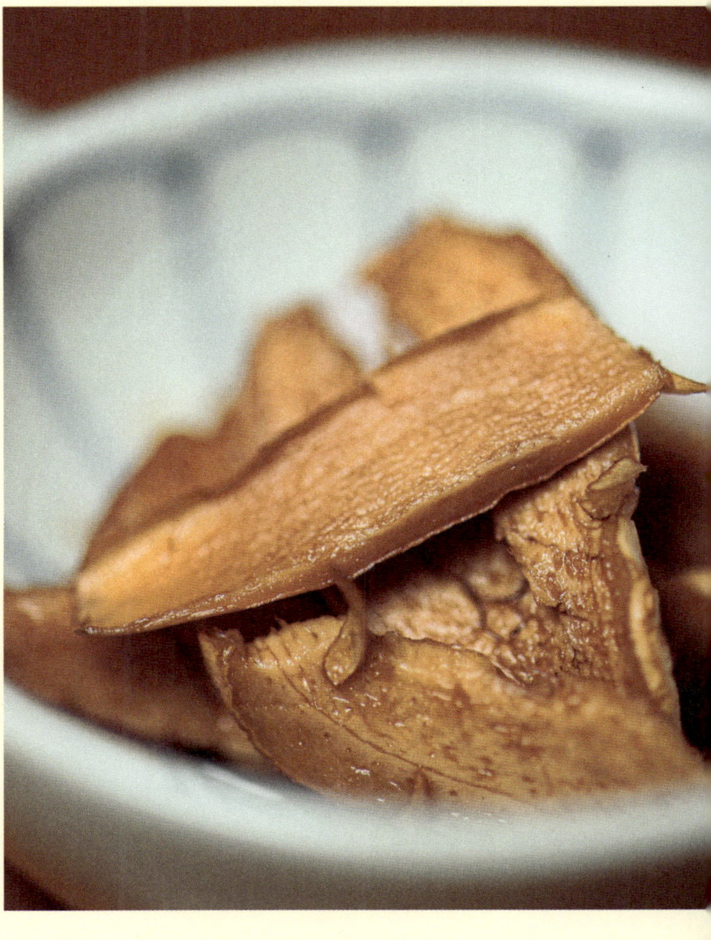

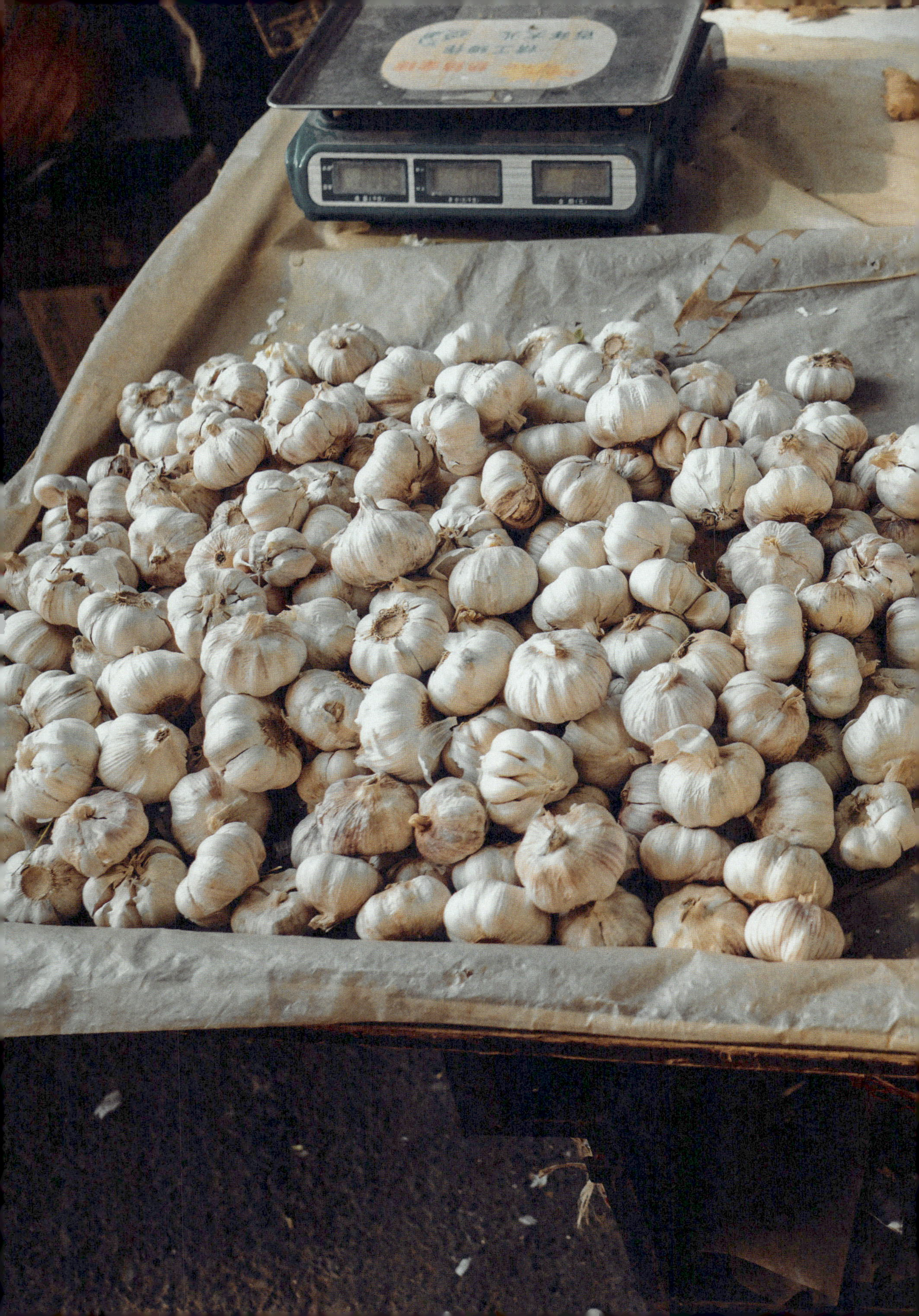

蒜 *Knoblauch*

In der Traditionellen Chinesischen Medizin (TCM) gilt Knoblauch als wärmend. In vielen kalten oder rohen Speisen, etwa Salaten oder kalten Vorspeisen, gleicht eine kleine Menge Knoblauch die kühlende Wirkung der Zutaten aus. Gleichzeitig wirkt Knoblauch wie ein natürliches Antibiotikum, da er über ausgeprägte antibakterielle Eigenschaften verfügt.

Neben seiner Verwendung als Gewürz eignet sich Knoblauch auch hervorragend zum Einlegen. Besonders bekannt ist der Laba-Knoblauch, eine traditionelle Spezialität im chinesischen Winter. Er wird am achten Tag des zwölften Monats nach dem chinesischen Mondkalender angesetzt und ist nach etwa drei Wochen, rechtzeitig zum Chinesischen Neujahrsfest, genussbereit. Die kalten Temperaturen wecken den Knoblauch gewissermaßen auf und regen innere Prozesse an. Wird er anschließend mit Essig übergossen, öffnen sich die Zellen und die darin enthaltenen Stoffe verbinden sich miteinander. So entstehen sein besonderes Aroma und seine charakteristische Farbe: Der Knoblauch schimmert zunächst leicht bläulich, später gelblich und schließlich grün. Genau dieses Farbspiel macht den Laba-Knoblauch so unverwechselbar.

Durch diesen Prozess wird der Knoblauch milder, knackiger, leicht scharf und erhält sein unverwechselbares Aroma. Im Winter ist er der perfekte Begleiter zu gefüllten Teigtaschen. Auch der grünlich gefärbte Essig, der nach dem Einlegen übrig bleibt, hat ein feines Knoblaucharoma. Er eignet sich hervorragend als Dip zu Dumplings oder zum Würzen von Gerichten. Zum erneuten Einlegen sollte er jedoch nicht verwendet werden, da die Essigsäure bereits weitgehend abgebaut ist.

Im Vergleich zu rohem Knoblauch reizt der eingelegte die Schleimhäute weniger. Dennoch sollte man es nicht übertreiben: 2–3 Zehen pro Tag genügen.

腊
八
蒜

Laba-Knoblauch

Für 1 kleines Glas

Zutaten
- 3 Knoblauchknollen
- ½ TL Salz
- 1 TL Zucker
- ca. 300 ml Reisessig (z. B. aromatischer schwarzer Essig)

Zubereitung

Die Knoblauchzehen schälen und die trockenen Wurzelansätze entfernen. In eine Schüssel geben, mit Salz und Zucker mischen und mit der Hand etwa 1 Minute gleichmäßig einmassieren. Die Knoblauchzehen in ein sauberes, steriles Glas füllen.

Den Reisessig in einem kleinen Topf aufkochen und anschließend vollständig abkühlen lassen. Den abgekühlten Essig über den Knoblauch gießen und das Glas gut verschließen.

Den Knoblauch 3–4 Tage bei Zimmertemperatur und lichtgeschützt stehen lassen. Sobald der Knoblauch grün wird, das Glas in den Kühlschrank stellen. Nach einigen Tagen ist der Laba-Knoblauch verzehrfertig.

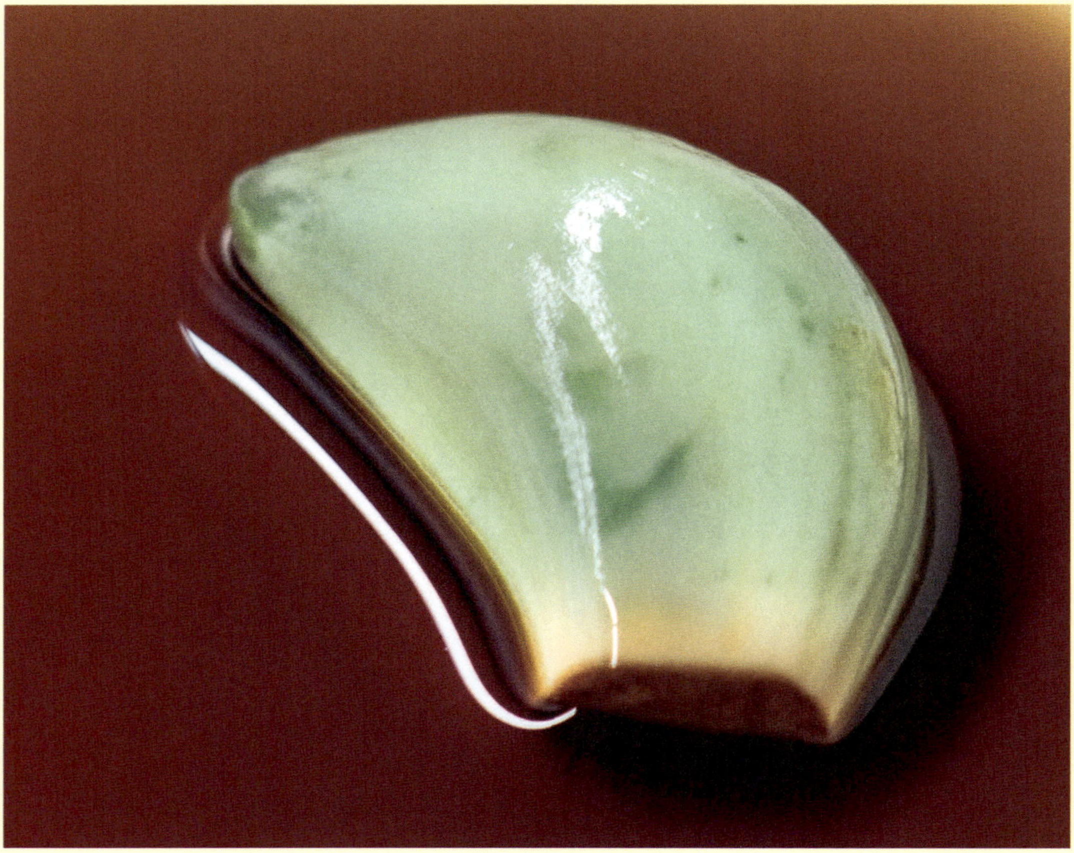

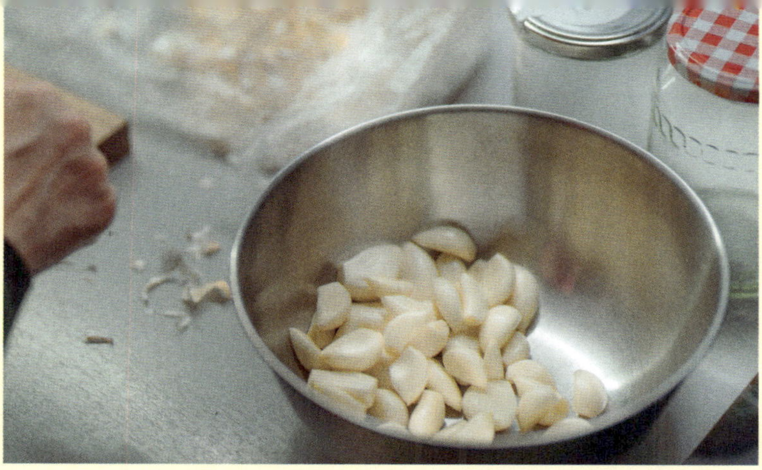

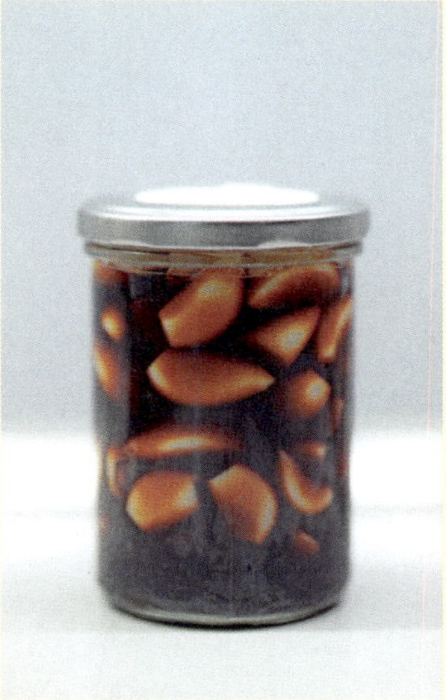

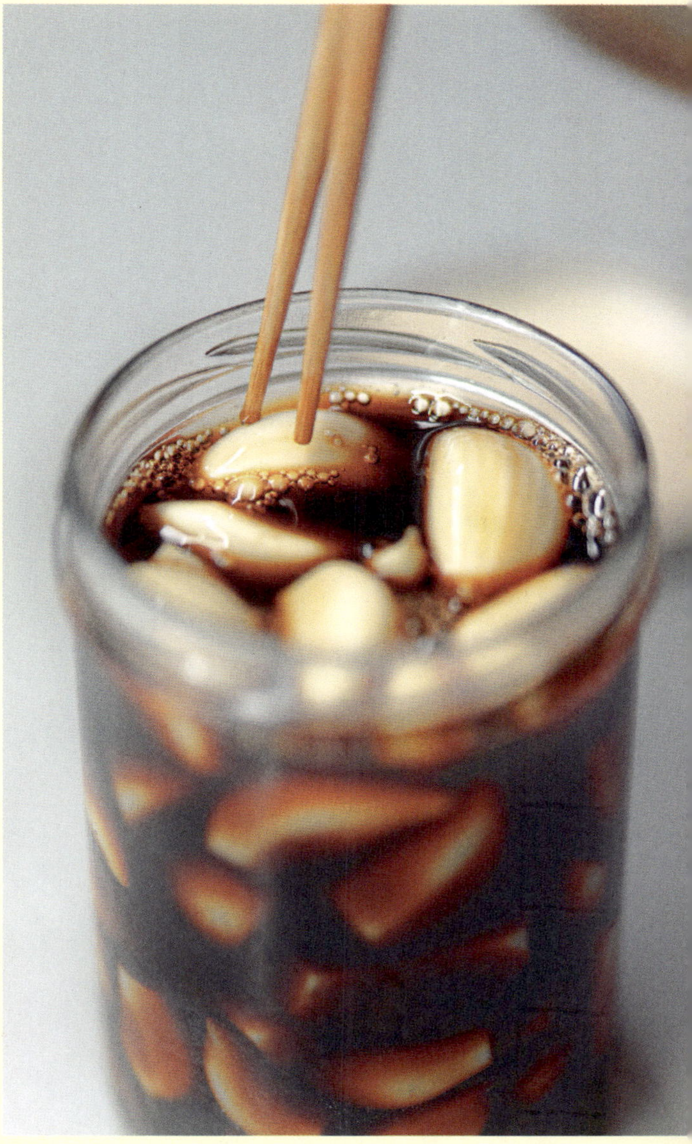

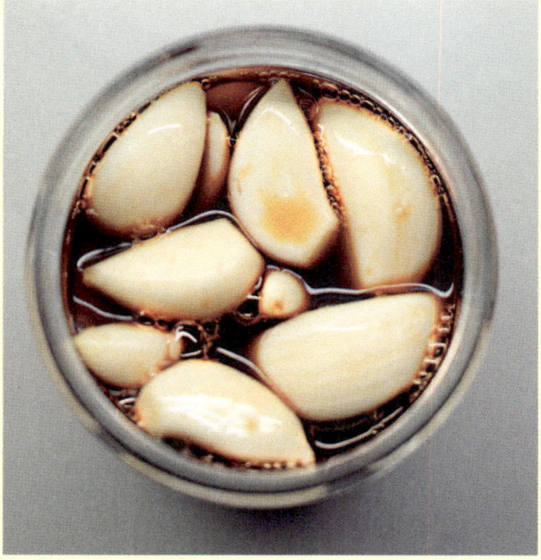

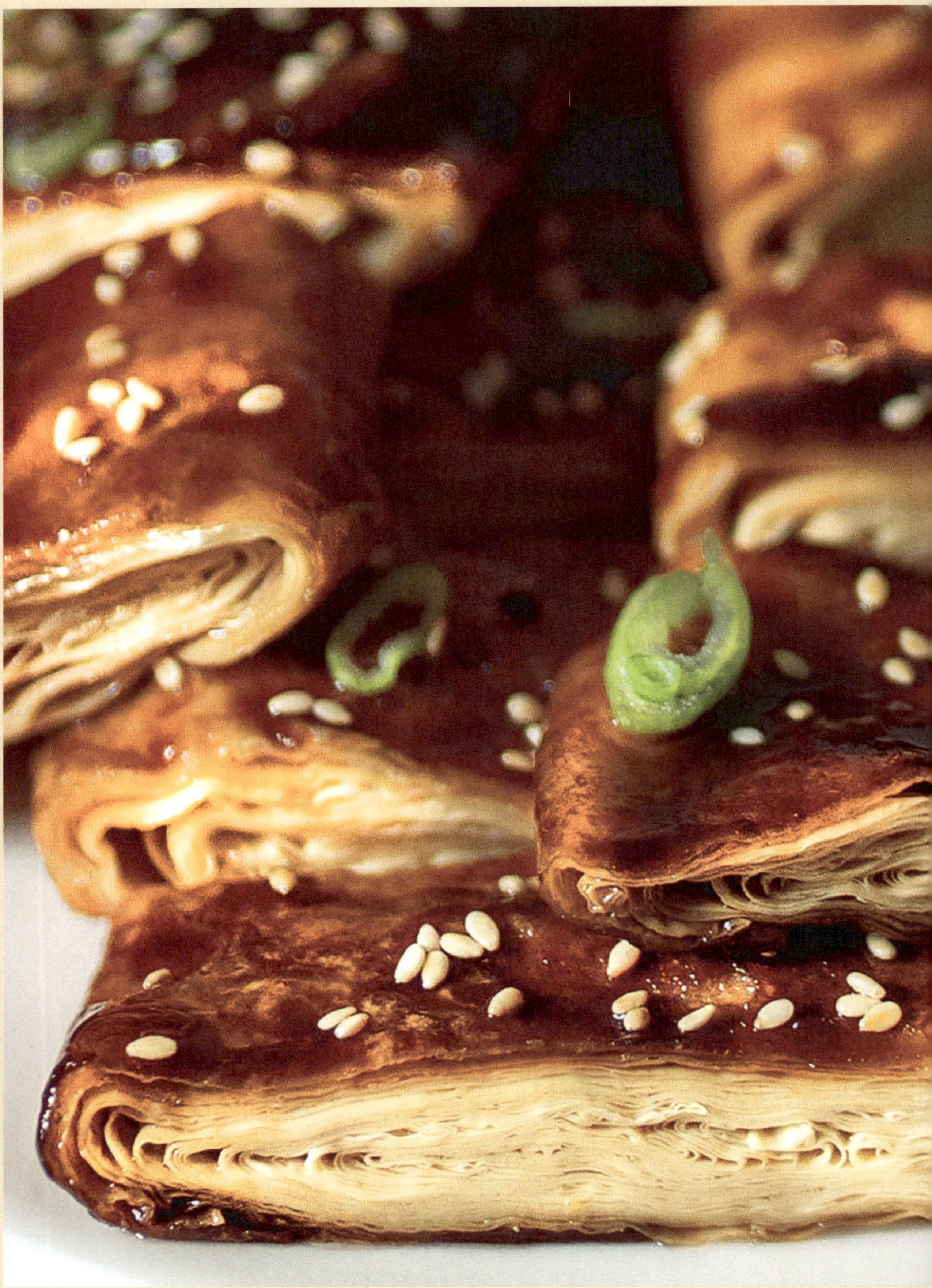

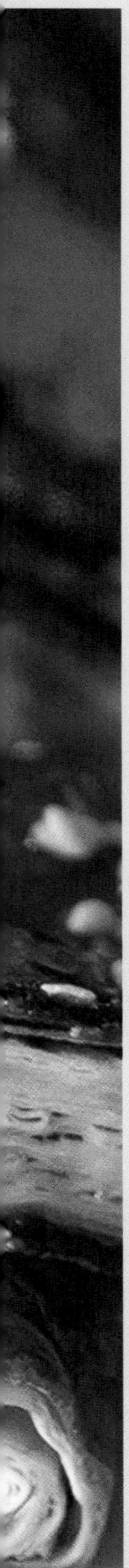

素肉

FLEISCH OHNE KNOCHEN

自制素肉

Fleisch ohne Knochen – Selbst gemachte pflanzliche Eiweißgerichte

Chinesische vegetarische Gerichte lassen sich grob in zwei große Kategorien einteilen. Die erste Kategorie umfasst die alltägliche, volkstümliche Hausmannskost. In den saisonalen Rezepten dieses Buches widmen wir uns genau dieser Küche. Sie arbeitet mit Gemüse im Rhythmus der Jahreszeiten sowie mit eiweißreichen Hülsenfrüchten, Tofu- und Sojaprodukten. In der Alltagsküche werden auch Eier verwendet. Diese Gerichte sind im chinesischen Alltag allgegenwärtig und richten sich längst nicht nur an Vegetarier:innen.

Die zweite Kategorie ist die Tempelküche, deren bekanntester Zweig die sogenannten »Nachahmungen von Fleischgerichten« (仿荤菜) sind. Da die buddhistischen Regeln nicht nur Fleisch, sondern auch die fünf »scharfen« Gewürze – Knoblauch, Lauch, Schnittlauch, Zwiebeln und bestimmte Zwiebelgewächse – untersagen, müssen Mönche und Nonnen auf diese stark stimulierenden Lebensmittel verzichten. Diese wirken ähnlich wie Kaffee oder scharfe Gewürze: Sie regen Körper und Geist an, was für Menschen, die innere Ruhe und Konzentration kultivieren wollen, nicht förderlich ist. Gleichzeitig mussten Klöster über Jahrhunderte hinweg Gäste, Schirmherren oder Pilger mit feierlichen, reichhaltigen Mahlzeiten bewirten – selbstverständlich in rein vegetarischer Form. So entstand eine hochentwickelte Kochkunst, deren Leitgedanke lautet: »Mit pflanzlichen Zutaten die Kunst der Küche zeigen – vegetarisch, aber nicht schlicht.« Das Ziel dieser Gerichte ist es nicht, Fleisch zu imitieren, sondern durch feine Techniken, geschicktes Formen, sorgfältiges Würzen und meisterhafte Zubereitung ein ebenso festliches und vielschichtiges Esserlebnis wie bei einem großen Bankett zu bieten.

Die Köchinnen und Köche der Tempelküche sind insbesondere in der Verarbeitung von Tofu und anderen Sojaprodukten geschult. Sie beherrschen die Zubereitung von zarten Tofublättern und -stangen (Yuba) sowie verschiedener Seitan-Arten und wenden dabei präzise Techniken der Messerführung und des kontrollierten Garens an. Diese Zutaten werden bis heute liebevoll als »Fleisch ohne Knochen« bezeichnet. Sie sind reich an pflanzlichem Eiweiß, nahrhaft und haben eine Textur, die durchaus an Fleisch erinnert. Sie verleihen der vegetarischen Küche Tiefe, Geschmack und Vielfalt und decken ganz nebenbei unseren Eiweißbedarf.

Auch wenn viele der heute im Supermarkt erhältlichen Fleischersatzprodukte industriell hergestellt sind, werden zahlreiche vegetarische Gerichte in China weiterhin auf traditionelle Weise zubereitet. In diesem Kapitel möchte ich Ihnen einige Rezepte vorstellen, die in der Alltagsküche weit verbreitet sind und regelmäßig gekocht werden. Sie zeigen, wie man aus einfachen Grundzutaten vielseitige pflanzliche »Fleischalternativen« selbst herstellen kann – ganz ohne Zusatzstoffe, dafür gesünder und preiswerter als viele Fertigprodukte. Das Beste daran ist, dass alle benötigten Zutaten auch in Deutschland problemlos erhältlich sind – im Asiamarkt, Bioladen oder sogar im Supermarkt. Sie warten nur darauf, von Ihnen entdeckt und ausprobiert zu werden.

脆皮烧素鸭

Vegane Ente

Die »vegane Ente« ist ein klassisches Gericht der buddhistischen Küche aus der Region Jiangsu–Zhejiang–Shanghai. Sie ist vor allem durch die vegetarischen Restaurants rund um den Lingyin-Tempel in Hangzhou bekannt geworden. Hauptbestandteil ist Tofublatt, hauchdünne, leicht gelbliche Häutchen, die sich beim Erhitzen von Sojamilch an der Oberfläche bilden. Sie werden abgeschöpft, getrocknet und müssen vor der Zubereitung kurz eingeweicht werden. Tofublätter sind wahre Eiweißkraftpakete, denn sie enthalten rund fünfmal so viel Protein wie normaler Tofu. Die Blätter werden mehrlagig zusammengerollt, sodass eine Form entsteht, die an Entenfleisch erinnert. Anschließend werden sie in Öl gebraten und danach geschmort. Das Ergebnis ähnelt stark gebratener Ente oder Gans: außen aromatisch und leicht bissfest, innen zart und schön geschichtet. Am besten als kalte Vorspeise genießen.

Für 4 Portionen

Zutaten

- 4 Tofublätter (Asialaden)
- Speiseöl zum Braten
- Mehl zum Bestäuben
- geröstete Sesamsamen (optional)
- 1 Frühlingszwiebel (optional), in feine Ringe geschnitten

Für die Gewürzmischung

- 20 g Kandiszucker oder normaler Haushaltzucker
- 2 Lorbeerblätter
- 2 Sternanis
- 2 EL Sojasauce
- 1 EL dunkle Sojasauce
- 1 EL vegetarische Austernsauce

Zubereitung

Die Blätter voneinander lösen, in eine Schüssel legen und 3–5 Minuten in Wasser einweichen, bis sie weich und heller geworden sind.

Die Tofublätter mit Küchenpapier trockentupfen. Je zwei Blätter übereinanderlegen, zunächst auf etwa 18 cm Breite falten, dann zu einer Rolle von ca. 5 cm Breite aufrollen. Von außen dünn mit etwas Mehl bestäuben.

Etwas Öl in einer beschichteten Pfanne erhitzen. Die Tofurollen darin bei mittlerer Temperatur von beiden Seiten goldbraun anbraten.

Alle Zutaten der Gewürzmischung zusammen mit 200 ml Wasser hinzufügen und die Rollen bei mittlerer Temperatur etwa 10 Minuten schmoren lassen. Zum Schluss die Temperatur etwas erhöhen, bis die Sauce eindickt.

Die Rollen komplett abkühlen lassen und dann in Scheiben schneiden. Nach Belieben mit geröstetem Sesam und Frühlingszwiebeln bestreuen. Als Vorspeise oder Beilage servieren.

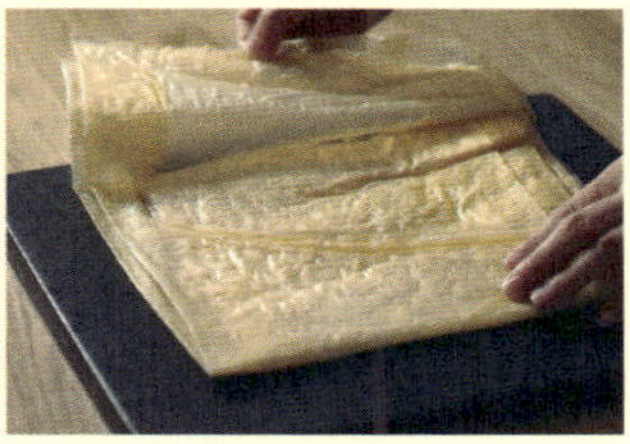
Tofublätter

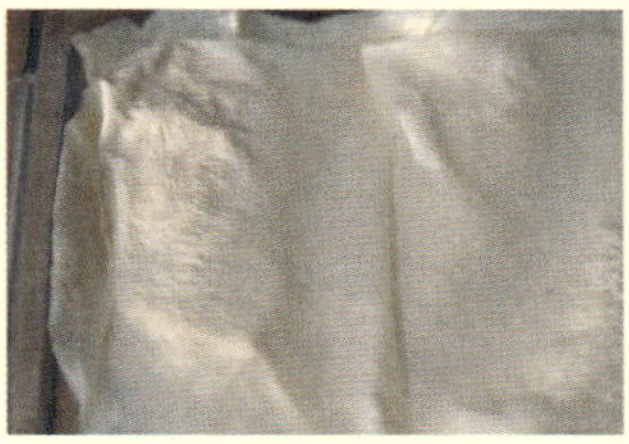
Eingeweichte Tofublätter

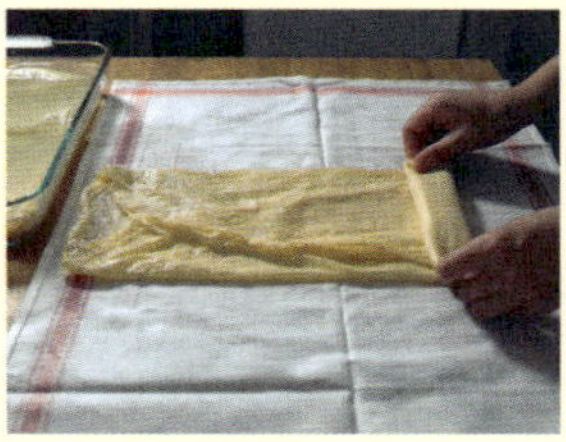
Zu einer Tofurolle gefaltet

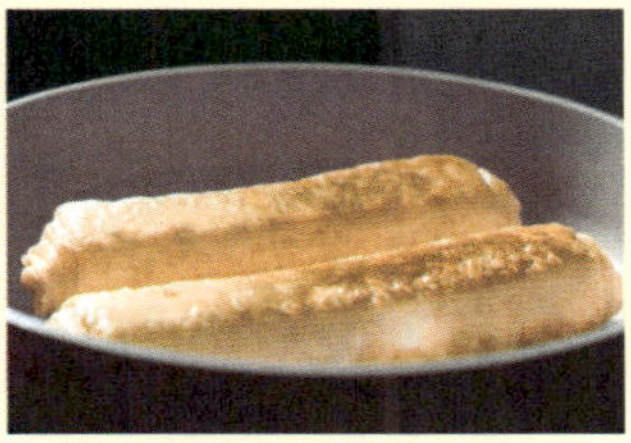
Von beiden Seiten knusprig gebraten

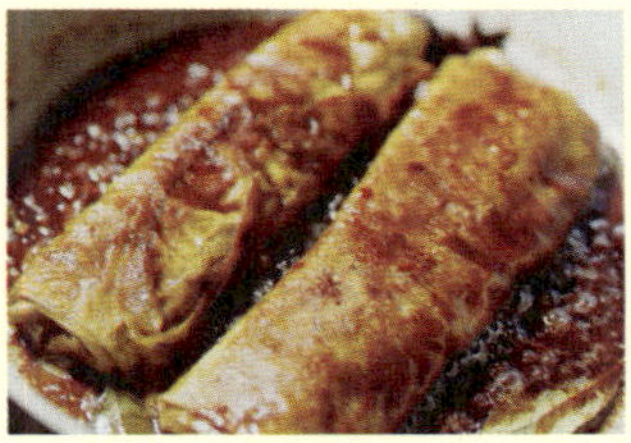
Kurz mit Gewürzmischung gedünstet

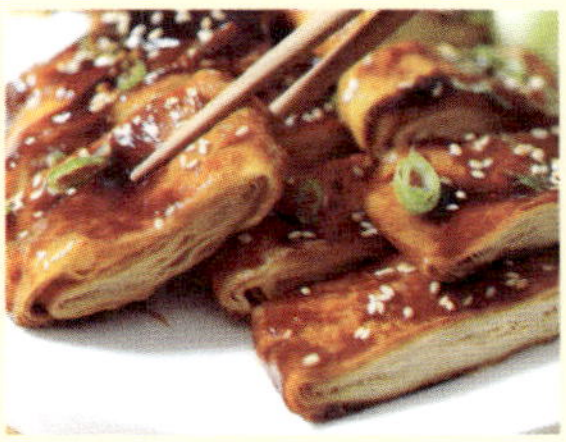
Abkühlen lassen und anschließend zerschneiden.

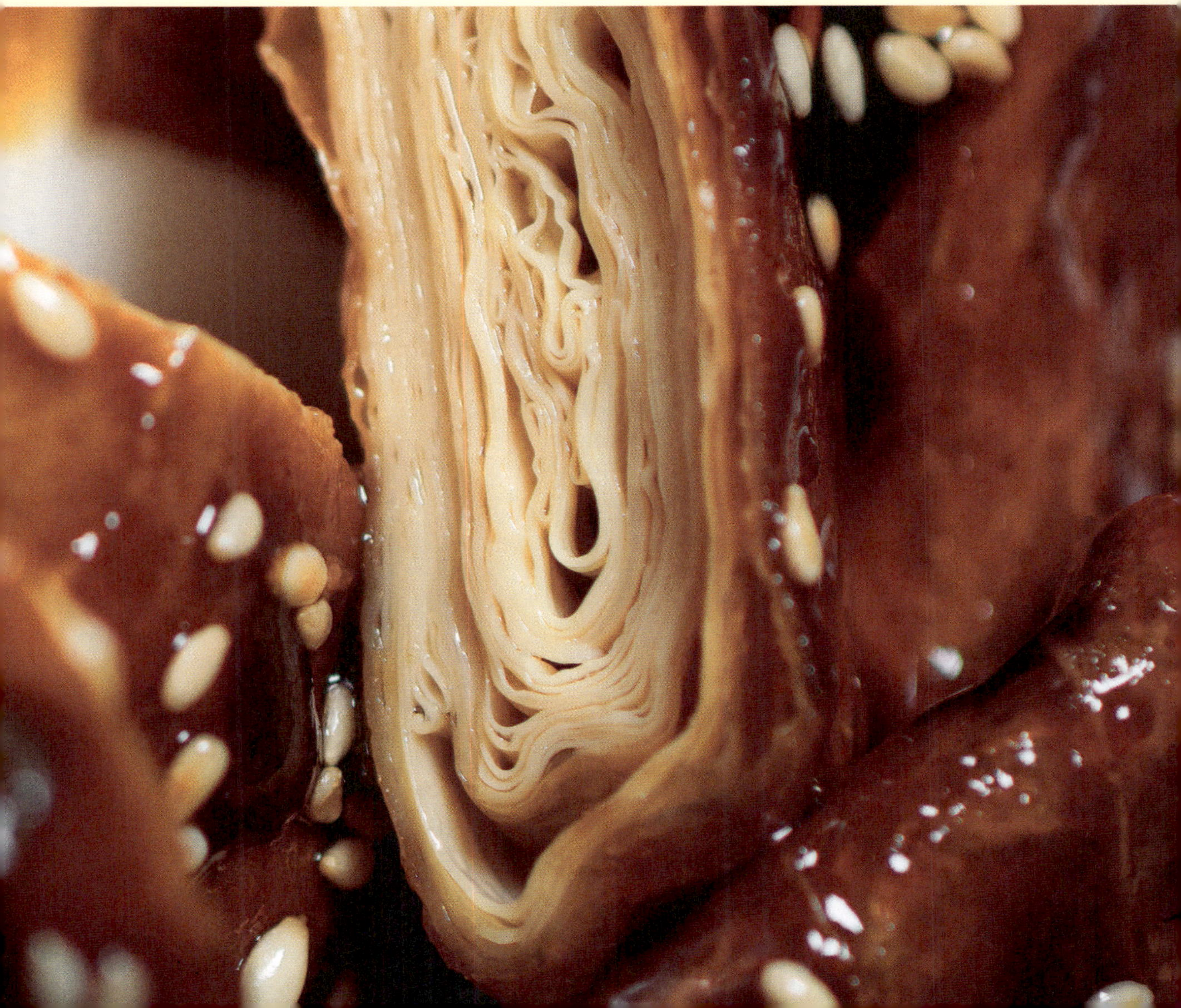

牙
签
肉

Aromatische Sojaschnetzel-Spießchen nach Hunan-Art

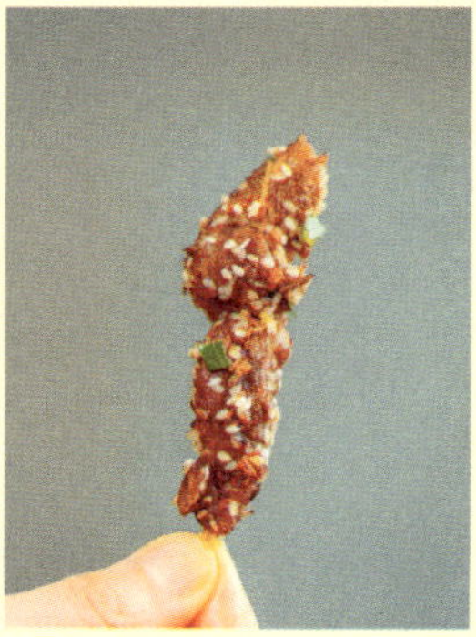

Die sogenannten »aromatischen Zahnstocher-Spießchen« sind ein beliebter Street-Food-Klassiker aus Hunan. Dafür werden marinierte Stücke auf Zahnstocher gesteckt, knusprig gebraten und mit Kreuzkümmel und Chili verfeinert. Diese vegetarische Version fängt das typisch würzig-knusprige Aroma perfekt ein und eignet sich ideal als Fingerfood.

Sojaschnetzel bestehen aus entfettetem Sojamehl. Nach dem Einweichen nehmen sie Gewürze hervorragend auf und erhalten eine saftige, fleischähnliche Konsistenz. Sie sind eiweißreich, fettarm und vielseitig einsetzbar. Auch wenn sie nicht traditionell sind, haben sie sich in der modernen chinesischen Küche als praktische Zutat für zeitgemäße vegetarische Gerichte etabliert.

Für 25 Spießchen

Zutaten

- 100 g Sojaschnetzel
- 2 EL Speiseöl
- 2 EL Kreuzkümmelsamen
- 1 EL Kreuzkümmelpulver
- 1 EL Chiliflocken (optional)
- 2 EL Sesamsamen
- ½ TL Salz
- 2 EL frisch gehackter Koriander (oder andere Kräuter nach Geschmack)

Für die Marinade

- 1 Frühlingszwiebel, in feine Ringe geschnitten
- 2 Knoblauchzehen, fein gehackt
- 2 cm Ingwer, fein gehackt
- 1 EL chinesischer Kochwein
- 1 EL Maisstärke
- 1 EL helle Sojasauce
- 1 EL dunkle Sojasauce
- 1 TL Zucker

Zubereitung

Die Sojaschnetzel 20 Minuten in heißem Wasser einweichen. Anschließend abgießen, mehrmals gründlich ausspülen und gut ausdrücken.

Für die Marinade alle Zutaten verrühren. Die Sojaschnetzel mit der Marinade mischen und 15 Minuten ziehen lassen.

Etwa 25 Zahnstocher 5 Minuten in heißem Wasser einweichen. Das verhindert Anbrennen und wirkt leicht desinfizierend. Je 1–2 Stück Sojaschnetzel auf einen Zahnstocher stecken.

Das Öl in einer beschichteten Pfanne erhitzen. Die Spieße hineinlegen und bei mittlerer Temperatur rundum 2–3 Minuten pro Seite anbraten, bis sie gleichmäßig gebräunt sind.

Kreuzkümmelsamen, Kreuzkümmelpulver, Chiliflocken und Sesam dazugeben und alles 30 Sekunden unter Rühren anbraten. Mit Salz abschmecken und vom Herd nehmen.

Mit frischem Koriander oder anderen Kräutern bestreuen und warm servieren.

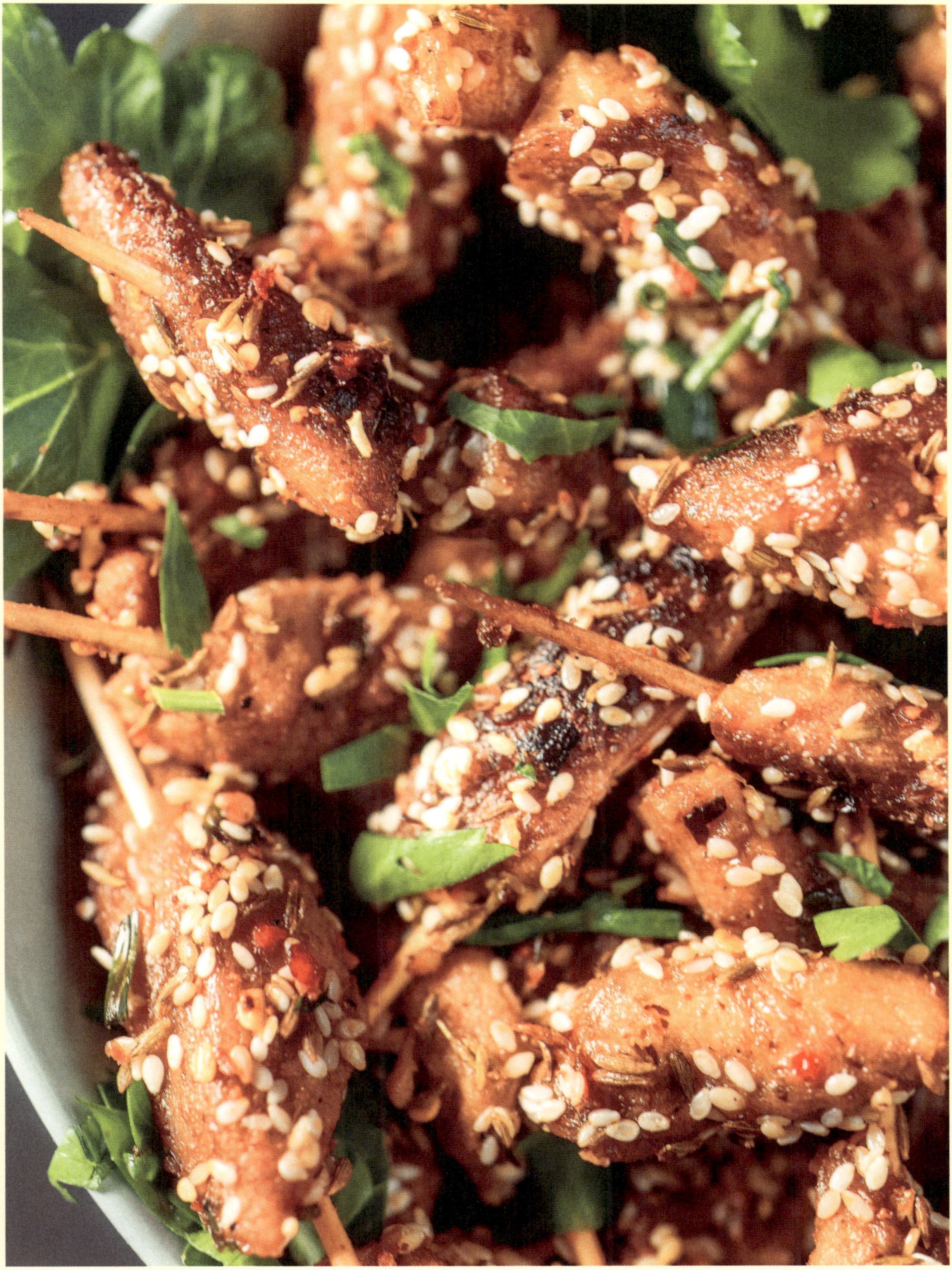

叉烧面筋肉

Kantonesischer BBQ-Seitan

Seitan ist ein uraltes chinesisches Nahrungsmittel. In der buddhistischen Tempelküche wird er seit Jahrhunderten als »Fleisch ohne Knochen« verwendet, um vegane Gerichte gehaltvoller und fleischähnlicher zu gestalten. Er entsteht, indem Mehl mit Wasser zu einem Teig geknetet und unter klarem Wasser ausgewaschen wird, bis eine weiße, elastische Masse übrigbleibt. Diese hat eine zähe, fleischähnliche Konsistenz. Mit gekauftem Seitan-Pulver geht die Zubereitung noch schneller: Man stellt den Teig her und dämpft oder gart ihn in Brühe.

Dieses Rezept ist nach kantonesischer BBQ-Art: Nach dem Garen wird der Seitan im Ofen gebacken, außen süß glasiert, innen locker und saftig. Dazu passen Reis oder eine Ramen-Suppe mit Topping. Im Sommer lässt sich der Seitan auch perfekt auf dem Grill zubereiten.

Für 4 Portionen

Zutaten

Für den Seitan-Teig
- 120 g Seitanpulver (Weizengluten)
- 1 TL Salz
- 1 TL gemahlener weißer Pfeffer
- 1 TL Trockenhefe
- 30 g Rote-Bete-Saft (oder Wasser)

Für die Brühe
- 1 EL Speiseöl
- 2 cm Ingwer, in Scheiben geschnitten
- 2 Knoblauchzehen, in Scheiben geschnitten
- ½ Zwiebel, in feine Streifen geschnitten
- 2 Lorbeerblätter
- 2 Sternanis
- 1 Frühlingszwiebel, in feine Ringe geschnitten
- 2 EL Sojasauce
- 1 EL Pilzsauce (optional)
- 1 EL chinesischer Kochwein
- 1 TL Salz

Zum Bestreichen
- 1 EL Honig oder Agavendicksaft
- 1 EL Speiseöl

Für die Sauce
- abgeseihte Brühe
- Stärkewasser (1 EL Speisestärke + 100 ml Wasser)

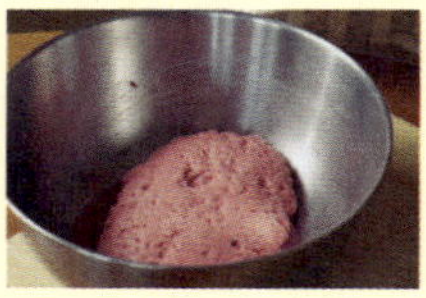

Seitan-Teig

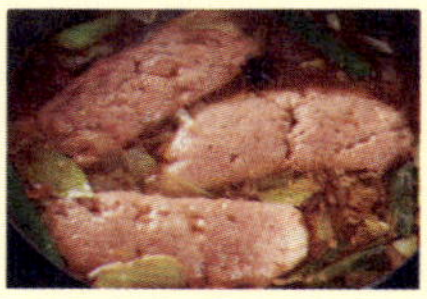

Garen in der Brühe

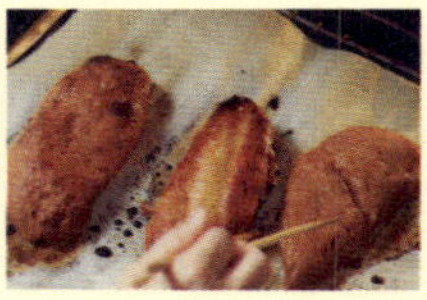

Backen im Ofen

Zubereitung

Seitanpulver mit Salz, Pfeffer, Trockenhefe, 130 ml warmem Wasser und Rote-Bete-Saft zu einem festen Teig verkneten. Den Teig 10–15 Minuten ruhen lassen.

Für die Brühe das Öl in einem Topf erhitzen. Ingwer, Knoblauch und Zwiebel darin kurz anrösten. Lorbeerblätter und Sternanis hinzufügen. 600 ml Wasser, Sojasauce, Pilzsauce (wenn verwendet), Kochwein und Salz hinzufügen und alles aufkochen lassen.

Den Seitan in drei Portionen teilen und in der leicht köchelnden Brühe etwa 20 Minuten garen. Anschließend im Sud 1–2 Stunden ziehen lassen.

Den Backofen auf 180 °C Ober-/Unterhitze vorheizen. Den gegarten Seitan mit Honig bzw. Agavendicksaft und Öl bestreichen. Im vorgeheizten Ofen etwa 15 Minuten backen und dabei einmal wenden, bis er außen leicht karamellisiert ist. Die Brühe durch ein Sieb abseihen und nach Belieben mit Stärkewasser andicken – so entsteht die Sauce.

Den Seitan in Scheiben schneiden, mit der Sauce beträufeln und warm zu Reis oder Nudeln servieren.

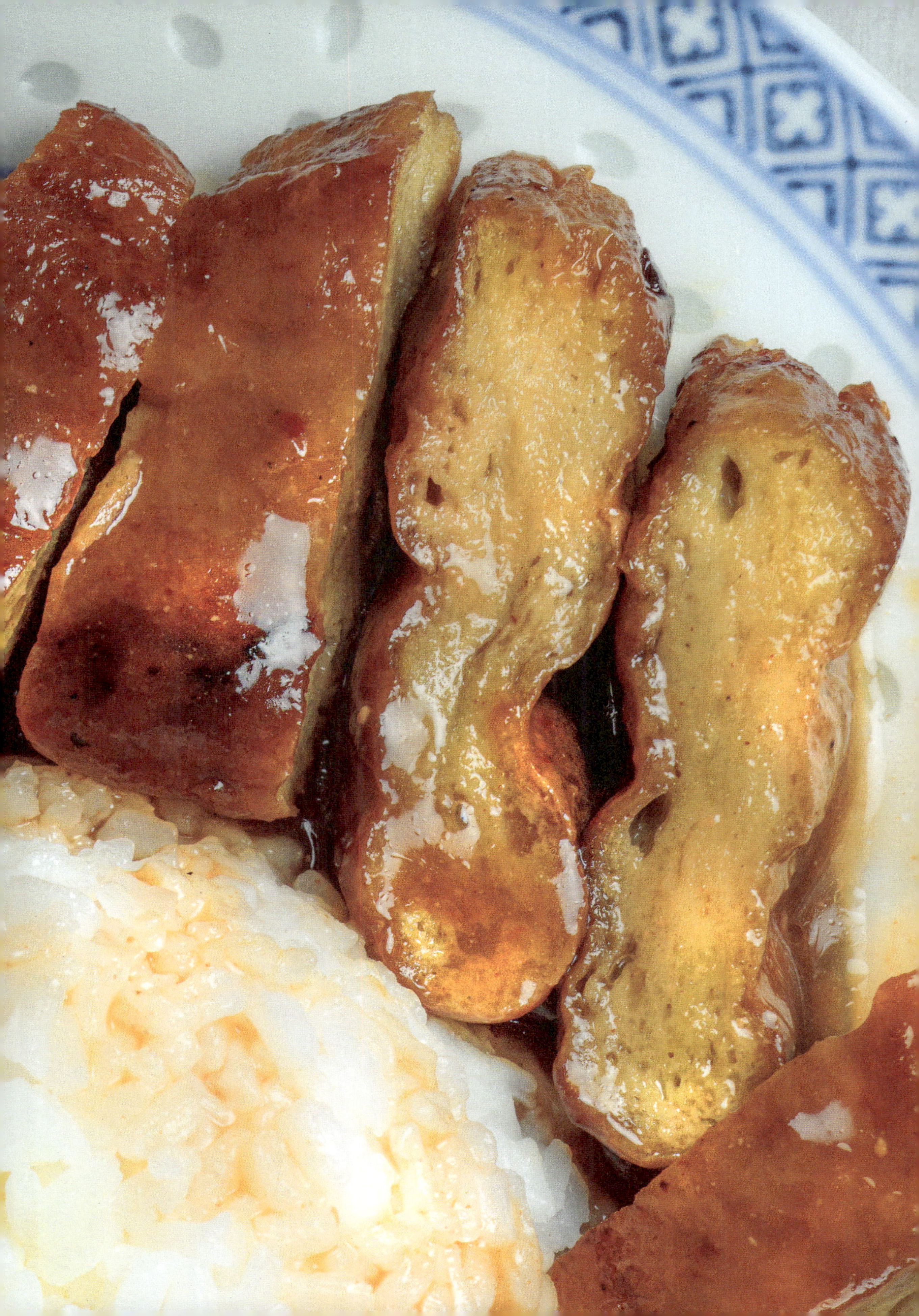

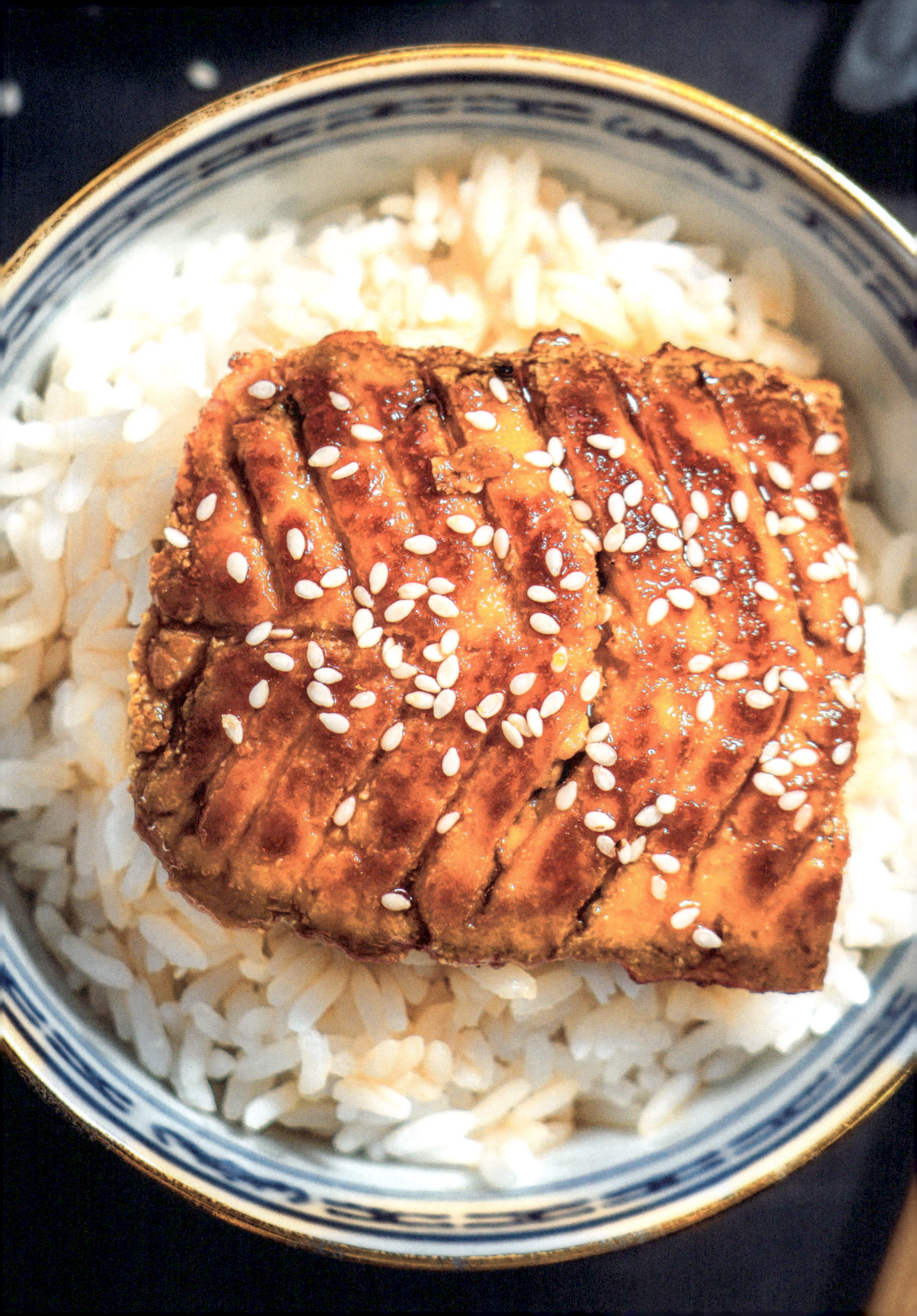

素
鱼

Vegane Fischfilets

In der traditionellen chinesischen vegetarischen Küche ist die Zubereitung von »veganem Fisch« oft sehr aufwendig, da hierfür mehrere spezielle Sojaprodukte und handwerkliches Geschick benötigt werden. Ich habe das Rezept vereinfacht, sodass es mit wenigen, leicht erhältlichen Zutaten zubereitet werden kann. Tofu und Süßkartoffelpüree sorgen für die zarte, fischähnliche Konsistenz, während Nori-Blätter und Yuxiang-Sauce für einen dezenten Meeresgeschmack sorgen. Diese Tofu-Fischfilets sind würzig und aromatisch, und sie haben eine wunderbar zarte Konsistenz. Mit wenig Aufwand eignet sich das Rezept perfekt für eine arbeitsreiche Woche – oder um Gäste zu beeindrucken!

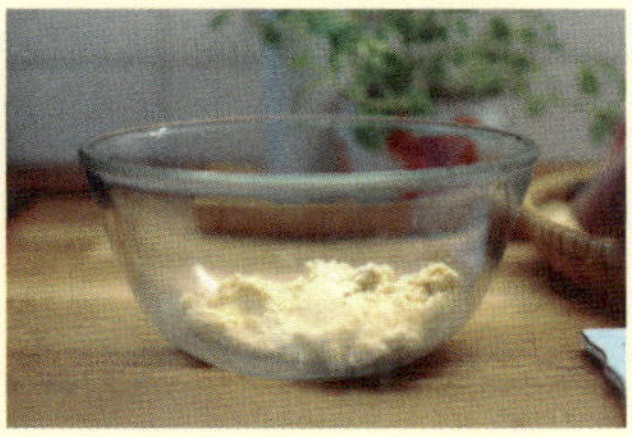

Gewürzte Tofumasse

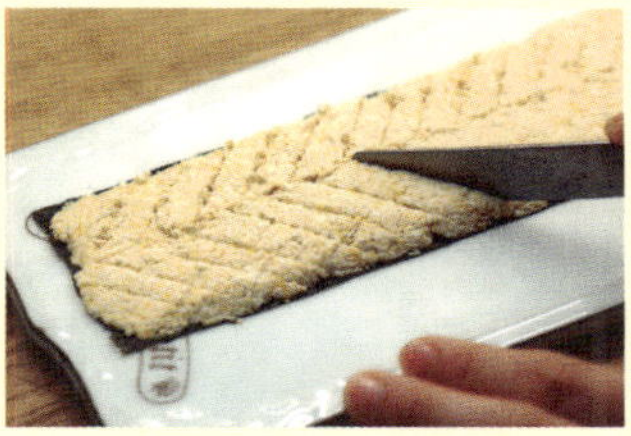

Fischgitterstruktur aufzeichnen.

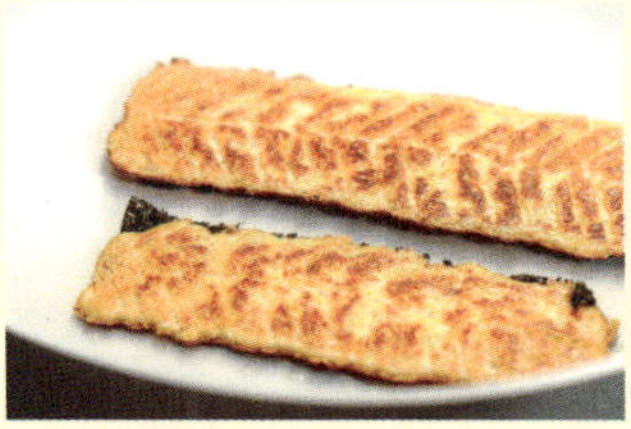

»Fischfilets« goldbraun braten.

Für 2 Portionen

Zutaten

- 200 g Naturtofu
- 40 g gekochte Kartoffel oder Süßkartoffel
- ½ TL Salz
- 1 TL Zucker
- 1 TL Sojasauce
- 2 TL Speisestärke
- 1 Blatt Sushi-Nori
- 1 EL Speiseöl

Für die Yuxiang-Sauce

- 1 EL Zucker
- 1 EL Reisessig
- 2 EL Sojasauce
- 1 EL Kochwein (oder Weißwein)
- ½ TL Speisestärke

Zubereitung

Den Tofu mit einem Küchentuch gut ausdrücken, um überschüssiges Wasser zu entfernen. Den Tofu in einer Schüssel mit einer Gabel zerkrümeln. Die gekochte Kartoffel oder Süßkartoffel untermischen.

Die Masse mit Salz, Zucker und Sojasauce würzen und anschließend die Stärke unterrühren. Alles zu einer glatten Masse verarbeiten.

Das Nori-Blatt in drei Stücke schneiden und die Tofu-Masse gleichmäßig darauf verteilen. Mit einem Messer die typische Fischgitterstruktur aufmalen.

Das Öl in einer Pfanne erhitzen und die Filets bei mittlerer Temperatur darin etwa 6 Minuten pro Seite goldbraun braten.

Für die Sauce alle Zutaten in einem kleinen Topf verrühren und erhitzen, bis die Sauce sirupartig eindickt.

Die Sauce großzügig über die Filets geben, mit geröstetem Sesam bestreuen und zusammen mit Reis warm servieren.

素卤肉饭

Veganes Lu Rou Fan

Reis mit würziger Lu-Rou-Sauce ist ein beliebtes Comfort Food in ganz Taiwan und Südchina. Die vegane Variante wird immer beliebter, da sie würzig, aromatisch und zugleich leicht ist. Für die Zubereitung werden Pilze, Tofu und Sojagranulat (kleine Sojaschnetzel) in einer schmackhaften Fünf-Gewürze-Sauce geschmort und anschließend auf Reis serviert. Das Ergebnis ist herzhaft, tröstlich und ausgesprochen lecker. Das Gericht lässt sich gut vorbereiten, portionieren und einfrieren. Für eine vegetarische Variante können beim Schmoren gekochte, geschälte Eier mitgekocht werden, wodurch der Geschmack dem des Originals Lu Rou Fan noch ähnlicher wird.

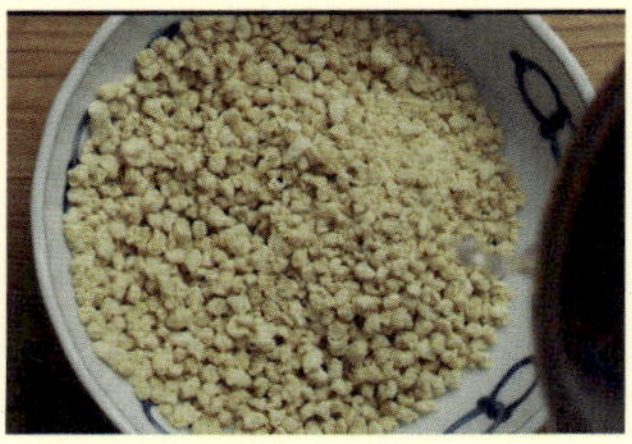

Trockenes Sojagranulat

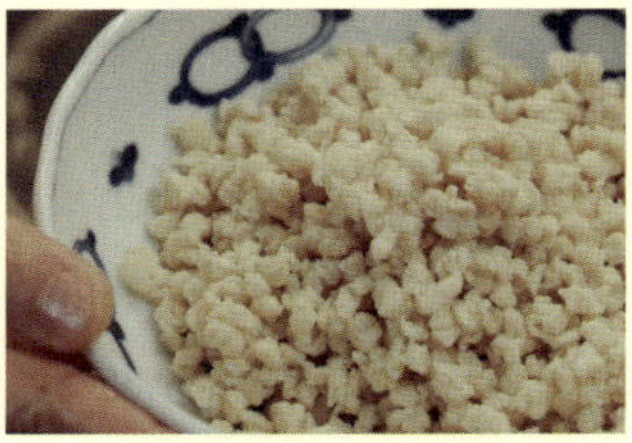

Eingeweichtes, abgespültes und gut ausgedrücktes Sojagranulat

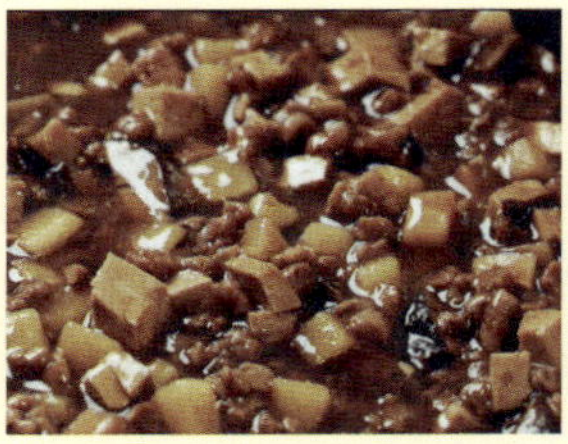

Mit Gewürzen und Sauce köcheln lassen

Für 2–3 Portionen

Zutaten

- 50 g Sojagranulat
- 15 g getrocknete Shiitake
- 150 g Kartoffeln
- 100 g geräucherter Tofu (oder Naturtofu)
- 2 EL Speiseöl
- 2 cm Ingwer, fein gehackt
- 1 EL Speisestärke
- 1 TL geröstetes Sesamöl
- gekochter Reis

Für die Sauce

- 1 Sternanis
- 2 Lorbeerblätter
- 2 EL dunkle Sojasauce
- 1 EL Zucker
- 1 TL Fünf-Gewürze-Pulver
- 1 TL gemahlener weißer Pfeffer

Toppings nach Wahl

- Gurkenscheiben
- Karotten- und Radicchio-Streifen

Zubereitung

Das Sojagranulat 15 Minuten in heißem Wasser einweichen, anschließend abgießen, unter kaltem Wasser abspülen und das überschüssige Wasser ausdrücken.

Die Shiitake-Pilze kurz abspülen. 250 ml heißes Wasser darübergießen, einen Teller auf die Pilze legen, damit sie unter Wasser bleiben, und 30 Minuten einweichen lassen. Anschließend die Stiele abschneiden und die Pilze in Würfel schneiden. Das Einweichwasser aufbewahren.

Kartoffeln und geräucherten Tofu ebenfalls in Würfel schneiden.

Öl in einer Pfanne erhitzen. Den Ingwer darin 1 Minute bei mittlerer Temperatur anbraten. Kartoffeln und Pilze hinzufügen und leicht anbraten, bis die Kartoffeln goldbraun sind.

Sojagranulat, Tofu und alle Gewürze für die Sauce hinzufügen und kurz umrühren. Dann so viel Wasser oder Einweichwasser der Pilze dazugießen, bis alle Zutaten bedeckt sind. Aufkochen lassen und abgedeckt 15 Minuten köcheln lassen.

Die Stärke mit 100 ml Wasser verrühren, dazugeben und leicht andicken. Mit Salz und Pfeffer abschmecken. Zum Schluss 1 TL geröstetes Sesamöl unterrühren.

Heiß mit frisch gekochtem Reis servieren. Nach Belieben mit Toppings garnieren.

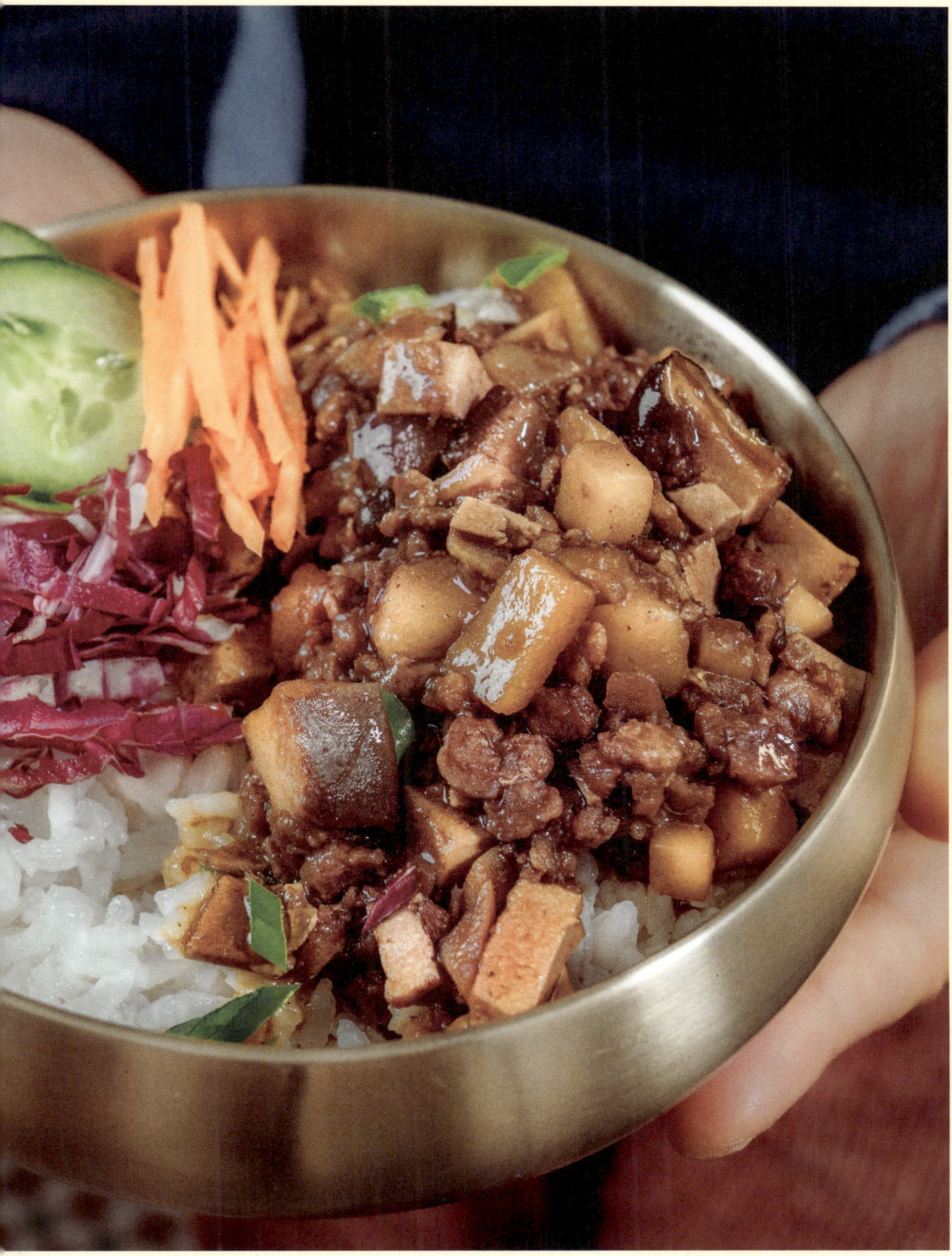

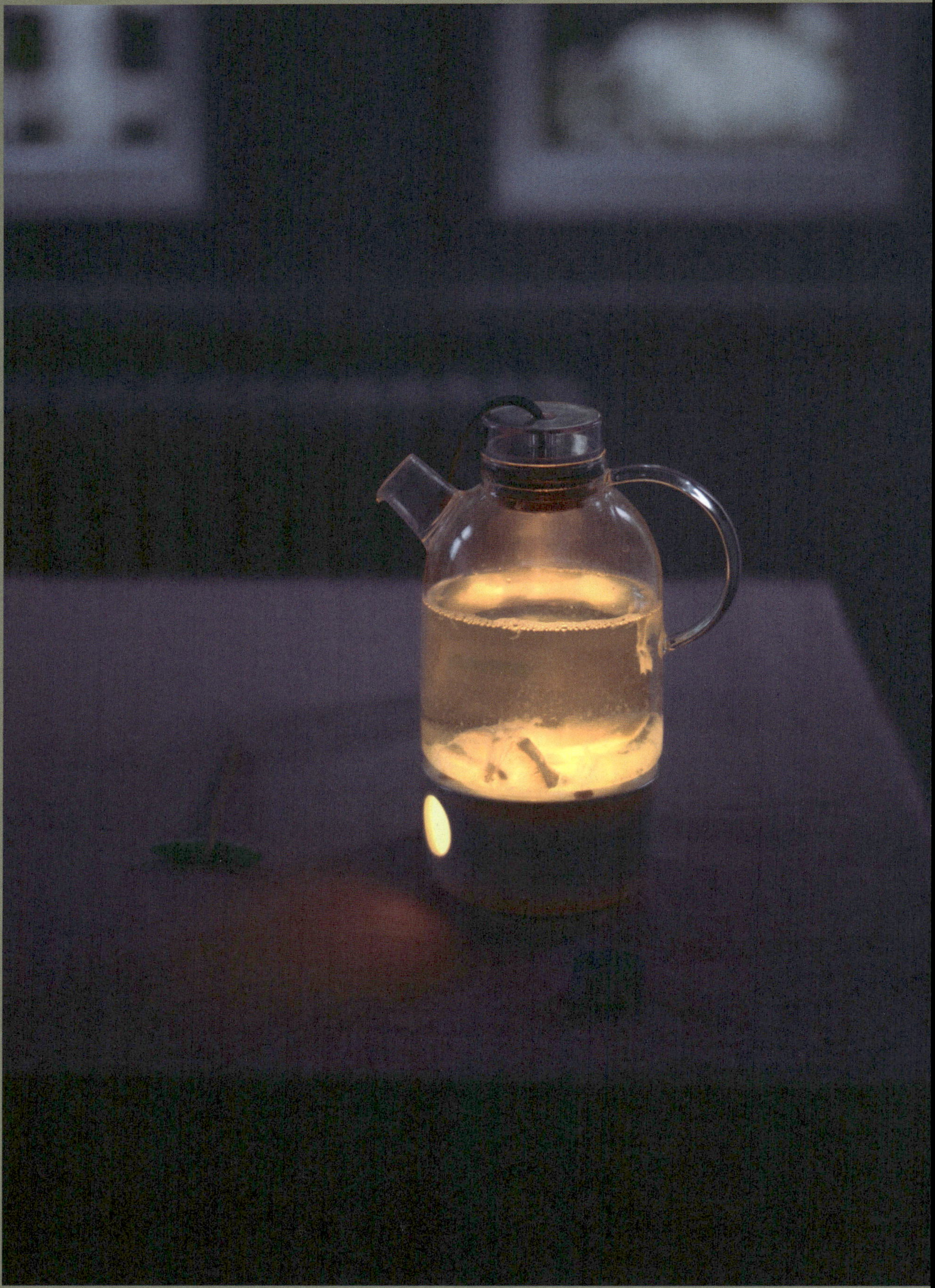

喝

TRINKEN

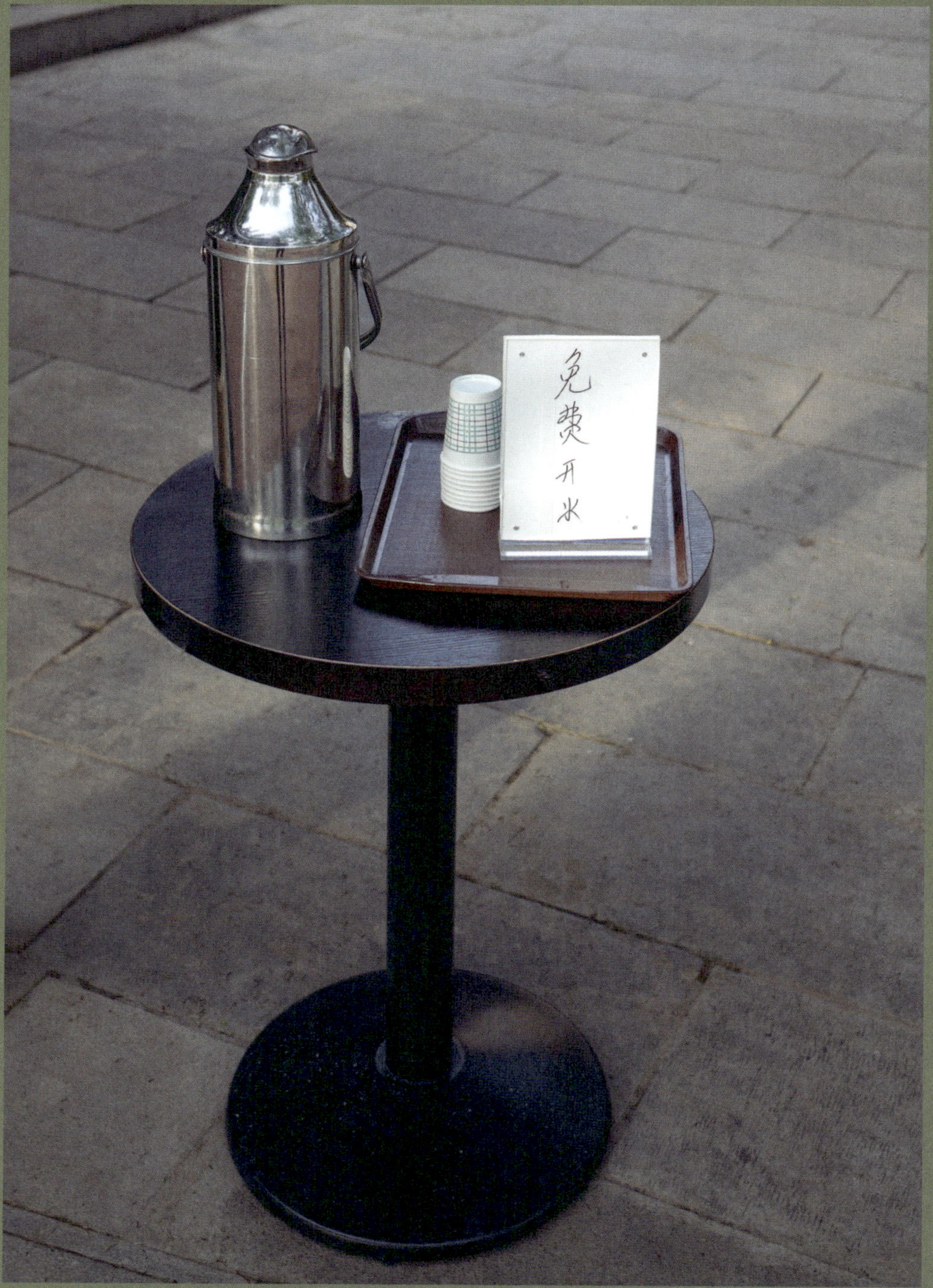

Auf dem Schild steht: »Kostenloses heißes Wasser«.

喝
开
水

Warmes Wasser trinken

Wer schon einmal in China war, hat es bestimmt bemerkt: Egal, ob Sommer oder Winter – viele Menschen greifen lieber zu einem Glas warmem Wasser als zu kalten Getränken. Sei es vor dem Essen, nach dem Sport oder sogar im Restaurant (wo es meist kostenlos angeboten wird) – warmes Wasser ist die erste Wahl. Aber warum eigentlich? Das hat seinen Ursprung in der traditionellen chinesischen Gesundheitslehre (TCM). Nach chinesischer Vorstellung ist der Magen wie ein Kochtopf: Nur wenn er warm ist, kann er gut arbeiten. Kalte Getränke gelten als »kalt in der Natur« und können die Milz und den Magen schwächen – besonders bei Menschen mit einem empfindlichen Verdauungssystem oder »innerer Kälte«. Die Folgen? Völlegefühl, kalte Hände und Füße sowie eine langsame Verdauung sind unangenehm und sollten vermieden werden.

Warm getrunkenes Wasser wirkt dagegen sanft, hilft, den Körper »im Fluss« zu halten, und stärkt das innere Gleichgewicht. Ein Glas warmes Wasser am Morgen auf nüchternen Magen ist für viele der beste Start in den Tag. Es ist kein Schock für den Organismus, sondern eine Einladung zum sanften Aufwachen.

Übrigens: Auch bei traditionellen Festessen in China werden Getränke oft warm oder lauwarm serviert, sogar Reiswein wird erhitzt. Ganz anders als im Westen, wo eiskalte Getränke als erfrischend gelten. In der TCM heißt es: Warm tut gut!

Tee im Einklang mit den Jahreszeiten

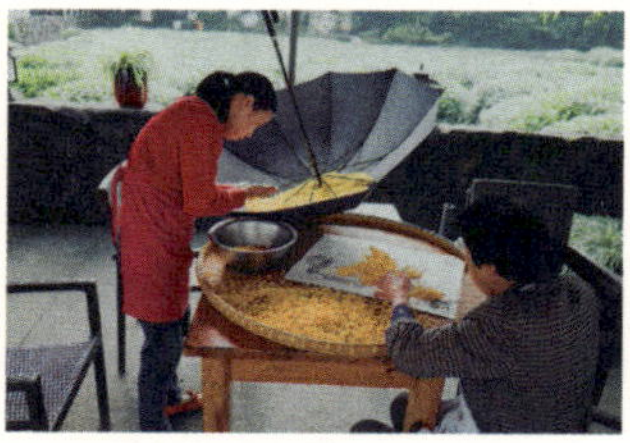

Im Oktober in Hangzhou: Menschen sammeln und sortieren Osmanthusblüten für Tee.

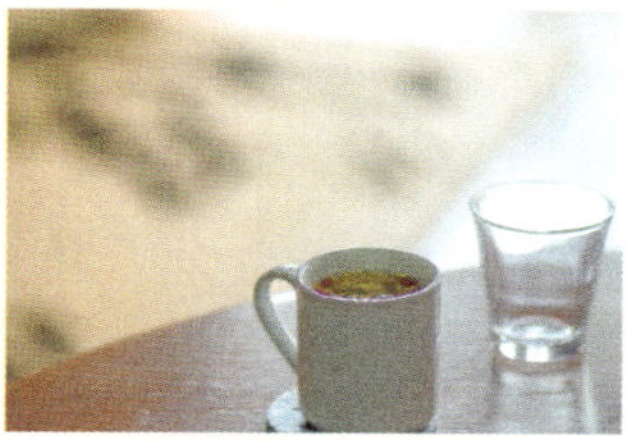

Eine Tasse Gojibeeren-Chrysanthemen-Tee nach der Mittagspause

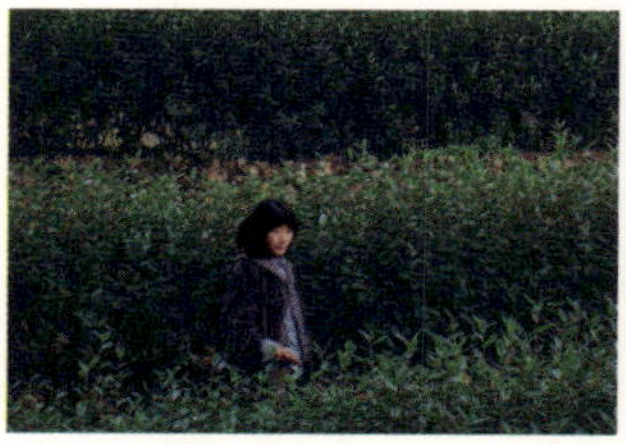

Ich bin auf den Longjing-Teehügeln, dem Hauptanbaugebiet des Westsee-Longjing-Tees.

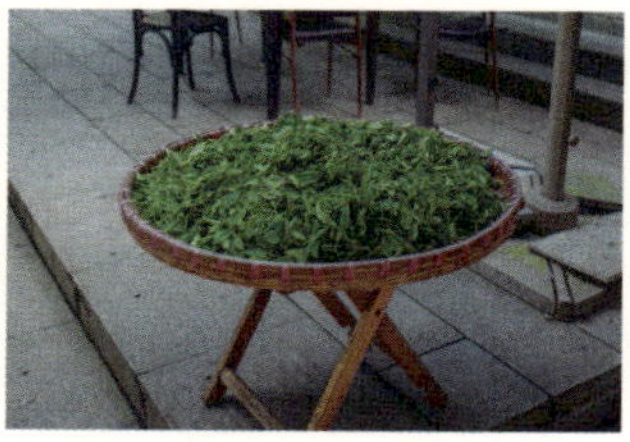

Frisch gepflückte Teeblätter werden locker ausgelegt, damit sie sanft Feuchtigkeit verlieren, ihr Aroma entwickeln und die Grundlage für die weiteren Verarbeitungsschritte legen.

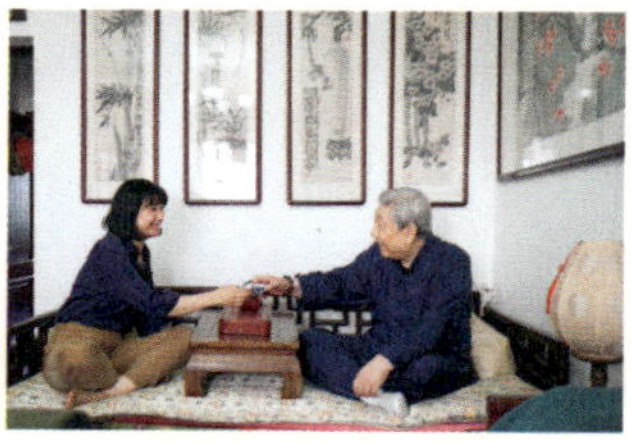

Teestunde mit meinem Vater in seinem Atelier in Peking

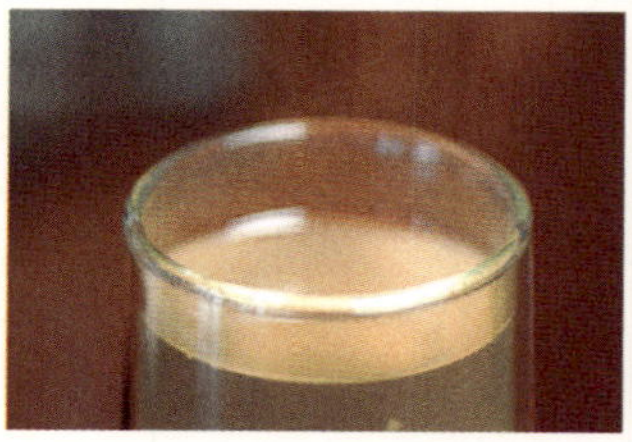

Ingwertee wärmt von innen und fördert die Durchblutung – ideal bei Kälte und Müdigkeit.

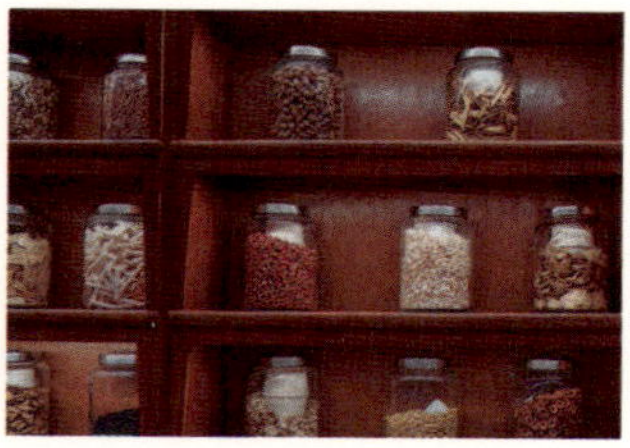

Verschiedene Heil- und Gesundheitstees in einer traditionellen Apotheke

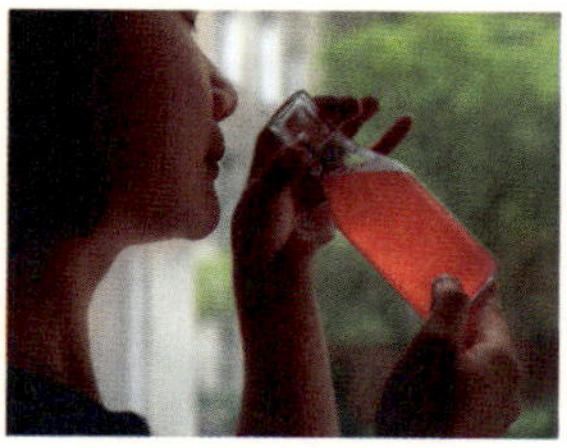

Selbst gemachter Perilla-Kräutertee

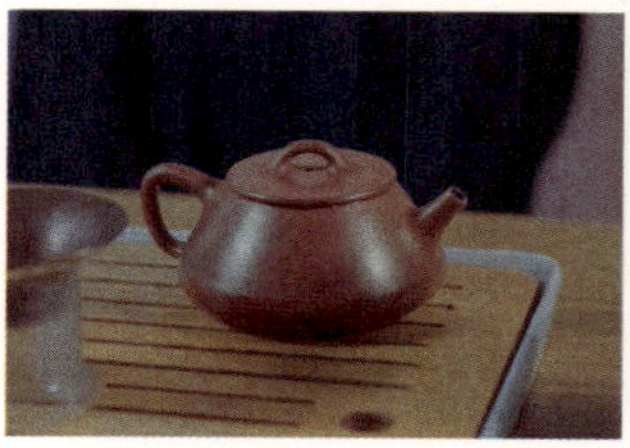

Meine kleine Yixing-Teekanne, die mich seit meinem ersten Tag in Deutschland begleitet – nun schon seit 25 Jahren.

茶与四季

Die Chinesen lieben Tee – er ist fast ein Nationalgetränk. Überall, wo man hinkommt, ist Tee die erste Wahl, um Gäste zu bewirten. Am liebsten sitzt man auch zu Hause am Teetisch, wie bei meinem Vater. Tee hat unterschiedliche Eigenschaften – er kann kalt oder warm genossen werden – und je nach Jahreszeit und Konstitution wählt man den passenden Tee. Das ist eine einfache und wirksame Methode zur täglichen Gesundheitsförderung.

Im Frühling trinkt man gerne Jasmintee, der dabei hilft, die im Winter angesammelte Kälte zu vertreiben und das Yang-Qi zu stärken. Im Sommer ist grüner Tee beliebt. Er ist bitter und kühlend und somit ideal zur Hitze- und Durstreduzierung. Im Herbst trinkt man Oolong-Tee, der weder zu kalt noch zu warm ist und dabei hilft, innere Hitze abzubauen und die Körpersäfte zu erneuern. Im Winter trinkt man schwarzen Tee, der süß und wärmend wirkt und die Verdauung unterstützt. So passt man den Teekonsum den vier Jahreszeiten und den eigenen Bedürfnissen an.

Neben diesen gängigen Teesorten gibt es viele einfache, selbst gemachte Tees und weitere wohltuende Getränke aus der chinesischen Küche, die im Folgenden vorgestellt werden.

枸
杞
茶

Gojibeeren-Tee

Gojibeeren gehören seit Jahrhunderten zu den alltäglichen Lebensmitteln der traditionellen chinesischen Ernährungslehre. Ihnen wird nachgesagt, sie könnten den Körper bei altersbedingter »Trockenheit« unterstützen, Müdigkeit der Augen lindern und die allgemeine Vitalität stärken. Sie lassen sich pur als Tee trinken, in Suppen und Congee verwenden oder je nach Bedarf mit Chrysanthemen oder chinesischen Datteln kombinieren.

Pro Glas

Zutaten
- 1 TL getrocknete Gojibeeren
- 80 °C heißes Wasser

Zubereitung

Gojibeeren kurz unter fließendem Wasser abspülen. Mit 80 °C heißem Wasser übergießen und etwa 10 Minuten ziehen lassen. Die Beeren können mitgegessen werden.

菊
花
枸
杞
茶

Chrysanthemen-Gojibeeren-Tee

Chrysanthemen duften mild, schmecken leicht süß-bitter und haben eine kühlende Wirkung. Sie klären Hitze und unterstützen Augen und Leber. Gojibeeren ergänzen diesen Effekt ideal.

Pro Glas

Zutaten
- 1 TL getrocknete Gojibeeren
- 1 TL Chrysanthemen
- 80 °C heißes Wasser

Zubereitung

Gojibeeren und Chrysanthemen in ein Glas geben. Kurz mit 80 °C heißem Wasser übergießen, umrühren und das Wasser wegschütten, um Unreinheiten zu entfernen.

Erneut mit heißem Wasser aufgießen, etwa 5 Minuten ziehen lassen und warm trinken. Der Tee kann zwei- bis dreimal aufgegossen werden.

Die Gojibeeren können am Ende mitgegessen werden. Optional etwas Honig oder Kandiszucker hinzufügen. Den Chrysanthemen-Tee frisch trinken und nicht lange stehen lassen.

红枣枸杞茶

Dattel-Gojibeeren-Tee

In China sagt man: »Täglich drei Datteln – und man bleibt auch im Alter jugendlich.« Die milde Süße unterstützt die Verdauung, nährt Blut und Qi und wirkt beruhigend.

Pro Glas

Zutaten
- 1–2 chinesische Datteln
- 1 TL getrocknete Gojibeeren
- 80 °C heißes Wasser

Zubereitung

Die Dattel(n) waschen und entsteinen – am einfachsten geht das mit einer Küchenschere. Die Gojibeeren kurz abspülen.

Dattel(n) und Gojibeeren in ein Glas geben, mit 80 °C heißem Wasser übergießen und etwa 5 Minuten ziehen lassen. Warm trinken. Kann zwei- bis dreimal aufgegossen werden. Datteln und Gojibeeren am Ende mitessen.

Gojibeeren-Tee

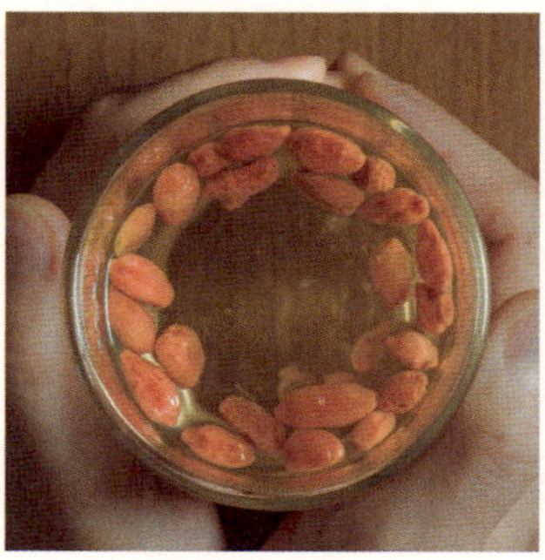

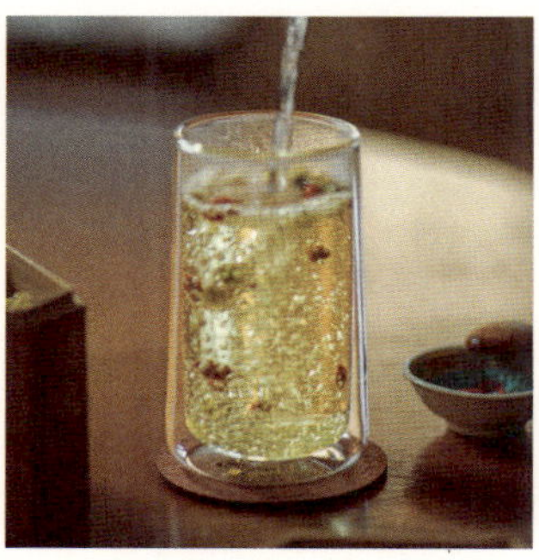

Chrysanthemen-Gojibeeren-Tee

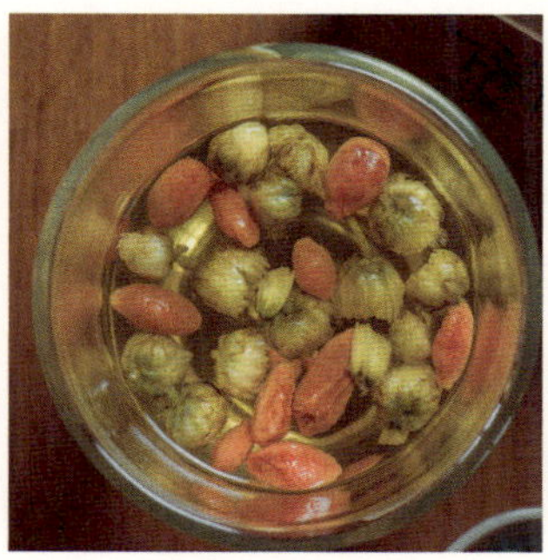

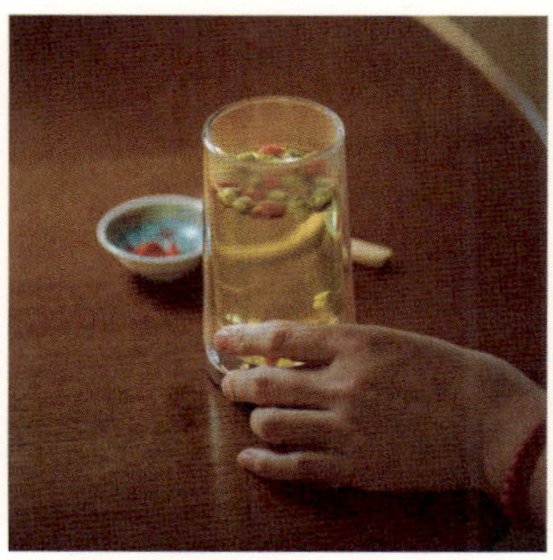

Dattel-Gojibeeren-Tee

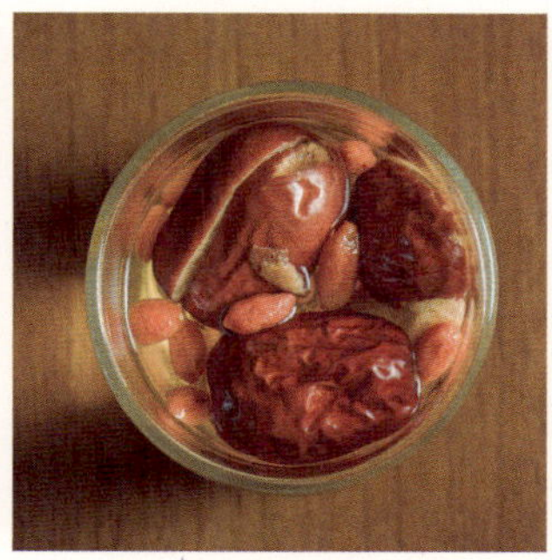

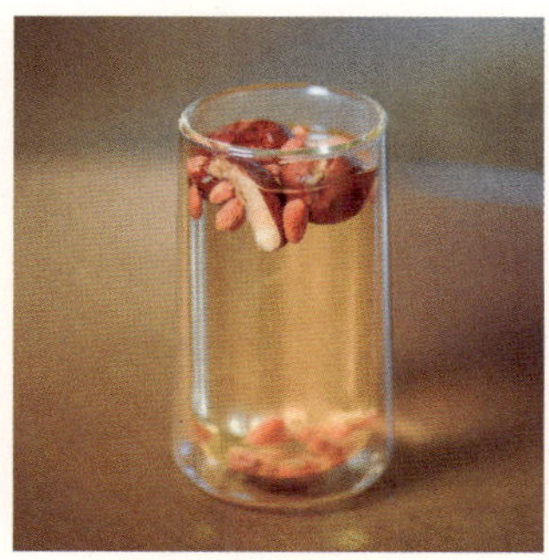

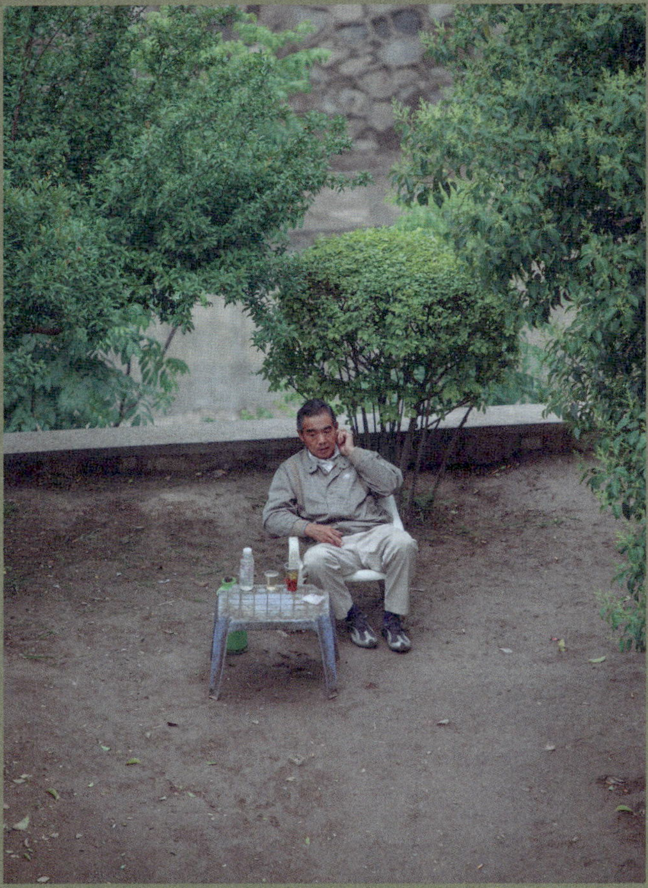

In einem einfachen Freiluft-Teegarten unterhalb der Stadtmauer gibt es weder edle Teesorten noch feines Teegeschirr. Ein paar Plastikhocker, einige Plastikstühle, ein paar Kannen mit heißem Wasser und eine große Schale Tee – mehr braucht es nicht. Die Menschen sitzen beisammen, entspannen sich, plaudern über dies und das oder suchen sich eine ruhige Ecke. Dort trinken sie Tee, massieren ihre Ohren und genießen eine vollkommen entspannte Teestunde.

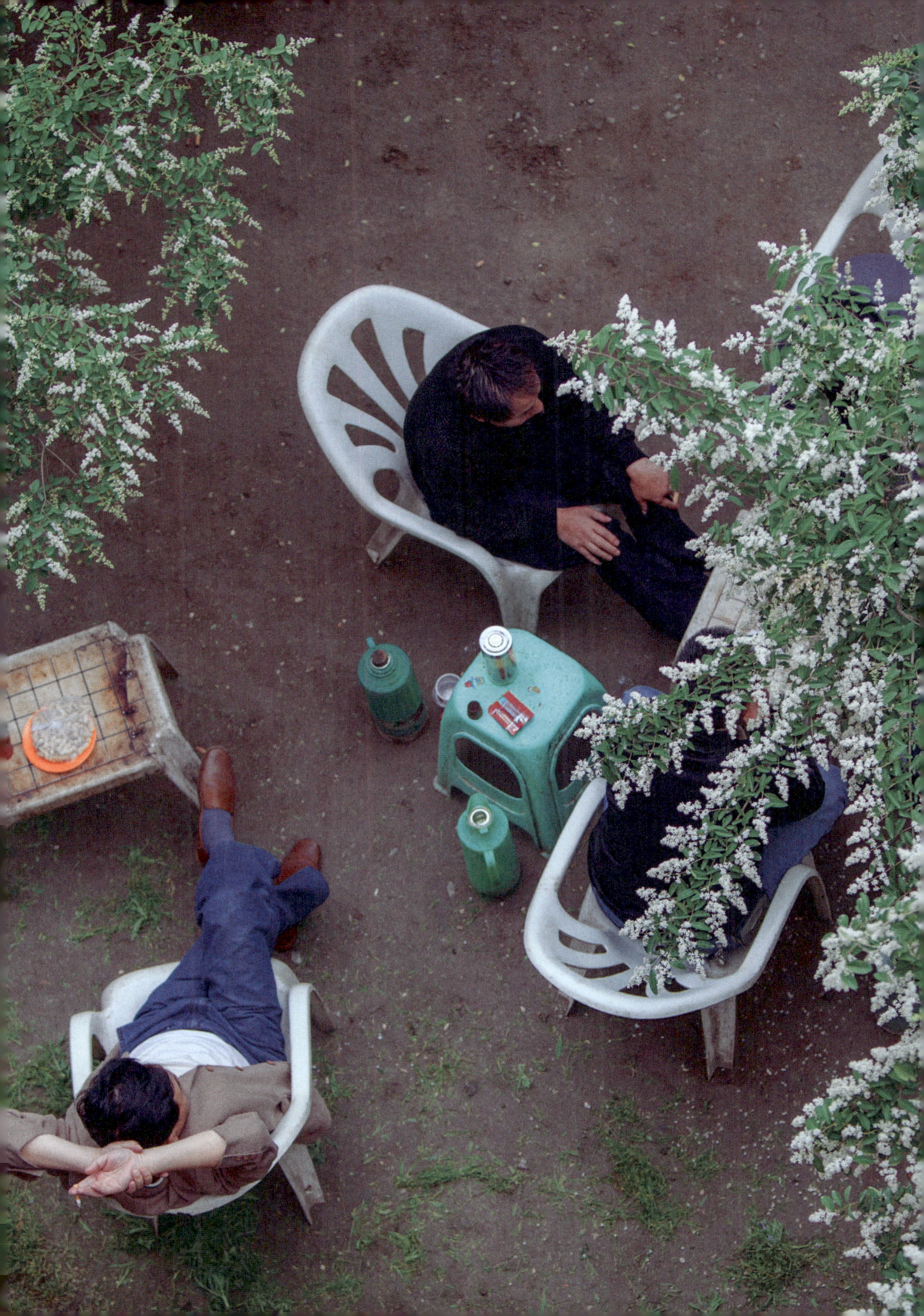

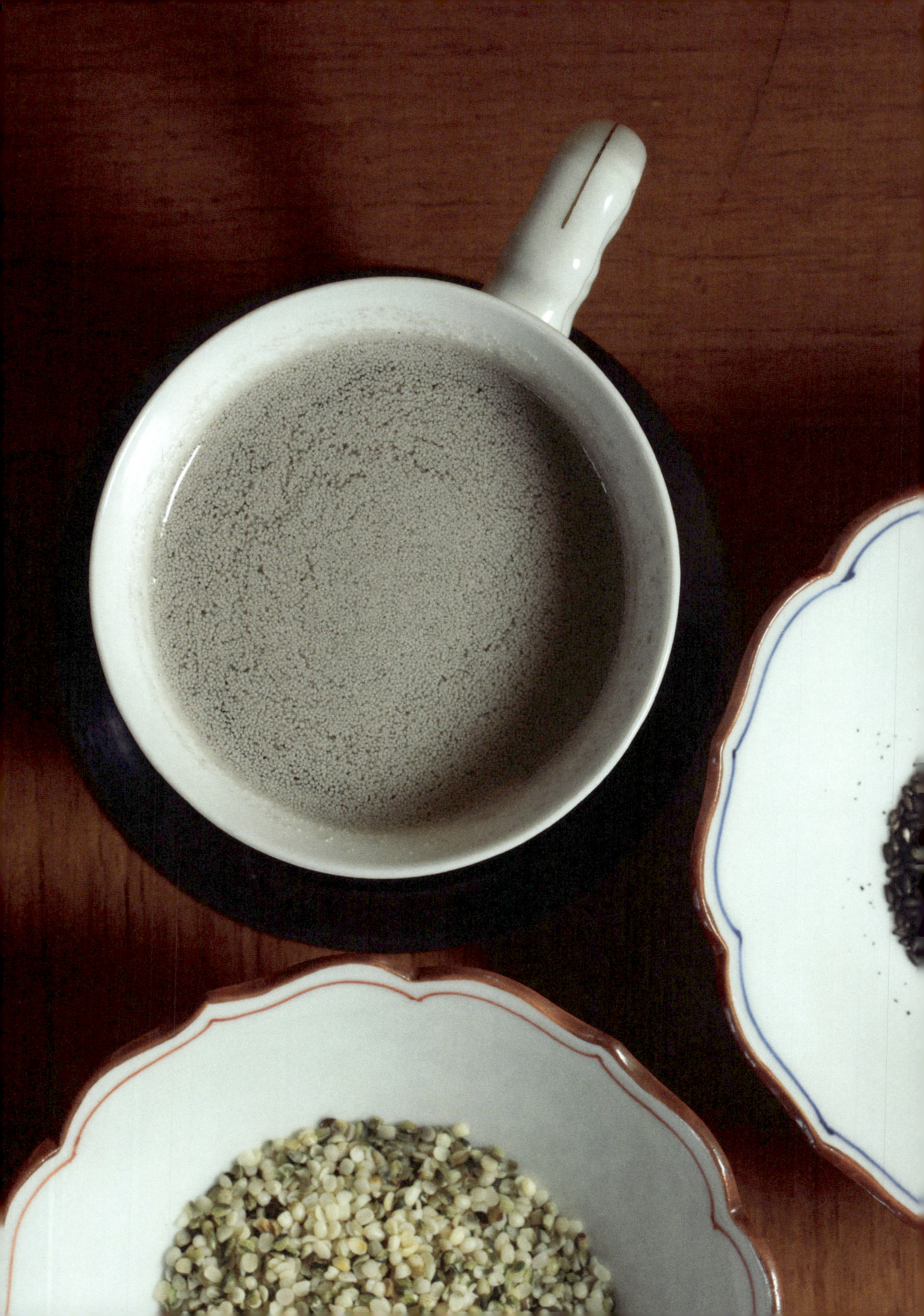

火
麻
仁
芝
麻
茶

Hanfsamen-Schwarzer-Sesam-Mix

In der chinesischen Provinz Guangxi gehören geschälte Hanfsamen zu den regionalen Spezialitäten. Sie werden dort liebevoll »Langlebigkeitssamen« genannt, denn sie sind reich an wertvollen Nährstoffen, insbesondere an hochwertigem pflanzlichem Eiweiß. Damit gelten sie insbesondere für Vegetarier und Veganer als hervorragende Proteinquelle.

Hanfsamen sind neutral (weder kühl noch warm) und daher besonders mild für den Körper. Die Kombination aus Hanfsamen und schwarzem Sesam wirkt befeuchtend, reguliert den Darm und unterstützt eine sanfte Verdauung. Sie ist besonders bei trockener Verstopfung geeignet.

In Hongkong wird dieses Getränk traditionell in Kräuterteeshops frisch zubereitet und ist so beliebt, dass täglich Tausende Tassen verkauft werden. Im Sommer trinkt man es eisgekühlt: süßlich, cremig und fast wie Milchtee. Es löscht den Durst und ist wesentlich bekömmlicher als Softdrinks. Wer zu Kälte neigt oder es in der kalten Jahreszeit trinkt, genießt das Getränk am besten lauwarm oder warm. Der beim Mixen verbleibende Trester muss nicht entsorgt werden. Einfach in Smoothies oder Joghurt einrühren.

Für 4 Portionen

Zutaten

- 120 g geschälte Hanfsamen
- 120 g schwarze Sesamsamen (alternativ weiße Sesamsamen)
- 2 EL Kandiszucker (oder Zucker)

Zubereitung

Hanfsamen und Sesam in einer Pfanne ohne Fettzugabe bei niedriger Temperatur etwa 15 Minuten rösten, bis ein nussiges Aroma entsteht.

Die Samen mit 1,2 l Wasser in einen Mixer geben und fein pürieren.

Die Flüssigkeit durch ein Passiertuch oder ein feines Sieb direkt in einen Topf filtern. Den Zucker hinzufügen und den Sud bei mittlerer Temperatur erhitzen, bis der Zucker sich vollständig aufgelöst hat. Warm oder abgekühlt genießen.

绿
豆
汤

Mungbohnengetränk

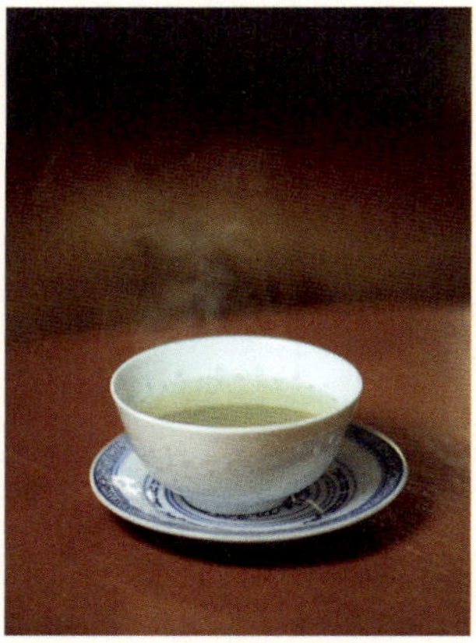

Im Sommerkapitel stelle ich ein Rezept für ein leichtes Congee aus Mungbohnen und Reis vor. Dieses Getränk ist sozusagen die konzentrierte Version davon und ideal für heiße, feucht-schwüle Tage. Frisch gekocht ist der Sud grünlich. In diesem Moment sind die Polyphenole, die aus den grünen Schalen in den Sud übergegangen sind, noch nicht oxidiert und der Sud besitzt seine stärkste hitzeklärende Wirkung. Deshalb trinkt man traditionell vor allem den Sud. Die Mungbohnen selbst können separat mit Reis zu einem Congee weitergekocht oder einfach so gegessen werden.

Das fertige Mungbohnengetränk lässt sich im Kühlschrank gut aufbewahren: eiskalt erfrischend oder vor dem Trinken leicht erwärmt. Mungbohnen können vor Hitzschlag schützen und den Körper auf sanfte Weise kühlen. Menschen mit kälteempfindlicher Verdauung oder chronischem Durchfall sollten jedoch nicht zu viel davon trinken.

Wenn die Mungbohnen länger gekocht werden, verfärbt sich der Sud rötlich und die Bohnen platzen vollständig auf. Dadurch verändert sich die heilende Wirkung – von überwiegend hitzeklärend hin zu eher giftklärend. Dann isst man die gesamte Suppe.

Für 4 Portionen

Zutaten
- 100 g Mungbohnen
- 1,2 l Wasser (am besten gefiltertes Wasser)

Zubereitung

Die Mungbohnen waschen und in reichlich Wasser mindestens 2–3 Stunden einweichen. Das Einweichwasser anschließend abgießen.

In einem Topf 1,2 l frisches Wasser zum Kochen bringen und die eingeweichten Bohnen hineingeben. Etwa 10 Minuten bei mittlerer Temperatur mit aufgesetztem Deckel kochen lassen.

Den Herd ausstellen und den Sud je nach Wunsch warm oder kalt genießen.

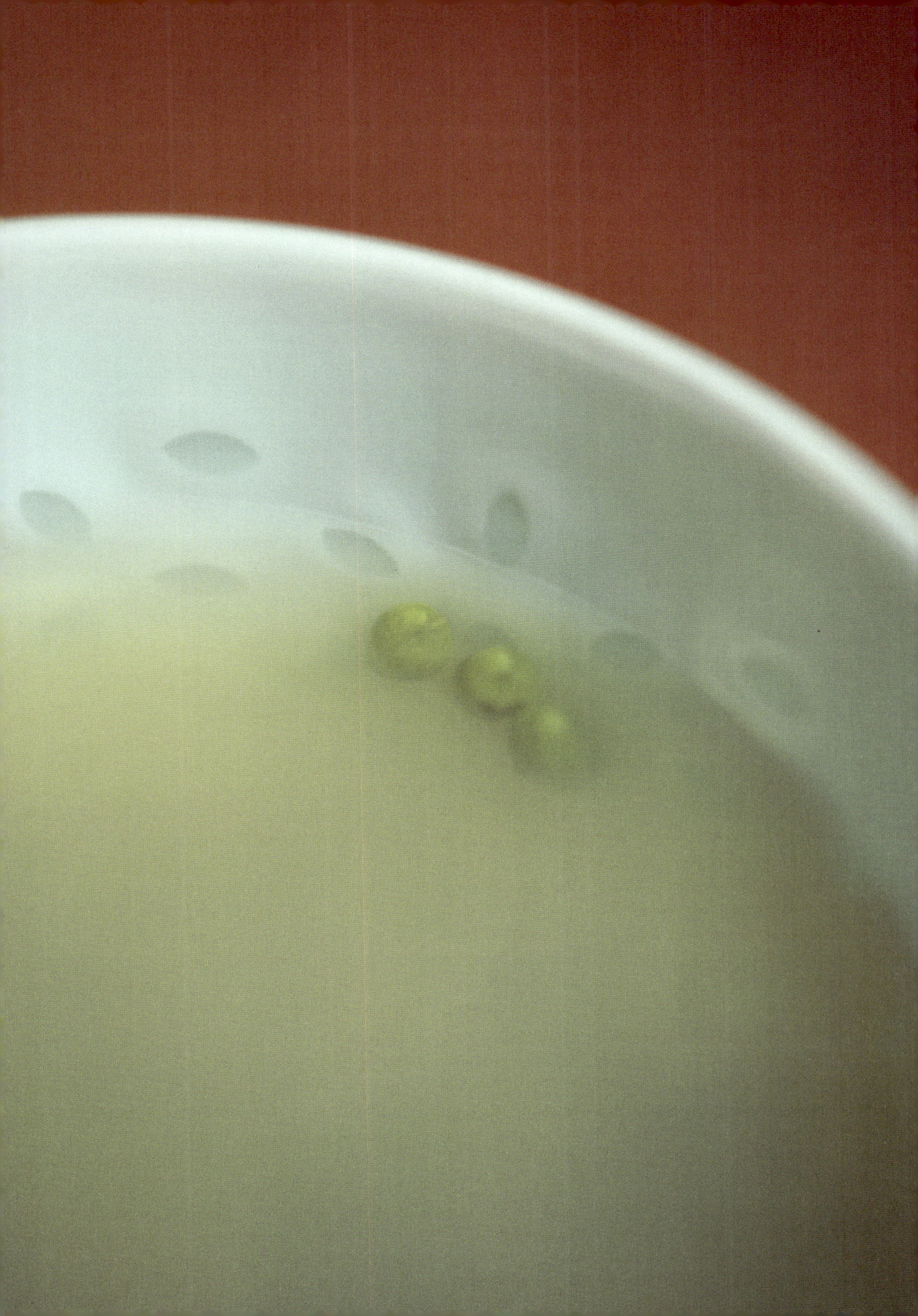

鸡
蛋
茶

Chinesischer Ei-Tee

Pro Portion

Zutaten
- 1 Ei
- ¼ TL Zucker oder Salz (nach Geschmack, kann auch weggelassen werden)
- 200 ml frisch aufgekochtes Wasser
- ½ TL geröstetes Sesamöl

In den frühen 80er-Jahren, bevor ich eingeschult wurde, verbrachte ich oft viel Zeit bei meiner Großmutter. Ich erinnere mich, dass sie häufig ein Ei mit etwas Zucker verrührte und mit heißem Wasser aufgoss. Damals verstand ich nicht, was sie da machte, doch später erfuhr ich, dass es sich dabei um Ei-Tee handelt, der in den Regionen Shandong und Henan sehr verbreitet ist.

Aus Sicht der Traditionellen Chinesischen Medizin (TCM) ist das Ei ein Yin-Yang-ausgewogenes Lebensmittel: Das Eigelb gehört eher zum Yin, es beruhigt den Geist, nährt die Nieren und stärkt Magen und Milz. Das Eiweiß ist dem Yang zugeordnet. Es befeuchtet Lunge und Rachen, klärt Hitze und entgiftet. Je nach Region wird bei der Zubereitung entweder eine Prise Salz oder etwas Zucker zugegeben. Bis heute fasziniert mich dieses Getränk, denn es ist unglaublich einfach zuzubereiten, schmeckt gut, liefert schnelle Energie und belastet den Körper nicht.

Zubereitung

Das Ei waschen, in eine Schale aufschlagen – im Winter sollte die Schale vorher angewärmt werden – und nach Wunsch Zucker oder Salz hinzufügen. Gut verquirlen.

Das frisch aufgekochte Wasser aus etwas Höhe zügig in das Ei gießen und dabei umrühren. Das Sesamöl dazugeben und den Ei-Tee heiß trinken.

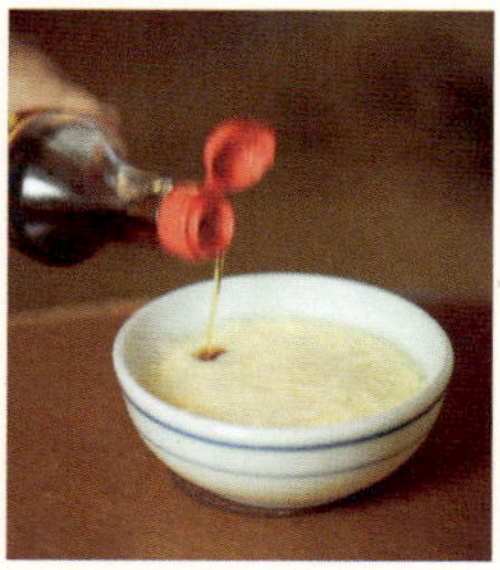

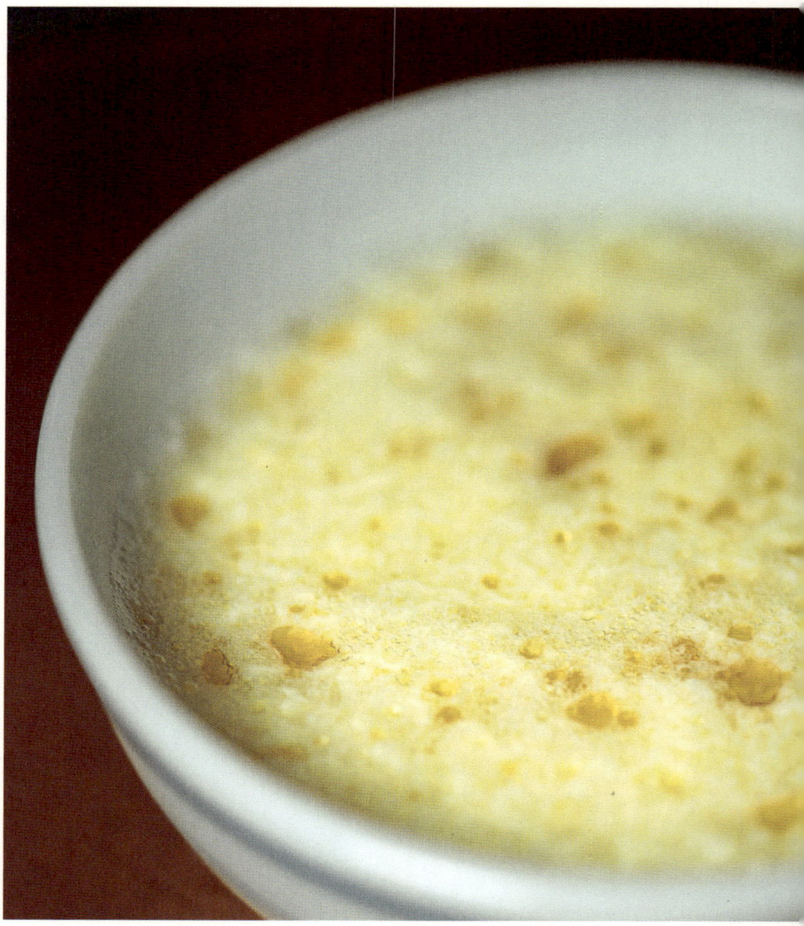

玫
瑰
茶

Rosentee

Pro Glas

Zutaten
- 1 TL Rosenknospen
- 80 °C heißes Wasser

In der chinesischen Ernährungskunde werden Rosenblüten als leicht wärmend eingestuft. Ihr sanft süßer Duft kann die Stimmung aufhellen und Sorgen sowie innere Anspannung mildern. In der Schönheitspflege wird Rosentee gerne eingesetzt, um feine Fältchen, fahle Haut und Stagnationen im Gesicht zu verbessern.

Traditionell empfiehlt man etwa 15 g Rosenblüten (5–6 Knospen) pro Tasse, vier- bis fünfmal pro Woche.

Zubereitung

Die Rosenknospen in ein Glas geben. Kurz mit 80 °C heißem Wasser übergießen, leicht umrühren und das Wasser wegschütten, um feine Verunreinigungen zu entfernen.

Erneut mit heißem Wasser aufgießen und etwa 5 Minuten ziehen lassen. Warm genießen. Der Tee kann zweimal aufgegossen werden.

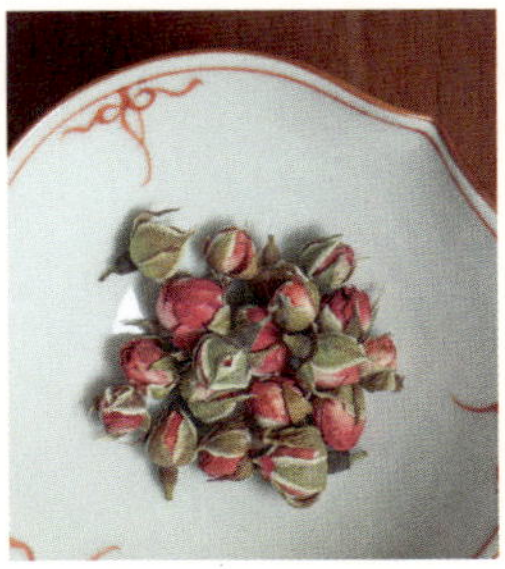

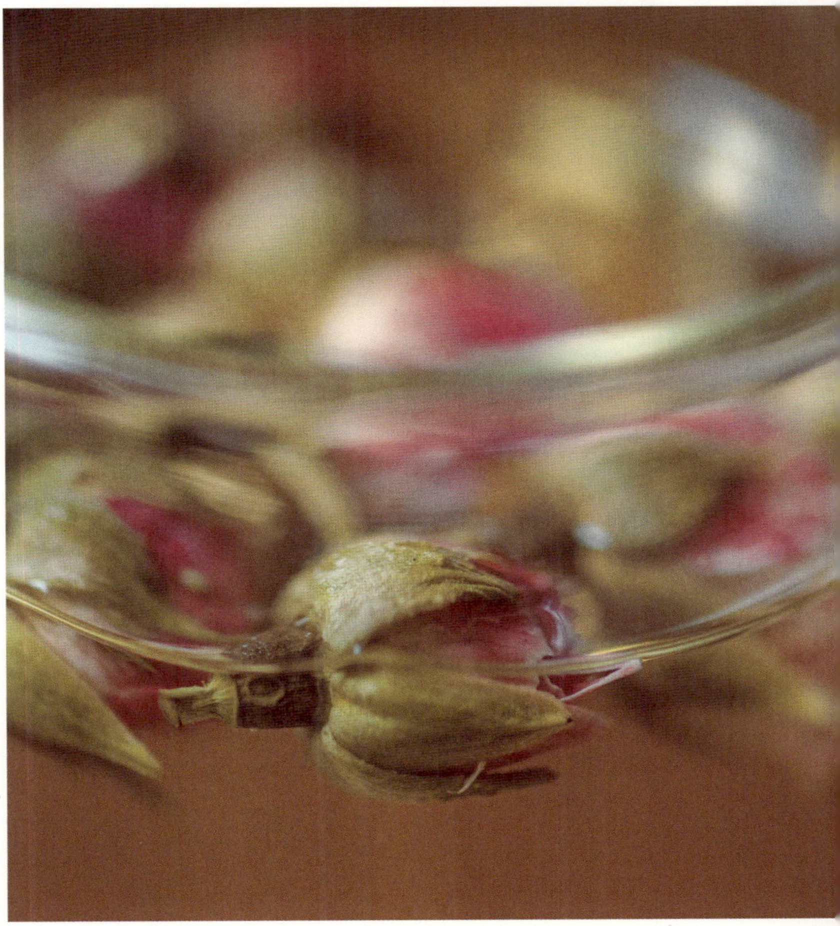

冰
糖
煮
梨

Gedünstete Nashi-Birne

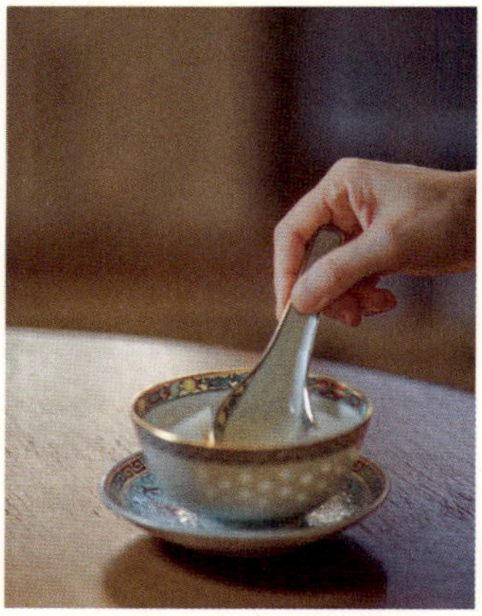

In Herbst und Winter trocknet die Luft stark aus. Das belastet nicht nur die Haut, sondern auch den Hals. Genau dann schenkt uns die Natur mit der Birne ein ideales saisonales Obst zur Pflege von Lunge und Rachen. Nach traditioneller chinesischer Ernährungslehre wirkt die Birne kühlend. Roh gegessen hilft sie, innere Hitze zu kühlen und Trockenheit zu lindern. Gekocht oder gedämpft hingegen nährt sie das Yin, befeuchtet die Lunge und beruhigt Husten. Besonders bei Erkältungen mit Husten (Wind-Kälte) ist eine warme Birne besser verträglich als eine rohe. Eine kleine Schale Birnenkompott am Tag beruhigt den Hals wohltuend, ohne den Magen zu reizen.

In Asien wird die Nashi-Birne seit Jahrhunderten kultiviert. Sie schmeckt sowohl roh als auch gegart köstlich. Heute ist sie in fast allen Supermärkten erhältlich. Die Früchte sind rund, apfelförmig und gelten als ursprüngliche Form der europäischen Birnen. Aus Sicht der Traditionellen Chinesischen Medizin (TCM) ist die Nashi-Birne besonders wirksam, da sie mehr Saft enthält und einen stärker kühlenden und befeuchtenden Effekt hat als europäische Birnensorten. Für dieses einfache Hausmittel werden nur wenige Zutaten benötigt. Kandiszucker ist nicht zwingend notwendig, er wird in der TCM jedoch als »neutral bis leicht kühlend« beschrieben und hat einen süßen Geschmack, der Lunge und Milz zugutekommt. Wer auf Zucker verzichten möchte oder den natürlichen Geschmack bevorzugt, kann ihn einfach weglassen und die Birne etwas länger köcheln lassen, damit sie von selbst süß wird.

Für 2 Portionen

Zutaten

- 1 große Nashi-Birne
- ca. 10–15 g Kandiszucker (optional)

Zubereitung

Die Birne schälen, entkernen und in mundgerechte Stücke schneiden. Mit 400 ml Wasser und, wenn verwendet, Kandiszucker in einen kleinen Topf geben und aufkochen. Danach bei geringer Temperatur etwa 20 Minuten sanft köcheln lassen. Warm servieren. Die Birnenstücke essen und den Sud trinken.

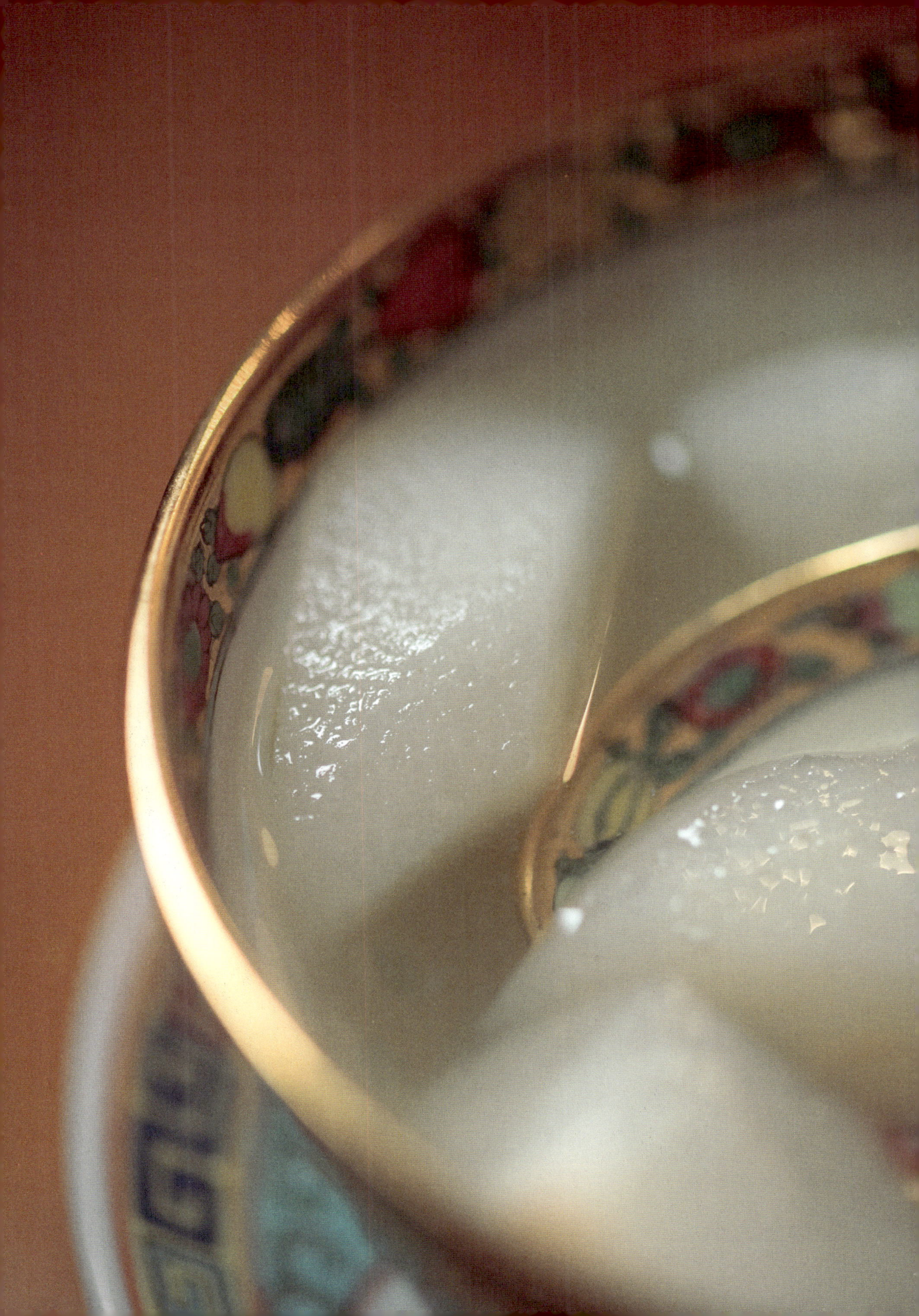

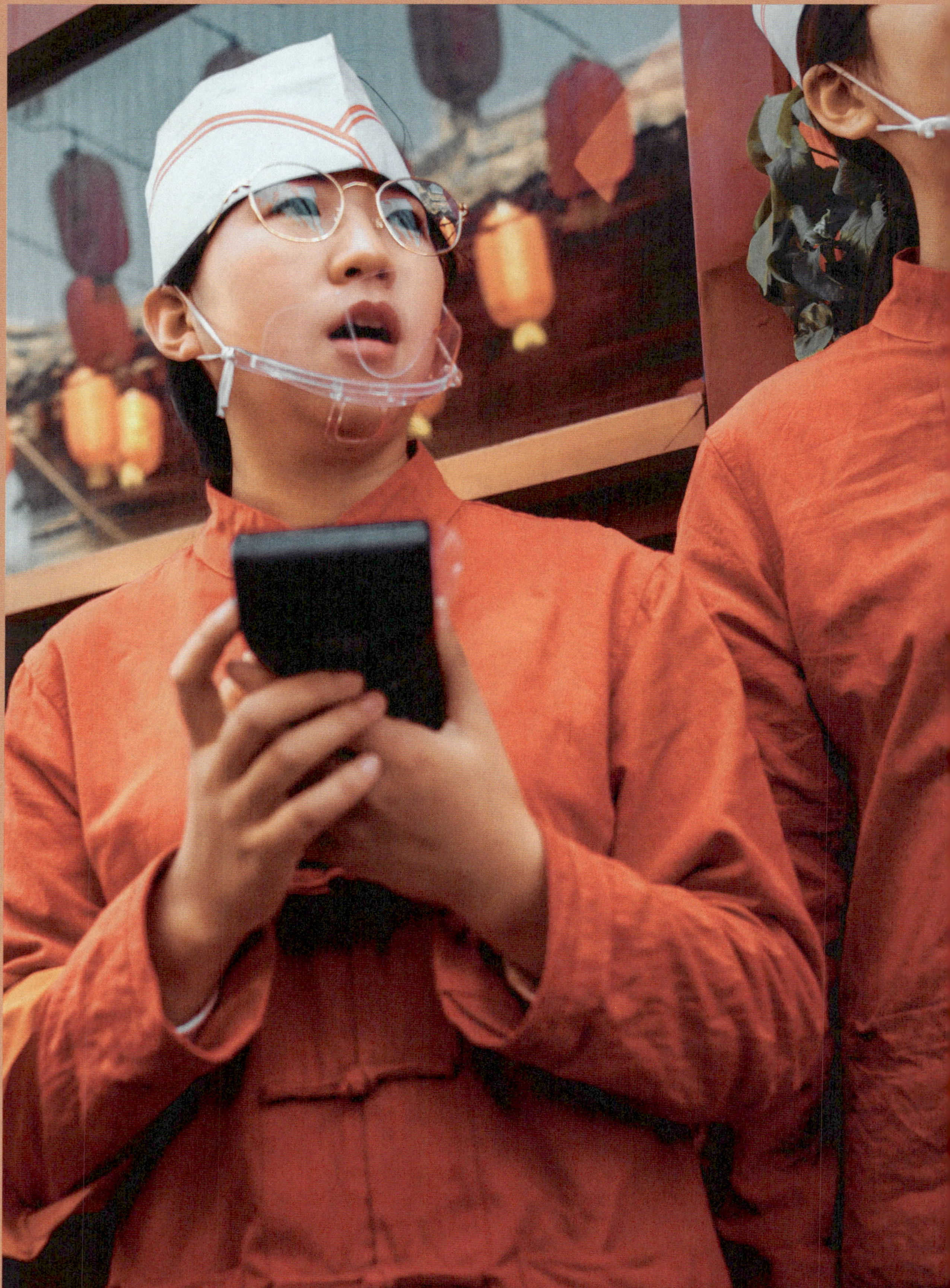

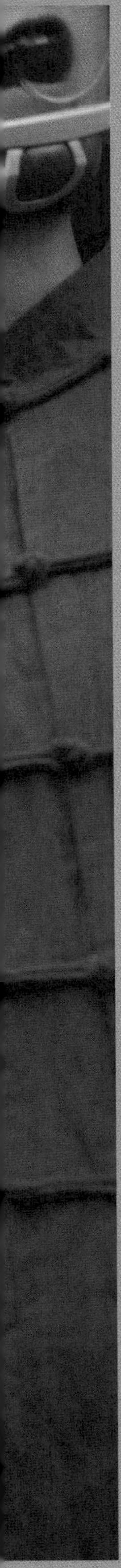

流行也健康

TRENDIG UND TROTZDEM GESUND

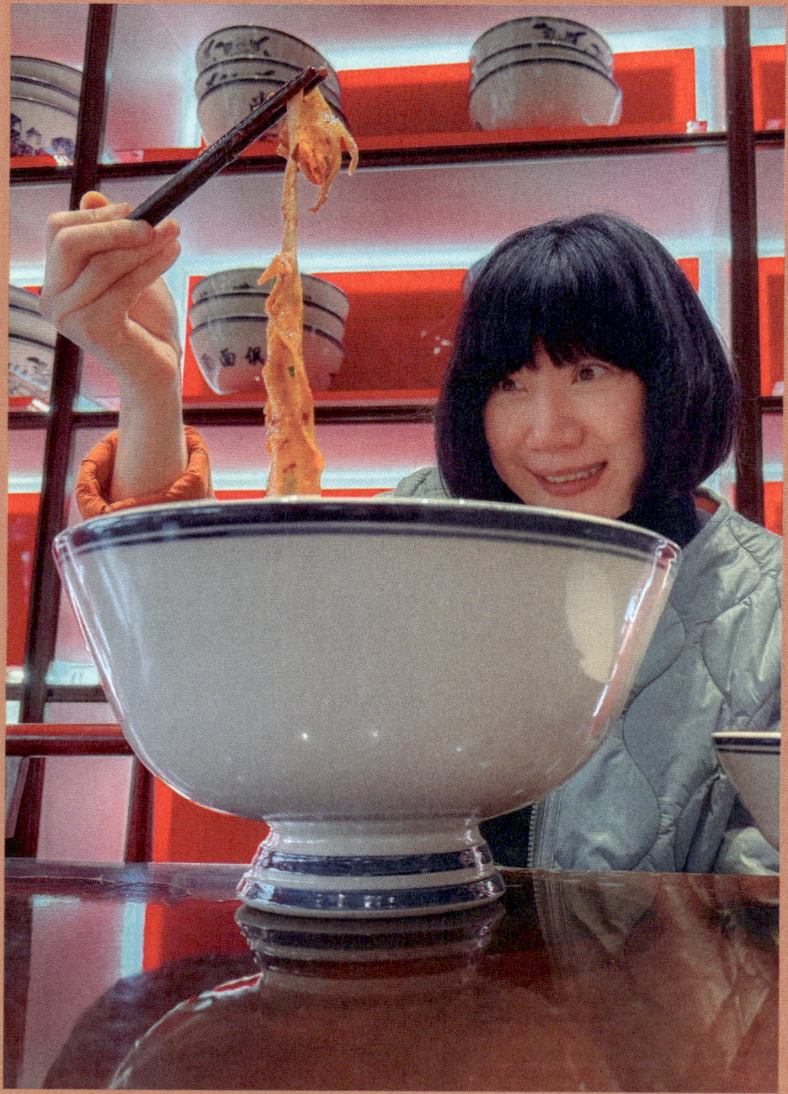

流行与正念

Zwischen Trend und Achtsamkeit

In den letzten Jahren sind beliebte Speisen wie Bubble Tea, Hotpot oder Biangbiang-Nudeln auch in Deutschland angekommen. Das freut mich sehr! Chinesisches Essen bedeutet heute nicht mehr nur süß-saure Saucen mit immer denselben Zutaten. Gleichzeitig weiß ich: Viele dieser trendigen Gerichte machen zwar schnell glücklich, enthalten aber oft viel Zucker, Salz oder Geschmacksverstärker. Danach seufzt man manchmal tief.

Ich suche hier eine Balance zwischen Nachhaltigkeit und einem guten Verhältnis zwischen Körper und Geist. In einer Welt, die immer schneller wird, wächst unser Bedürfnis nach Achtsamkeit – besonders am Esstisch. Und genau dort lohnt es sich, sich ein bisschen mehr Zeit zu schenken: gemeinsam in der Küche stehen, kochen, schmecken, lachen. Denn dort beginnt gutes Essen und ein gutes Gefühl.

Viele Streetfood-Trends haben sich aus der einfachen Küche entwickelt. Mit etwas Aufmerksamkeit können wir sie genauso genießen und dabei gesund bleiben. So wird Fast Food zu Comfort Food und Streetfood bekömmlich.

Denn am Ende geht es nicht nur darum, was wir essen, sondern auch darum, wie wir essen: Wir sollten uns selbst verwöhnen, zusammen kochen und dabei ein besseres Gespür für die Signale unseres Körpers entwickeln.

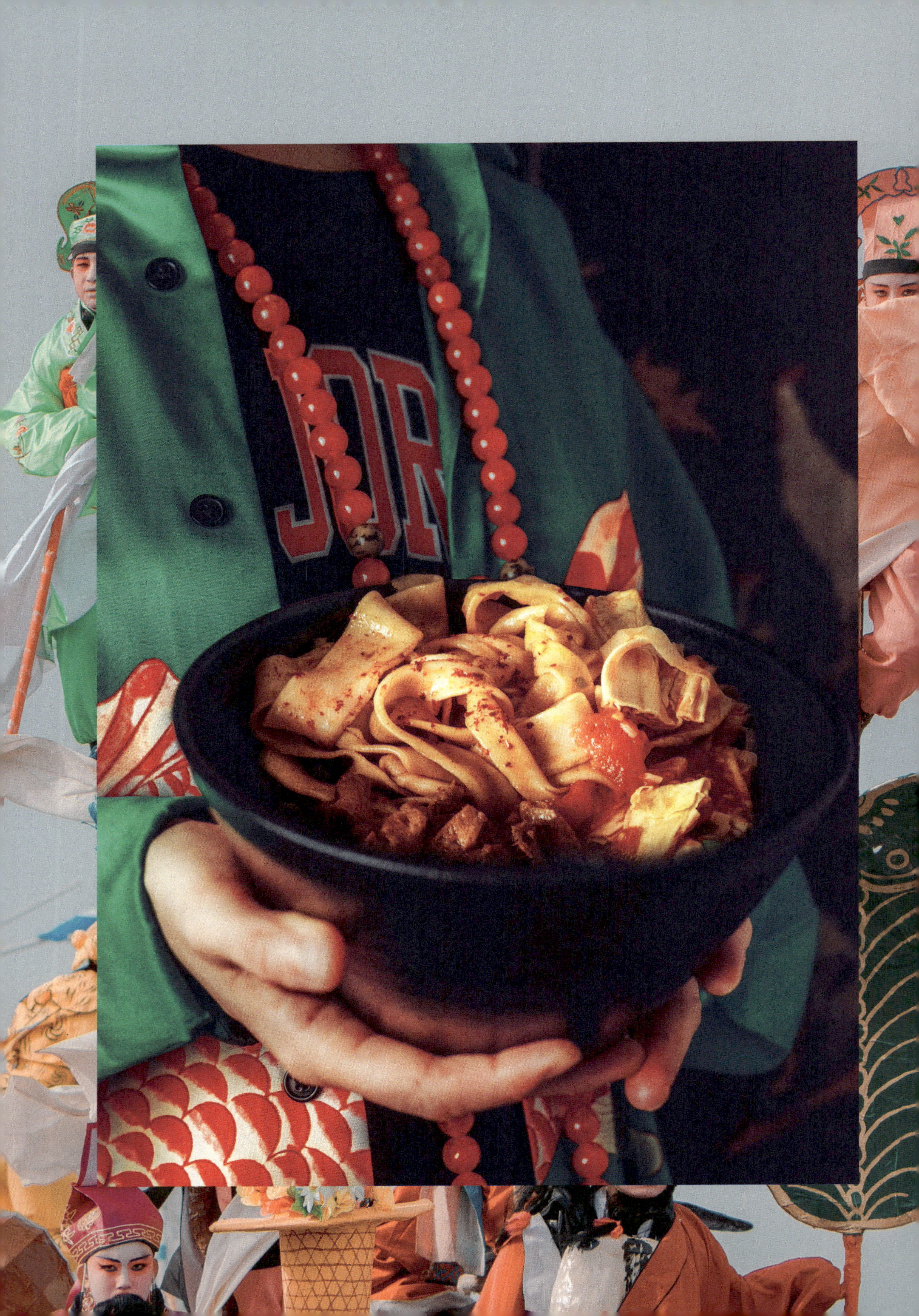

油
泼
扯
面

Hand-Pulled Noodles

Für 4 Portionen

Zutaten
Für den Nudelteig
- 400 g Weizenmehl (Type 550)
- 1 TL Salz
- Speiseöl zum Benetzen

Für die Basic-Sauce
- 4 EL helle Sojasauce
- 4 EL Reisessig
- 1 TL Salz
- 50 g Pak Choi (oder anderes grünes Blattgemüse)
- 2 Frühlingszwiebeln, in feine Ringe geschnitten
- 2 EL Sichuan-Chilipulver
- 8 EL Erdnussöl (oder Bratöl)

Für die Tomaten-Tofustangen-Sauce
- 100 g getrocknete Tofustangen (Yuba)
- Salz
- 1 EL Reisessig
- 1 EL Zucker
- 500 g Tomaten
- 1 Frühlingszwiebel, in feine Ringe geschnitten
- Speiseöl zum Braten

Für die rot geschmorte Sojaschnetzel Sauce
- 100 g Sojaschnetzel
- 1 Frühlingszwiebel, in feine Ringe geschnitten
- 2 Knoblauchzehen, fein gehackt
- 2 cm Ingwer, fein gehackt
- 2 EL helle Sojasauce
- 2 EL dunkle Sojasauce
- 2 EL Speiseöl
- 1 Sternanis
- 2 Lorbeerblätter
- 150 ml heißes Wasser

Hand-Pulled Noodles, auch bekannt als Biangbiang-Nudeln, sind eine Spezialität aus Xi'an, der alten Hauptstadt im Nordwesten Chinas. Der Name leitet sich vom typischen Biang-Geräusch ab, das entsteht, wenn der Teig kräftig auf die Arbeitsfläche geschlagen wird. Die Nudeln selbst sind extrabreit, herrlich elastisch und so lang, dass man sie scherzhaft mit einem Hosengürtel vergleicht. Serviert werden die gekochten Nudeln in einer Schüssel auf Frühlingszwiebeln und aromatischen Gewürzen wie Chilipulver. Anschließend wird blubbernd heißes Öl darüber gegossen – erst dann entfalten sich Duft und Geschmack voll und alles wird gut vermengt.

In der traditionellen TCM gilt Chili als wärmend, er vertreibt Kälte und fördert das Schwitzen. In den kalten Winterregionen im Norden Chinas hilft etwas Chili daher, Magen und Körper zu wärmen. Wer empfindlich auf Schärfe reagiert, kann einfach weniger Chilipulver verwenden – oder durch einen Teelöffel fein gehackten Knoblauch ersetzen. Das schmeckt ebenfalls fantastisch. Damit diese Mahlzeit ernährungsphysiologisch ausgewogen ist, kombiniere ich zwei Beilagen dazu: leicht säuerlich-süße Tofustangen in Tomatensauce und aromatisch-würzige, rot geschmorte Sojaschnetzel. Die Kombination aus Sojaschnetzel und Tofustangen mit den Weizennudeln ist sinnvoll – denn auf diese Weise wird die biologische Wertigkeit optimiert: Der Körper kann mehr der aufgenommenen pflanzlichen Proteine verwerten.

Das Geheimnis perfekter Biangbiang-Nudeln? Zeit zum Ruhen! Drei bis vier Stunden sind optimal, mindestens aber eine Stunde sollte der Teig entspannen. Die Ruhezeit beginnt in dem Moment, in dem der Teig bereits geteilt und mit Öl bestrichen ist. Während der Teig ruht, lassen sich die Beilagen ganz stressfrei vorbereiten.

Zubereitung

Hand-Pulled Noodles mit Basic-Sauce
Für den Nudelteig Mehl, 200 g Wasser (Zimmertemperatur) und Salz in einer Schüssel zu einem Teig verkneten. Abdecken und 10 Minuten ruhen lassen. Anschließend etwa 5 Minuten kneten, bis er geschmeidig ist.

Den Teig auf etwa 1 cm Dicke ausrollen und in acht gleich große Stücke schneiden. Die Teigstücke in einen flachen Behälter geben und mit Öl rundum benetzen, damit sie nicht zusammenkleben. Mit Frischhaltefolie abdecken und bei Raumtemperatur mindestens 1 Stunde (optimal 3–4 Stunden) ruhen lassen. In dieser Zeit die Tomaten-Tofustangen-Sauce und die rot geschmorten Sojaschnetzel zubereiten (s. S. 172).

Nach der Teigruhe jedes Teigstück flach drücken und die beiden Längsseiten mit dem Nudelholz etwas dünner ausrollen; die Mitte bleibt dicker. Mit einem Essstäbchen in der Mitte eindrücken (für späterer Risspunkt). Den Teig mit den Händen vorsichtig bis auf Schulterbreite ausziehen. Einmal auf die Arbeitsfläche schlagen und erneut ziehen. Dies zwei- bis dreimal wiederholen, bis eine Länge von etwa 60 cm erreicht ist. Den Teigstreifen in der Mitte aufreißen und ggf. kürzen. Die fertig gezogenen Nudeln auf eine leicht geölte Arbeitsfläche oder ein Backblech legen, sodass sie nicht aneinanderkleben.

Für die Basic-Sauce vor dem Kochen in jede Servierschüssel geben:
1 EL helle Sojasauce
1 EL Reisessig
ca. ⅓ TL Salz

Den Pak Choi waschen und den dicken Wurzelansatz entfernen. Den Pak Choi vierteln und beiseitestellen.

In einem Topf 2 l Wasser zum Kochen bringen. Die Nudeln hineingeben und 1 Minute kochen. In den letzten 10 Sekunden den Pak Choi hinzufügen.

Nudeln und Pak Choi durch ein Nudelsieb abgießen und in die vorbereiteten Schüsseln verteilen. Pro Portion etwa 2 EL geschnittene Frühlingszwiebeln in die Mitte der Nudeln geben und ½ EL Chilipulver darauf streuen.

Das Erdnussöl auf etwa 180 °C erhitzen. 2 EL heißes Öl pro Schüssel über die Frühlingszwiebeln und das Chilipulver gießen. Sofort mischen und mit den beiden Beilagen servieren.

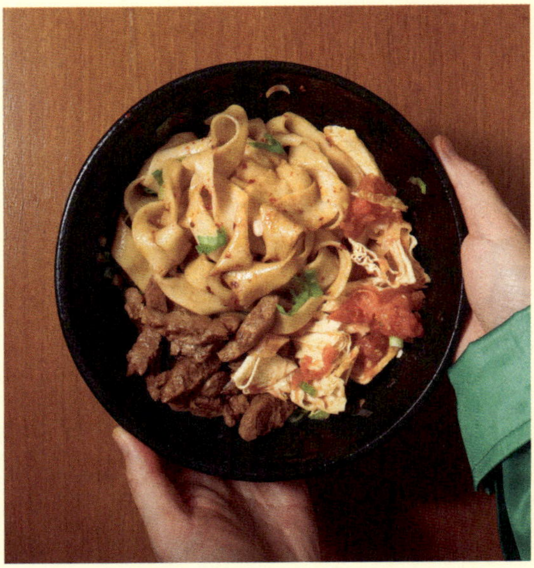

Tomaten-Tofustangen-Sauce
Die Tofustangen grob zerbrechen und mit 1 TL Salz und dem Essig etwa 50 Minuten in lauwarmem Wasser einweichen. Anschließend die Tofustangen ausdrücken, in mundgerechte Stücke schneiden und beiseitestellen.

Die Tomaten an der Oberseite kreuzweise einschneiden, 5 Minuten in heißem Wasser ziehen lassen. Danach schälen und in Stücke schneiden.

Die Frühlingszwiebel in etwas Öl anbraten, bis sie duftet. Dann die Tomaten zugeben, etwas Salz und den Zucker einrühren und alles bei mittlerer Temperatur etwa 3 Minuten kochen, bis die Tomaten zerfallen. Die Tofustangen hinzufügen, weitere 2 Minuten mitköcheln, zuletzt abschmecken. Warm halten und dann über die frisch gekochten Nudeln geben, vermischen und genießen!

Rot geschmorte Sojaschnetzel-Sauce
Die Sojaschnetzel 15 Minuten in heißem Wasser einweichen, danach gut abspülen und ausdrücken. Mit Frühlingszwiebeln, Knoblauch, Ingwer und beiden Sojasaucen 15 Minuten marinieren.

Das Öl in einer Pfanne erhitzen und die Sojaschnetzel darin 4 Minuten anbraten. Sternanis, Lorbeer und 150 ml heißes Wasser zugeben.

Alles bei niedriger Temperatur etwa 10 Minuten schmoren lassen, bis die Flüssigkeit reduziert ist. Anschließend mit Salz und Pfeffer abschmecken. Als Sauce zu den Nudeln servieren.

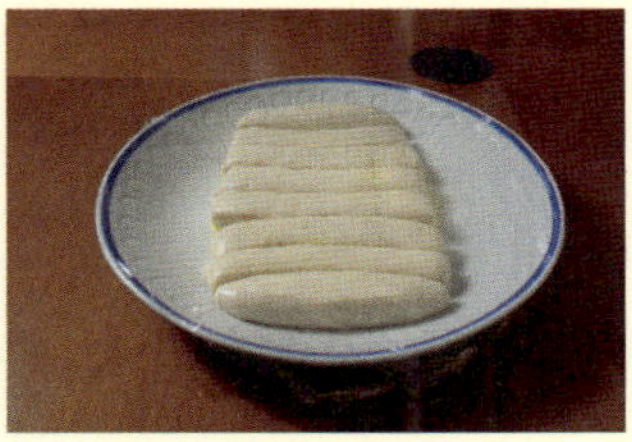

Die Teigstücke mit Öl bestreichen, abdecken und mindestens 1 Stunde bei Raumtemperatur ruhen lassen.

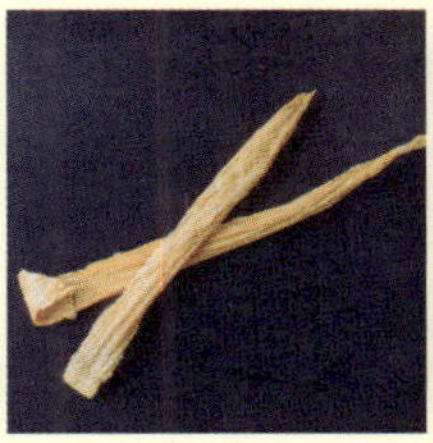

Getrocknete Tofustangen

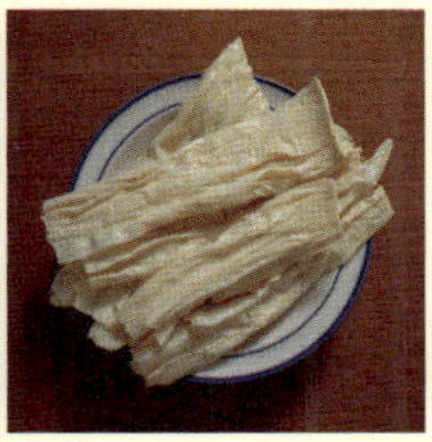

Eingeweichte und gut ausgedrückte Tofustangen

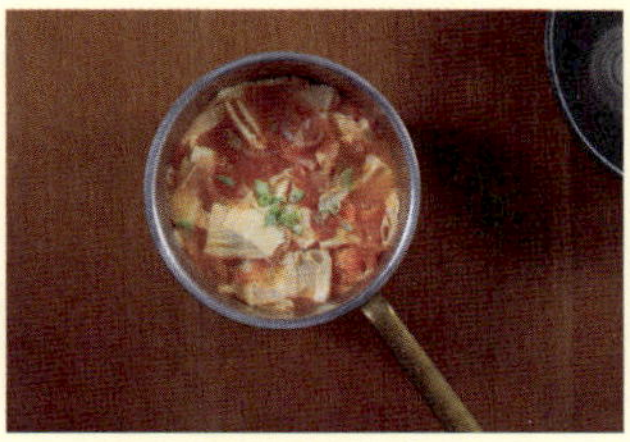

Tomaten-Tofustangen-Sauce

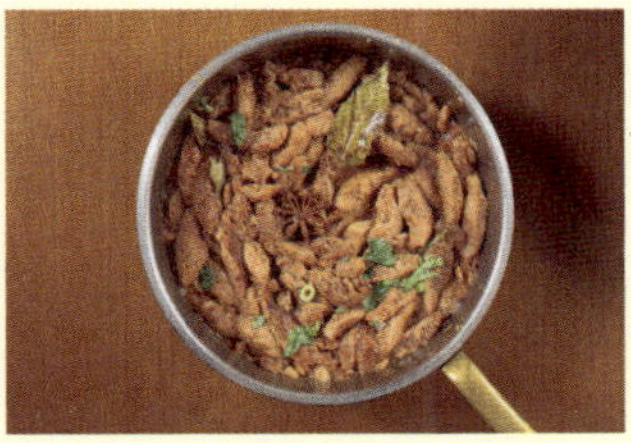

Rot geschmorte Sojaschnetzel-Sauce

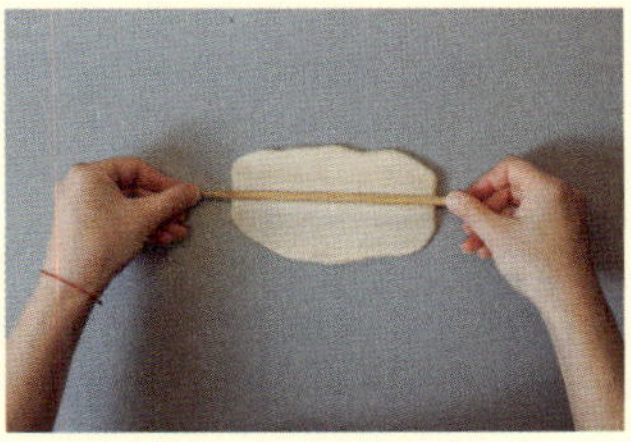

Mit einem Essstäbchen in der Mitte eindrücken (Sollbruchstelle).

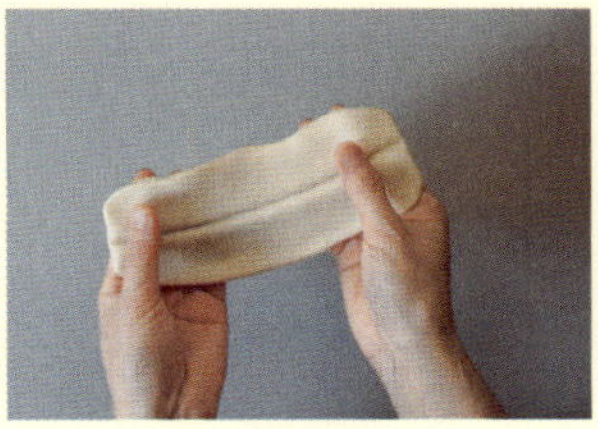

Den Teig vorsichtig bis schulterbreit ziehen.

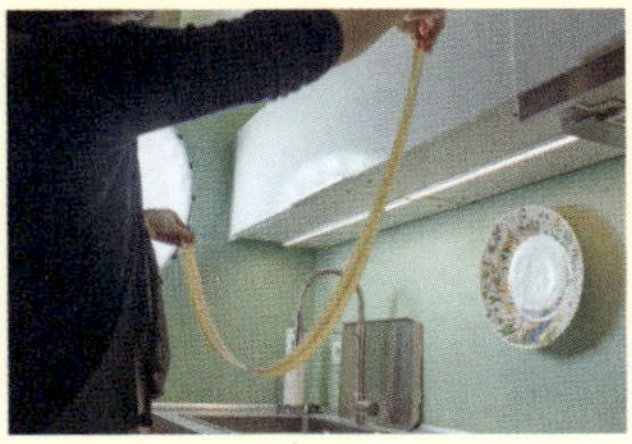

Einmal auf die Arbeitsfläche schlagen, erneut ziehen.

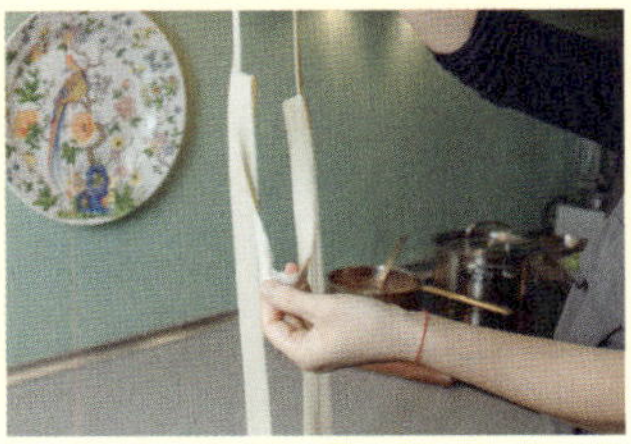

In der Mitte aufreißen, ggf. kürzen.

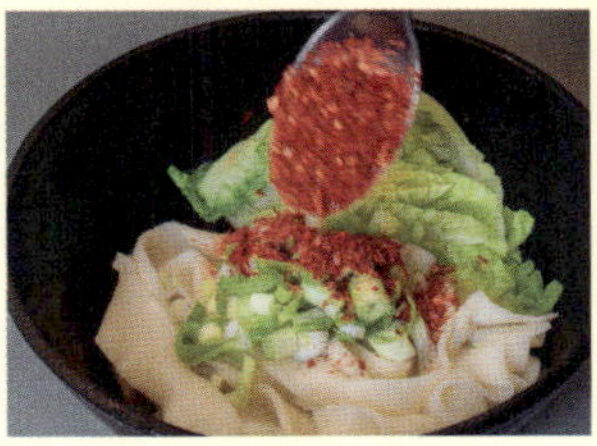

Pro Portion 2 EL Frühlingszwiebeln in die Mitte der Nudeln geben und ½ EL Chilipulver darüberstreuen.

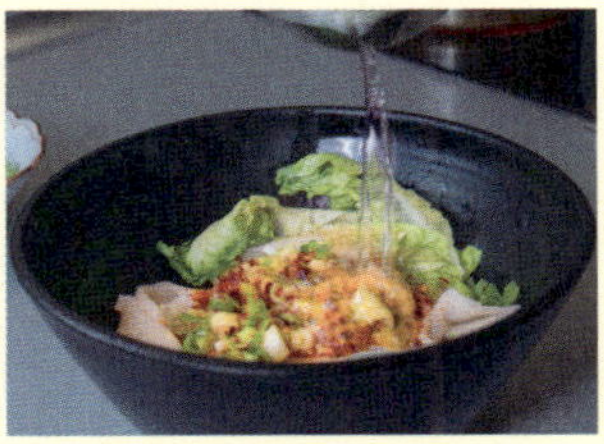

2 EL heißes Öl pro Schüssel über Frühlingszwiebeln und Chilipulver gießen.

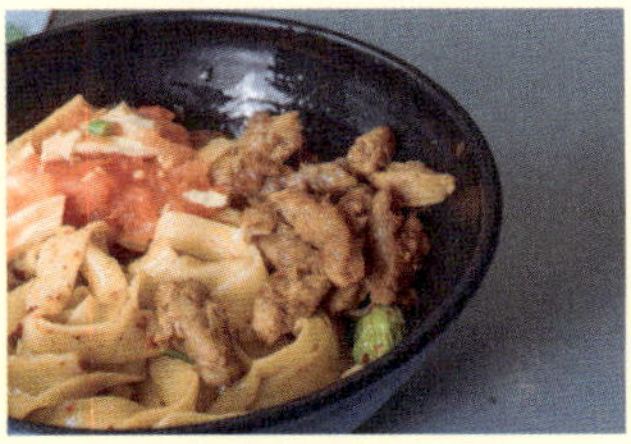

Sofort mischen und mit beiden Beilagen servieren.

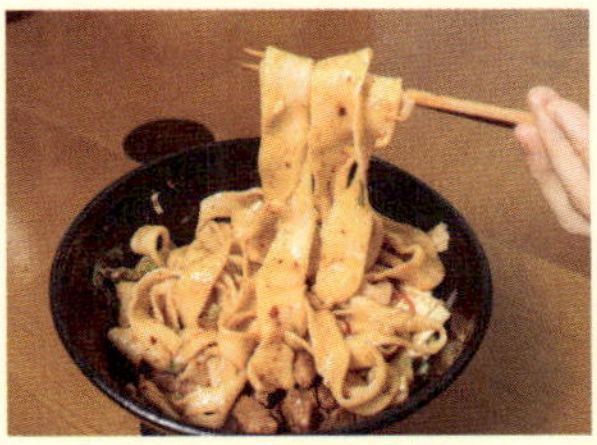

Guten Appetit!

麻辣烫

Ma La Tang – ein trendiger chinesischer Eintopf

Ma La Tang gehört zu den typischsten und beliebtesten Streetfoods Chinas. Ursprünglich stammt das Gericht aus der Provinz Sichuan, doch inzwischen findet man es in allen Teilen Chinas. Sogar große Ma-La-Tang-Restaurantketten eröffnen seit Kurzem Filialen in Deutschland und weltweit. Am einfachsten lässt sich Ma La Tang als eine Art »Mini-Hotpot« beschreiben. Sie wählen Ihre Lieblingszutaten aus, die der Koch nacheinander in einer kräftigen Brühe garen lässt – je nach Garzeit, damit alles auf den Punkt gelingt. Anschließend wird es mit einer Dipsauce Ihrer Wahl serviert. Der Name »Ma La Tang« beschreibt seine drei charakteristischen Eigenschaften: »Ma« steht für betäubend, »La« für scharf und »Tang« für heiß.

Doch heutzutage wird die Schärfe oft milder abgestimmt, damit auch Menschen mit empfindlicherem Gaumen dieses Gericht genießen können. Spannend ist, dass sich regionale Varianten entwickelt haben. Besonders beliebt ist Dongbei Malatang, eine Variante aus Nordostchina. Der Hauptunterschied: Während Sichuan-Malatang für seine intensive Schärfe und den Sichuanpfeffer bekannt ist, ist Dongbei-Malatang aromatischer, milder, herzhaft und reich an Umami. Eine cremige Sesampaste dient als Hauptsauce und balanciert die Schärfe harmonisch aus, wodurch das Gericht an Tiefe gewinnt und unsere Verdauung geschont wird.

Mich fasziniert Ma La Tang vor allem durch seine Vielfalt an Zutaten und seinen kräftigen Geschmack. Für eine pflanzenbetonte Ernährung ist es ein echtes Glücksgericht: Es ist herzhaft, wärmend und sättigend und gibt uns Energie und ein Gefühl des Wohlbehagens, besonders in der kalten Jahreszeit. Mein Rezept vereinfacht die klassische Zubereitung und stellt eine Auswahl köstlicher pflanzlicher Zutaten vor. Mit einem Einkauf im Supermarkt lässt sich dieses Gericht problemlos für Familie und Freunde kochen. Und ganz nebenbei ist es auch ein perfektes »Kühlschrank-aufräumen-vor-dem-Urlaub«-Rezept!

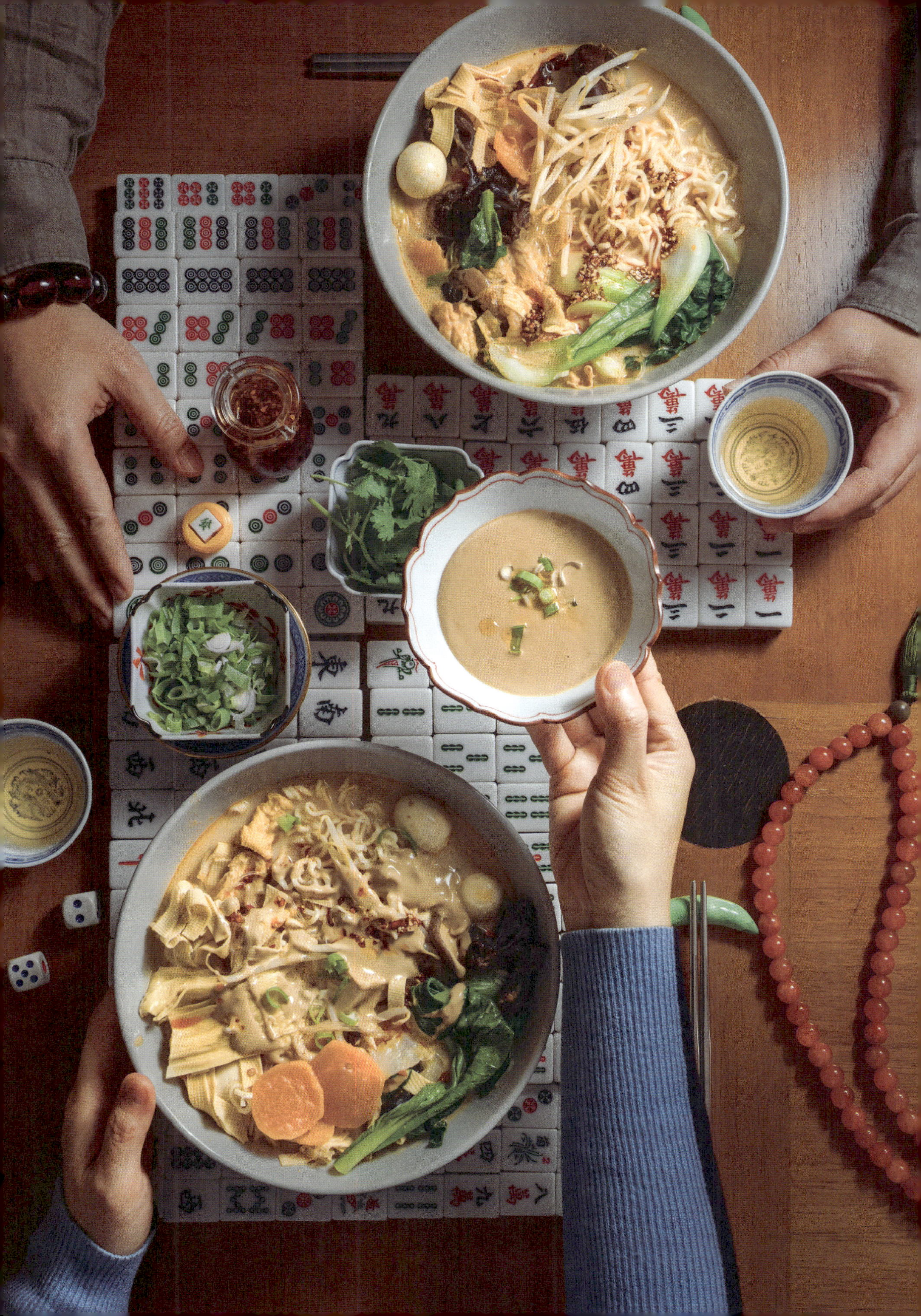

Für 4 Portionen

Zutaten
Für die Sesam-Topping-Sauce

- 4 EL chinesische Sesampaste
- 2 EL Erdnussbutter
- 1–2 EL Sojasauce
- 2 TL Essig
- 1 TL Zucker
- 3 Knoblauchzehen, fein gehackt

Für die Brühe

- 3 EL Speiseöl
- 2 Knoblauchzehen, leicht angedrückt
- 3 cm Ingwer, in Scheiben geschnitten
- 2 TL Sichuanpfeffer
- 2–4 EL Pixian Sichuan Saubohne in Chiliöl (Paste)
- 1 l pflanzliche Milch (optional, macht die Brühe cremiger; wenn nicht verwendet, mehr Gemüsebrühe zugeben)
- 2 l Gemüsebrühe (oder heißes Wasser)
- 2 EL helle Sojasauce
- 1 TL Zucker
- 2 getrocknete Chilischoten (optional)

Gemüse und Beilagen (Vorschläge, nach Garzeit sortiert und variabel kombinierbar)

Härter – zuerst kochen

- 200 g Süßkartoffeln oder Kartoffeln, geschält und in dünne Scheiben geschnitten
- 200 g Pilze (z. B. Shiitake, Enoki, Austernpilze ...), in Stücke geschnitten
- 200 g Tofu (natur oder frittiert), in Würfel geschnitten
- 100 g Tofustangen, in lauwarmem Wasser eingeweicht

Mittelhart

- 200 g Pak Choi, in mundgerechnete Stücke geschnitten
- 200 g Chinakohl, in mundgerechnete Stücke geschnitten

Zart – nur kurz garen

- 150 g Glasnudeln, in Wasser eingeweicht
- 1 Handvoll frischer Spinat oder Mungbohnensprossen

Außerdem

- 100 g Weizennudeln (z. B. Mie-Nudeln)
- 12 Stück Wachteleier (optional), 5 Minuten hart gekocht und geschält
- Frühlingszwiebeln, in Ringe geschnitten, oder frischer Koriander, klein gezupft, zum Garnieren
- Chiliöl (optional, s. S. 184)

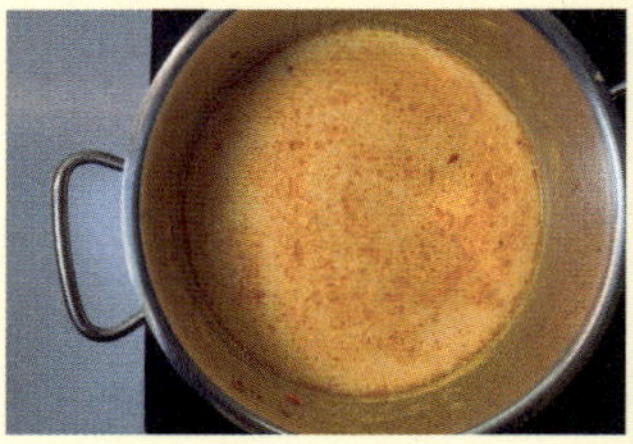

Fertig gekochte Brühe

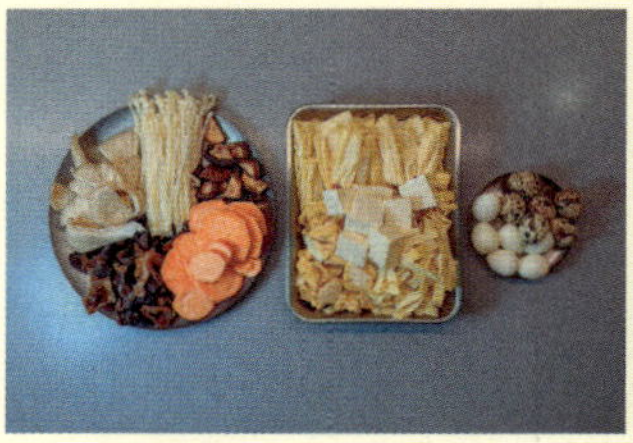

Härtere Zutaten: zuerst in der kochenden Brühe garen.

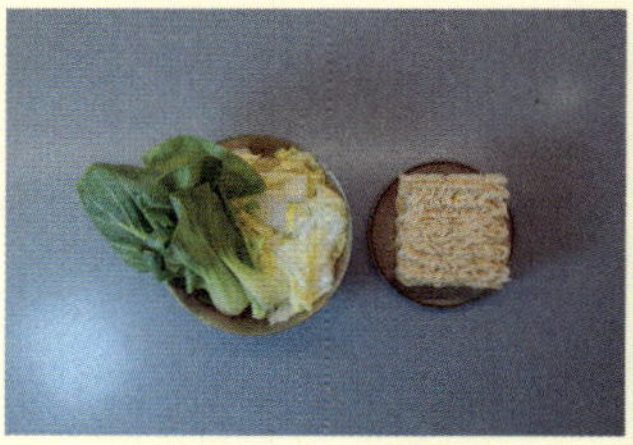

Mittelharte Zutaten: Nudeln sollten am besten separat gegart werden, damit die Brühe klar bleibt.

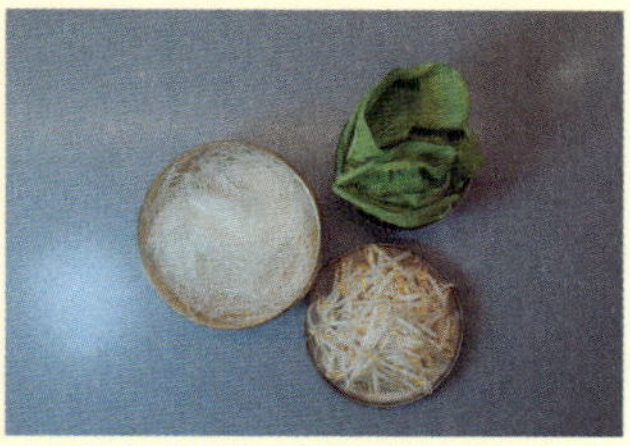

Zarte Zutaten: nur kurz garen.

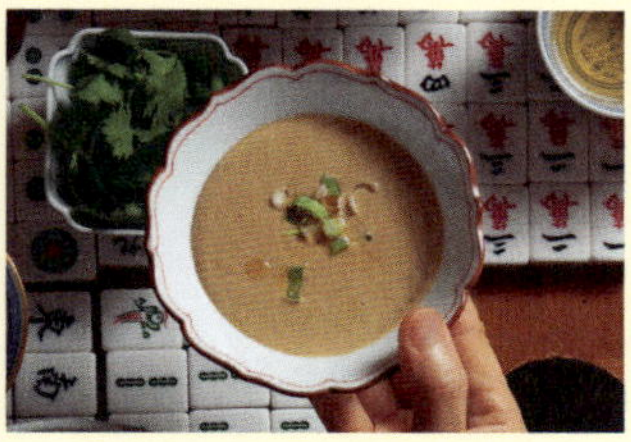

Sesam-Topping-Sauce: 2 EL pro Portion

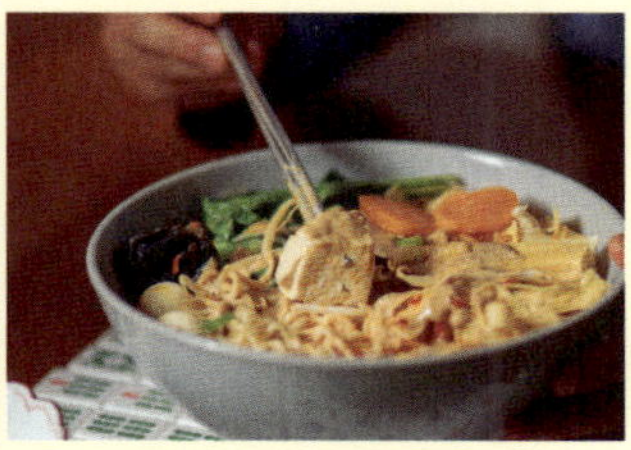

Gekochte Zutaten: in Schüsseln verteilen, heiße Brühe darübergießen und mit Sesam-Topping-Sauce verfeinern.

Zubereitung

Die Zutaten wie in der Zutatenliste angegeben vorbereiten (hacken, einweichen, klein schneiden usw.). Die Weizennudeln nach Packungsangabe gar kochen.

Alle Zutaten für die Sesam-Topping-Sauce in eine Schüssel geben. Nach und nach heißes Wasser einrühren, bis eine dickflüssige, cremige Sauce entsteht. Beiseitestellen.

Für die Brühe das Öl in einem großen Topf erhitzen. Knoblauch, Ingwer und Sichuanpfeffer darin etwa 30 Sekunden anrösten. Dann die Saubohnenpaste zugeben und kurz mitbraten, bis sie duftet. Anschließend die pflanzliche Milch, die Gemüsebrühe, die Sojasauce, den Zucker und die Chilischoten einrühren und alles 10–15 Minuten sanft köcheln lassen. Dabei aufpassen, da die Milch leicht überkocht. Bei Bedarf den entstehenden Schaum abschöpfen. Die Brühe durch ein Sieb gießen, in den Topf zurückgeben und warmhalten.

Die harten Zutaten (zum Beispiel Kartoffeln, Pilze, Tofu und Tofustangen) in die kochende Brühe geben und etwa 5 Minuten köcheln lassen. Anschließend die mittelharten Zutaten (Pak Choi, Chinakohl) hinzufügen. Zum Schluss die zarten Zutaten (Glasnudeln, Spinat, Sprossen) sowie separat gegarte Nudeln hinzufügen und kurz mitgaren.

Die gekochten Zutaten in Servierschüsseln verteilen. Heiße Brühe darübergießen. Jeweils etwa 2 EL Sesamsauce daraufgeben. Mit Wachteleiern, Frühlingszwiebeln oder Koriander und nach Belieben etwas Chiliöl garnieren. Sofort heiß genießen.

杨枝甘露

Mango-Pomelo-Sago-Getränk

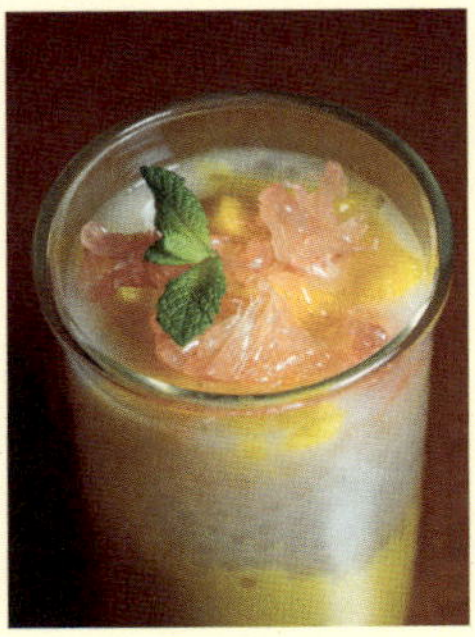

Das Mango-Pomelo-Sago-Getränk stammt ursprünglich aus Hongkong, wo es in den 1980er-Jahren in Teehäusern entstand. Heute ist es in China, Taiwan und Südostasien allgegenwärtig – vom Dessertshop bis zum Dim-Sum-Restaurant. Sein Reiz liegt in der harmonischen Kombination aus fruchtiger Mango, leicht bitter-säuerlicher Pomelo, cremiger Kokosmilch und den kleinen, transparenten Sago-Perlen.

Es erinnert mich an Bubble Tea, jedoch mit deutlich weniger Zucker und ohne künstliche Aromen. Genau das wollte ich mit diesem Rezept erreichen: eine moderne Bubble-Tea-Variante, die erfrischend ist, leicht verdaulich und ohne künstliche Zutaten auskommt.

Für 4 Gläser

Zutaten

- 80 g Sago-Perlen
- 400 ml Kokosmilch
- 2–3 TL Zucker oder Honig
- 2 reife Mangos (je nach Reife der Mangos)
- 100 g Pomelo-Fruchtfleisch
- frische Minzblätter

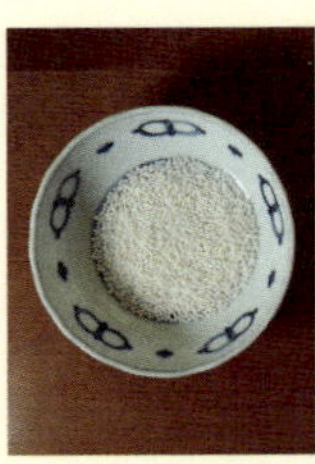

Sago-Perlen im ungekochten Zustand

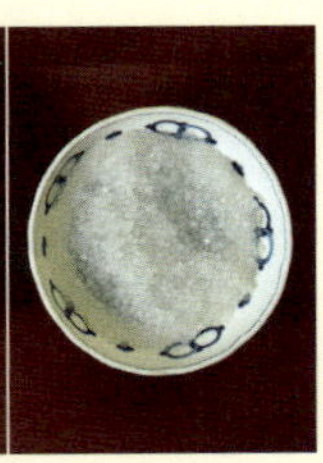

Gekochte Sago-Perlen

Zubereitung

Wasser in einem Topf zum Kochen bringen. Die Sagoperlen hinzufügen und bei mittlerer Temperatur etwa 15 Minuten köcheln lassen. Dabei gelegentlich umrühren, damit sie nicht zusammenkleben. Den Herd ausschalten und die Sago-Perlen im heißen Wasser stehen lassen, bis sie vollständig durchsichtig sind.

Die gekochten Perlen in ein Sieb abgießen, unter fließendem kalten Wasser gründlich abspülen und abtropfen lassen. In einer Schüssel die Perlen mit der Hälfte der Kokosmilch und der Hälfte des Zuckers vermischen und beiseitestellen.

Die Mangos schälen und das Fruchtfleisch in Stücke schneiden. Drei Viertel der Mangostücke mit der restlichen Kokosmilch und dem restlichen Zucker pürieren und nach Wunsch mit etwas Wasser verdünnen. Die übrigen Mangowürfel zum Garnieren beiseitelegen.

Die Pomelo schälen und das Fruchtfleisch in kleine Stücke zupfen.

Zum Servieren in ein Glas schichten: unten die Mango-Kokos-Creme, darauf die Sago-Perlen in Kokoscreme. Oben mit Mango- und Pomelo-Würfeln sowie frischen Minzblättern garnieren.

Am besten gut durchgekühlt und mit einem dicken Strohhalm servieren – so kommt echtes Bubble-Tea-Feeling auf!

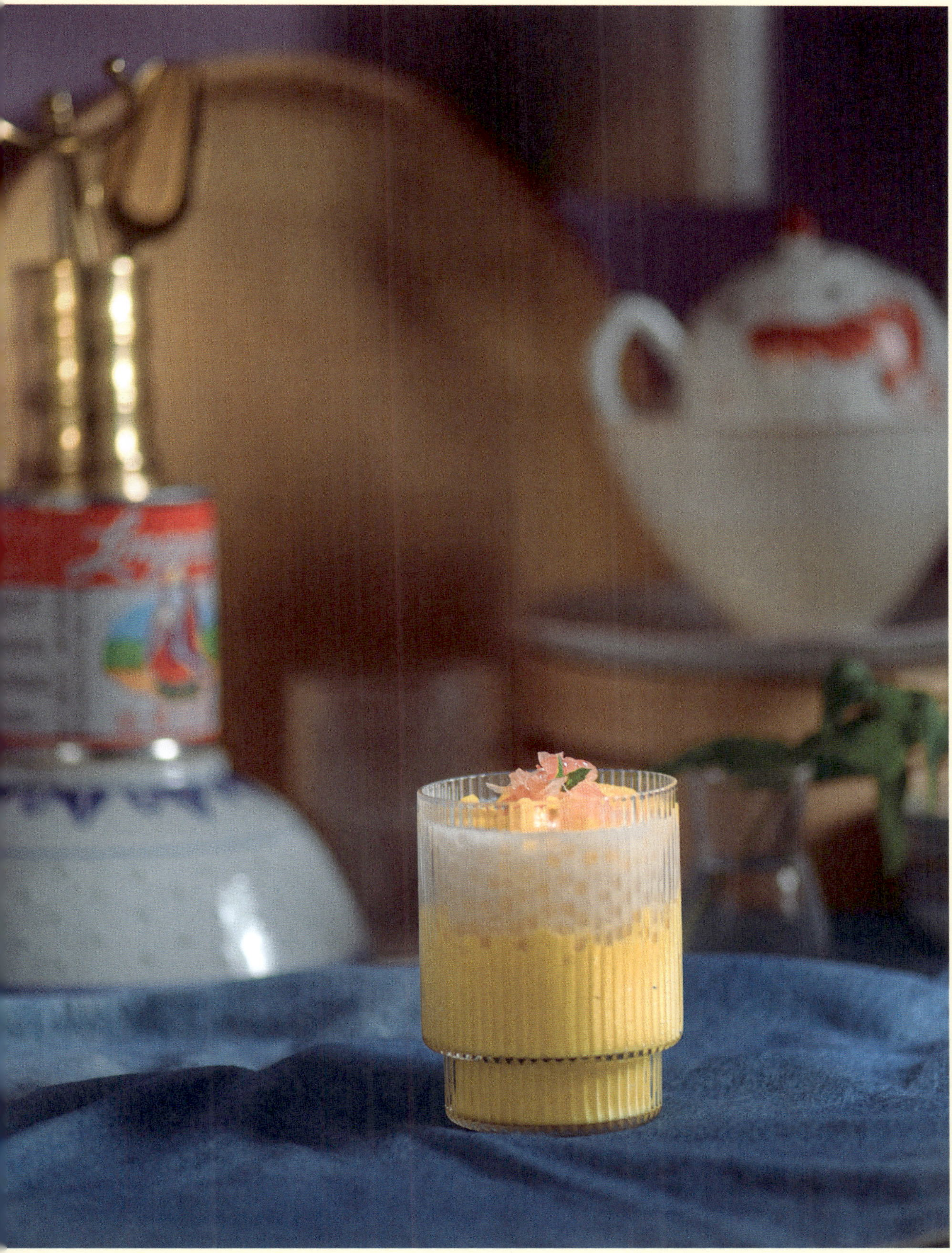

素
刈
包

Veganes Gua Bao

Gua Bao ist ein traditionelles taiwanesisches Gericht, das oft liebevoll als »taiwanesischer Hamburger« bezeichnet wird. Die Grundlage bildet ein weich gedämpftes Brötchen, das mit herzhaften Zutaten gefüllt ist – klassischerweise mit Schweinebauch, eingelegtem Gemüse und einer würzigen Sauce.

In der veganen Version zeigt sich die wahre Vielseitigkeit dieses Streetfoods. Anstelle von Fleisch werden gebratener Tofu, frisches Gemüse und aromatische Saucen verwendet. Das Ergebnis ist genauso köstlich, aber leichter und bekömmlicher. Besonders schön: Die Füllungen lassen sich nach Belieben variieren. Würzig trifft säuerlich, weich trifft knackig – so entsteht eine farbenfrohe Kombination, die perfekt als Partysnack funktioniert und für jeden Geschmack etwas bietet.

Für 8 Gua Bao

Zutaten
Für die Gua Bao Buns

- 1 TL Trockenhefe
- 1 TL Zucker
- 250 g Weizenmehl (Type 550)
- 1 TL Speiseöl

Für die Füllung und die Toppings

- 160 g Tofu-Bratfilets (oder Naturtofu, Räuchertofu oder Tempeh)
- Speisöl zum Braten
- eingelegte Gurken
- einige Blätter Salat
- 4 EL gehackte geröstete Erdnusskerne

Für die Sauce

- 1 TL Zucker
- 1 TL geröstetes Sesamöl
- 2 EL helle Sojasauce
- 1 EL dunkle Sojasauce
- 1 Prise Fünf-Gewürze-Pulver
- Stärkewasser (1 TL Speisestärke + 2 EL Wasser)

Zubereitung

Für die Buns die Hefe und den Zucker in 135 ml lauwarmen Wasser auflösen, dann das Mehl hinzufügen und alles zu einem Teig kneten. Anschließend das Öl einarbeiten und den Teig bei Zimmertemperatur etwa 1 ½ Stunden gehen lassen, bis sich sein etwa Volumen verdoppelt hat.

Nach dem Gehen kurz durchkneten, um die Luft herauszulassen. Den Teig zu einer runden Platte von etwa 0,5 cm Dicke ausrollen, von unten nach oben aufrollen und in acht gleich große Stücke teilen. Jedes Stück zu einer glatten Kugel formen und länglich (etwa 10 cm) oval ausrollen.

Zum Dämpfen in einem Topf Wasser zum Kochen bringen. Inzwischen die Oberfläche der Teiglinge dünn mit Öl bepinseln und dann vorsichtig in der Mitte falten, ohne sie festzudrücken. In einen Dampfkorb (z. B. Bambus-Dampfausatz) auf Backpapier legen und auf den Topf setzten. Wenn das Wasser kocht, die Buns bei aufgesetztem Deckel 10 Minuten im Dampf garen. Dann den Herd ausschalten und noch 3 Minuten mit geschlossenem Deckel ruhen lassen, bevor der Dampfdeckel geöffnet wird (so wird das Einfallen verhindert).

Für die Füllung den Tofu in längliche Stücke schneiden und in einer Pfanne in etwas Öl beidseitig goldbraun anbraten. Wenn verwendet, Tempeh scheibenweise bei mittlerer Temperatur 3 Minuten pro Seite braten. Eingelegte Gurken in Scheiben schneiden. Salatblätter waschen und auf die Größe des Tofus zurechtschneiden. Erdnusskerne grob zerkleinern.

Für die Sauce Zucker, Sesamöl, Sojasaucen und Fünf-Gewürze-Pulver mit 60 ml Wasser in einen kleinen Topf geben und aufkochen. Dann das Stärkewasser einrühren und kurz eindicken lassen. Beiseitestellen.

Gua Bao zusammenbauen: Bao öffnen. Ein Salatblatt und einige Gurkenscheiben hineinlegen. Den Tofu/Tempeh mit Sauce bestreichen und hineingeben. Mit gehackten Erdnusskernen bestreuen. Warm genießen!

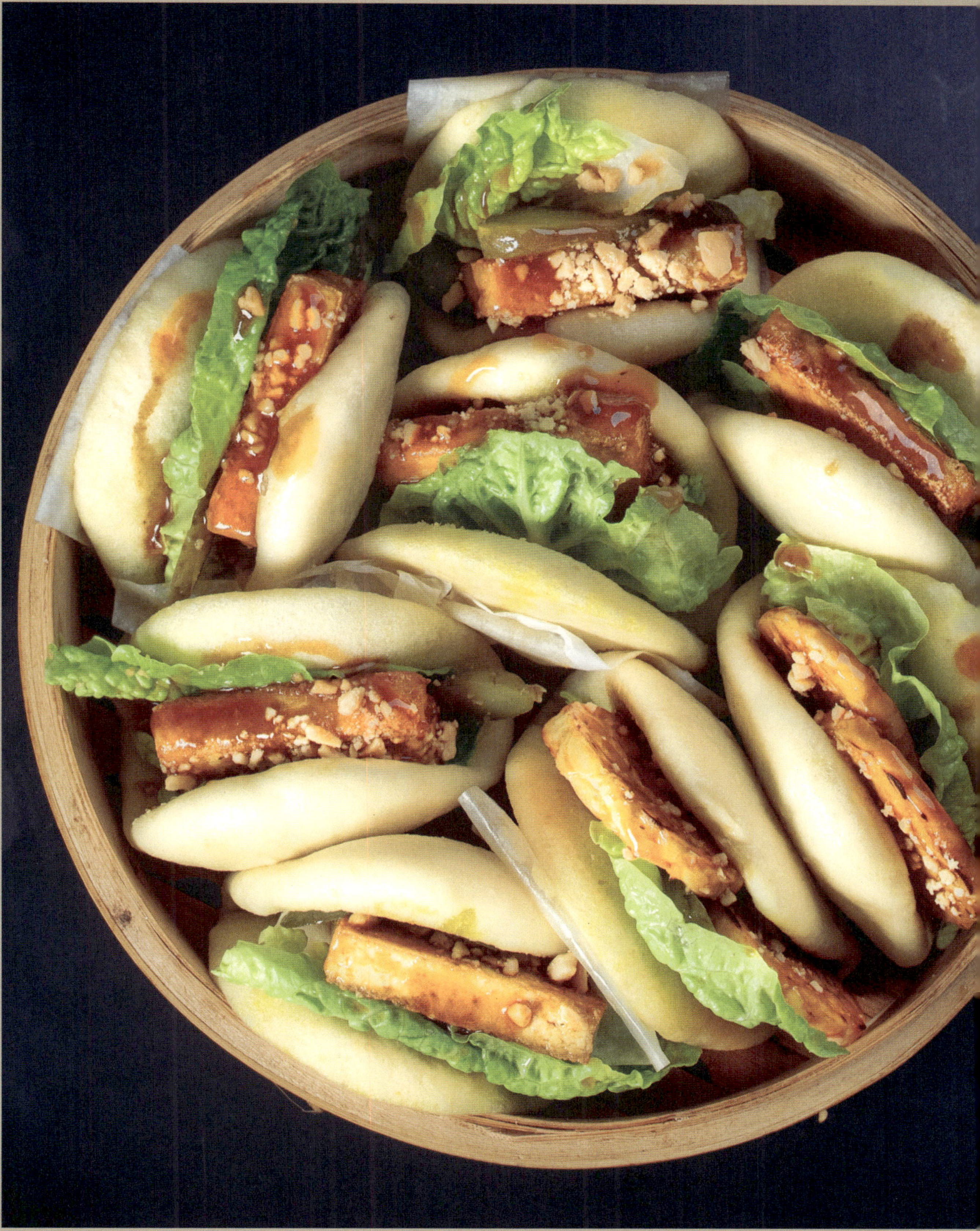

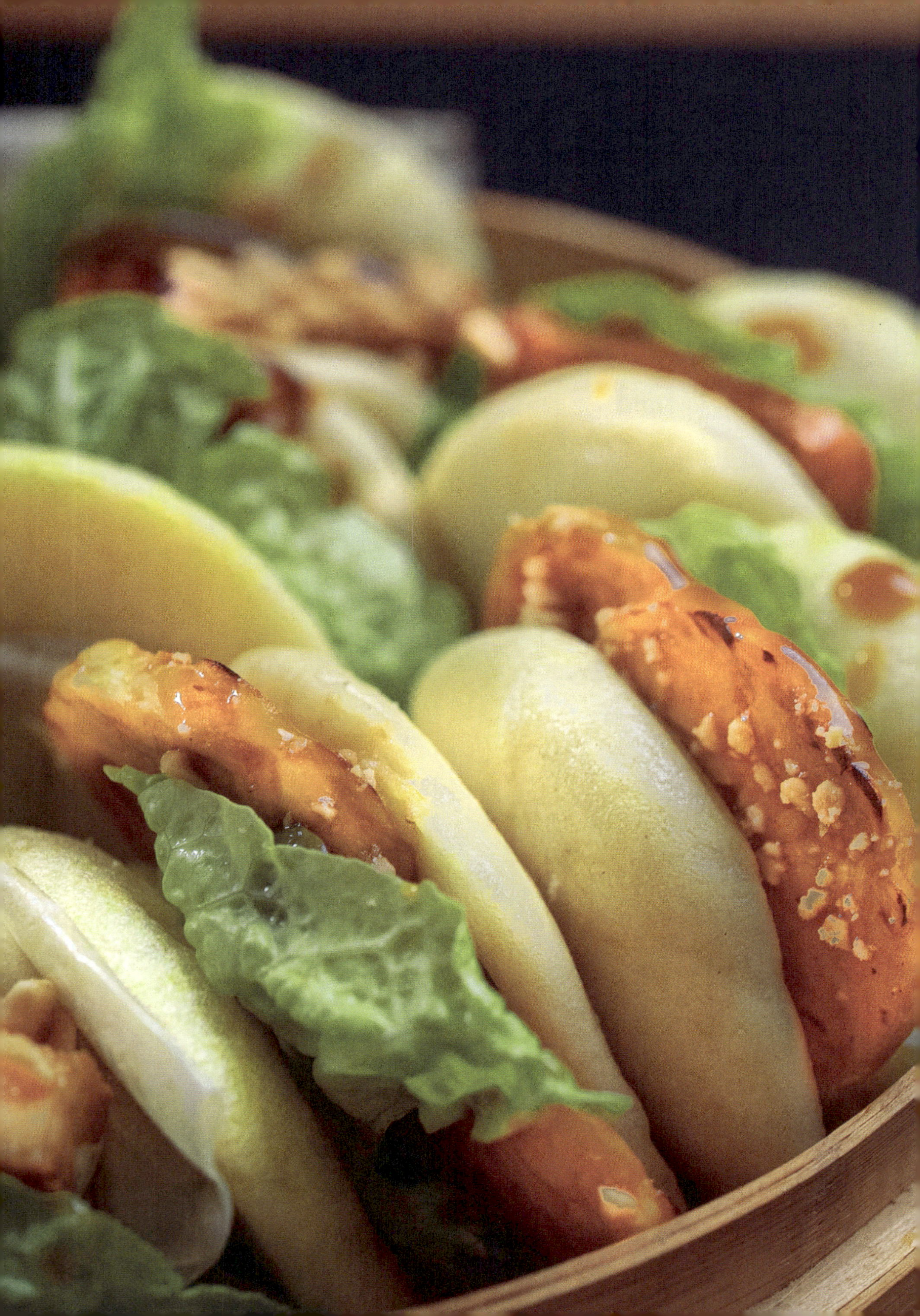

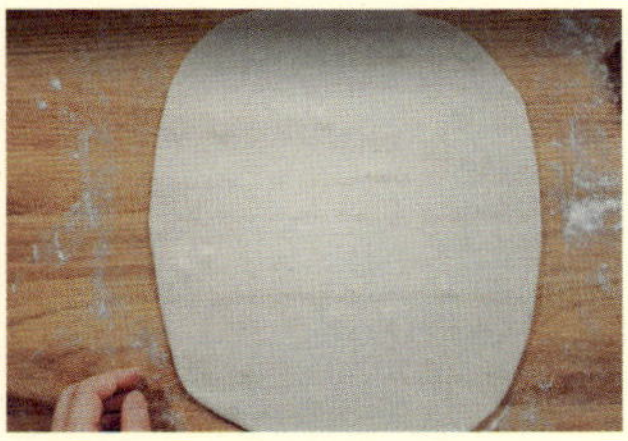

Den Teig zu einer runden Platte ausrollen.

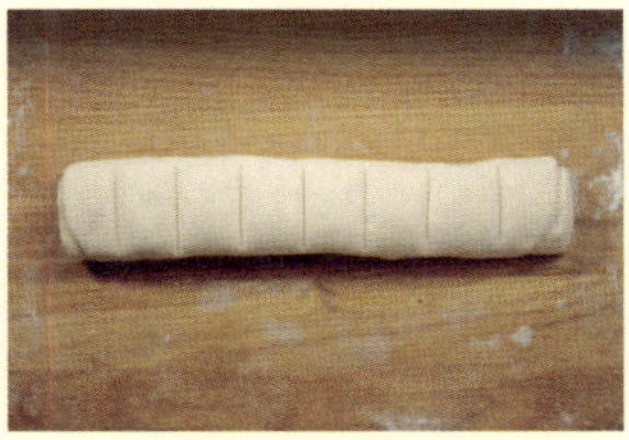

Von unten nach oben aufrollen und in acht gleich große Stücke teilen.

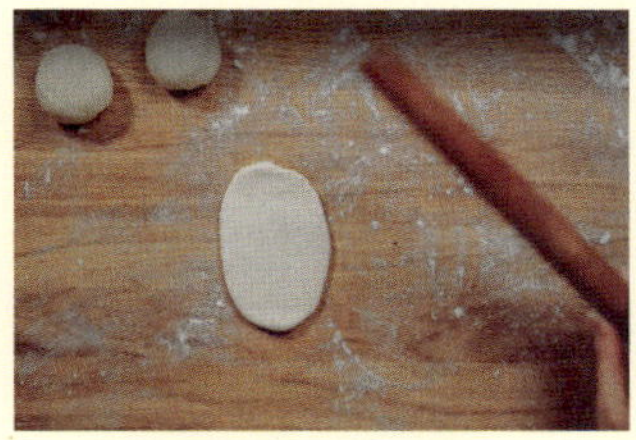

Jedes Stück länglich oval ausrollen.

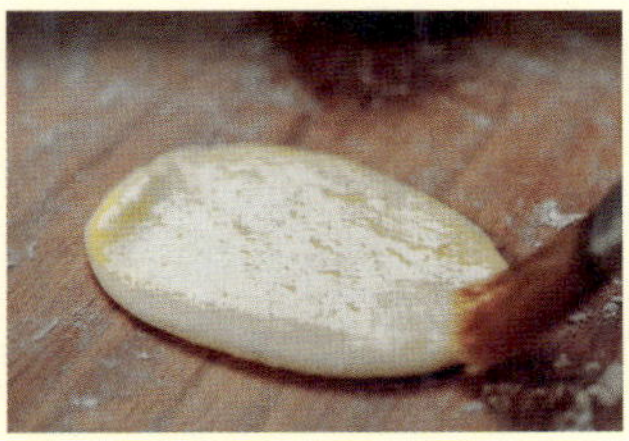

Die Oberfläche mit Öl bepinseln und in der Mitte falten, ohne sie festzudrücken.

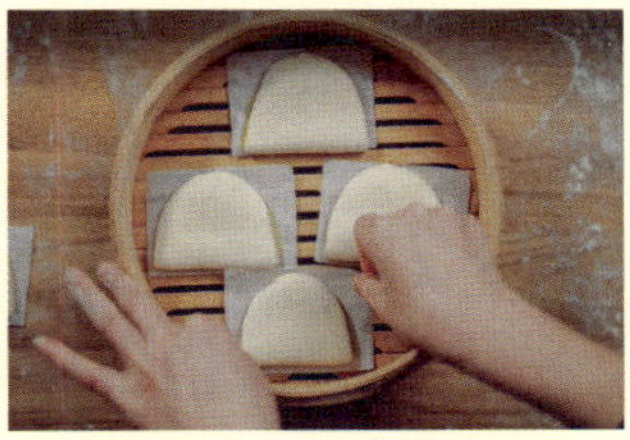

Die Stücke auf Backpapier in den Dampfkorb legen und dämpfen.

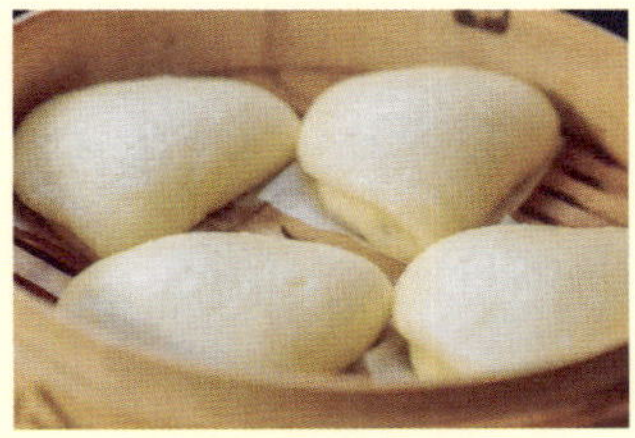

Die Baos vor dem Öffnen des Deckels 3 Minuten ruhen lassen.

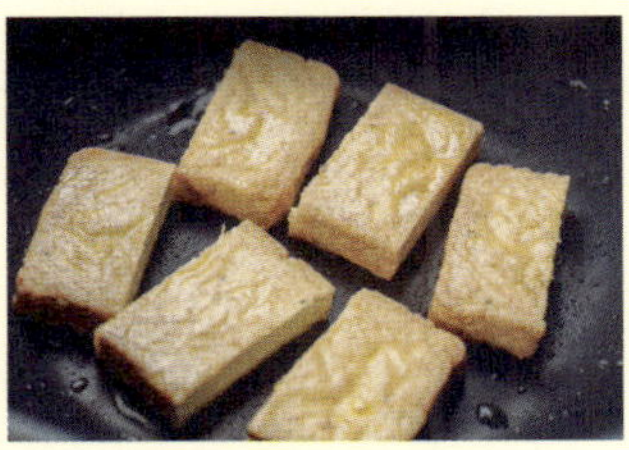

Den Tofu beidseitig goldbraun anbraten.

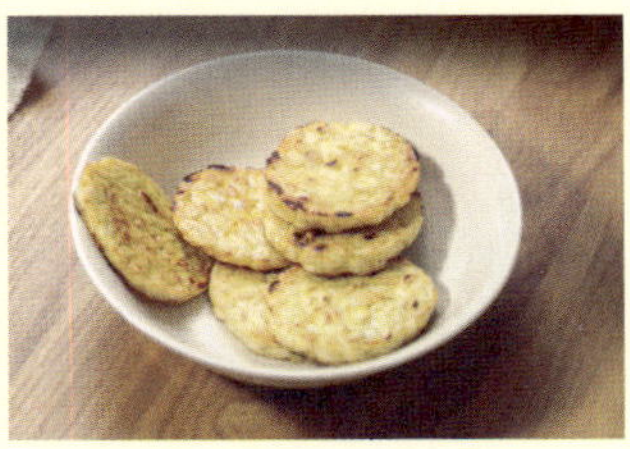

Gebratene Tempeh-Scheiben

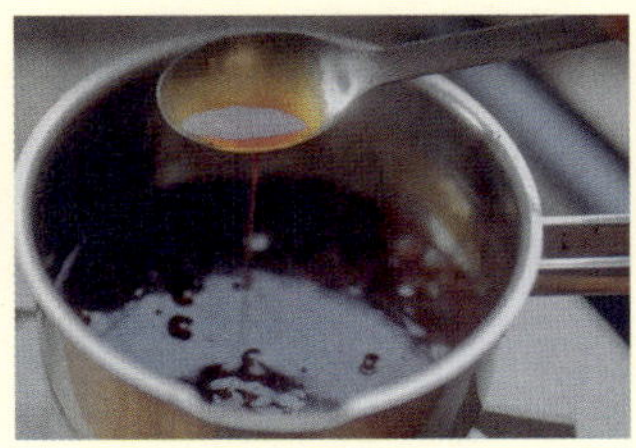

Gekochte Sauce

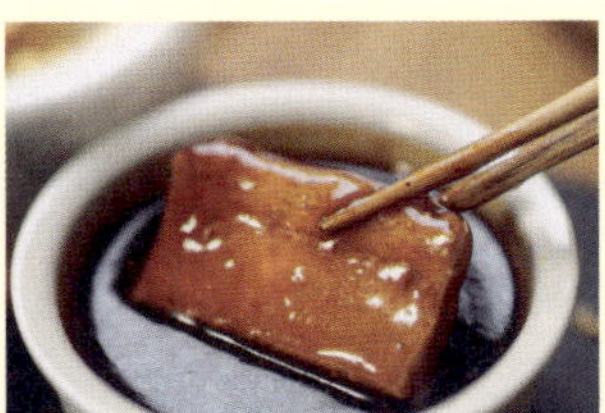

Den Tofu/Tempeh mit Sauce bestreichen.

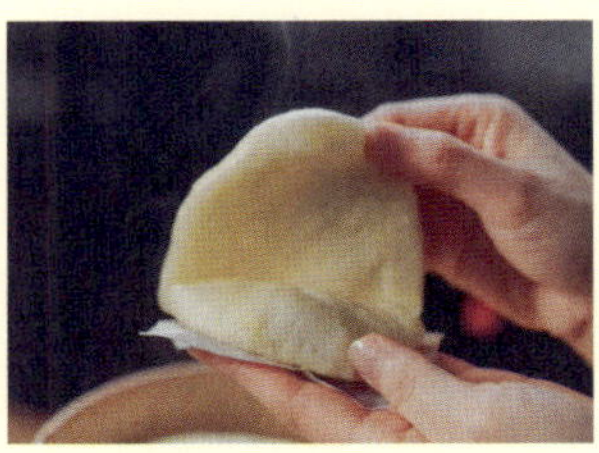

Bao öffnen.

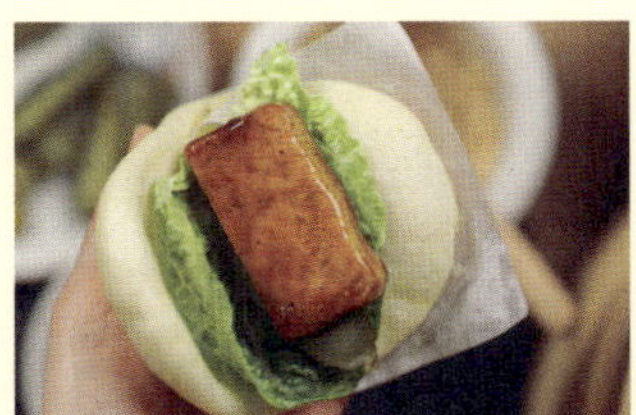

Gua Bao zusammenbauen.

辣
椒
油

Selbst gemachtes Sesam-Chiliöl

Chiliöl ist weit mehr als ein Gewürz – es hebt jedes Gericht auf ein neues Geschmacksniveau. Ob für Nudeln, Salate oder als Dip zu Dumplings: Ein Löffel davon bringt Wärme, Aroma und eine angenehme Schärfe. Selbst gemacht schmeckt Chiliöl nicht nur frischer, sondern lässt sich auch perfekt an die eigene Schärfetoleranz anpassen. Wer es dickflüssiger und aromatischer mag, nimmt etwas weniger Öl; wer milde Schärfe bevorzugt, verdünnt entsprechend. Finden Sie Ihr persönliches Lieblingsverhältnis!

Für 1 kleines Glas

Zutaten

- 20 g Chiliflocken oder Chilipulver (kein Cayennepfeffer)
- 1 EL weiße Sesamsamen
- 1 TL Salz
- 200 ml Erdnussöl (oder ein anderes hoch erhitzbares Bratöl)
- 1 Sternanis
- 2 Lorbeerblätter
- 1 TL Sichuanpfeffer
- 3 Scheiben frischer Ingwer
- 1 Frühlingszwiebel, in etwa 3 cm Stücke geschnitten
- 3 Knoblauchzehen, geschält
- 1 EL Reisessig

Zubereitung

Chiliflocken oder -pulver, Sesam und Salz in einer hitzebeständigen Schüssel gut vermischen.

Das Öl in einem kleinen Topf erhitzen. Sternanis, Lorbeerblätter, Sichuanpfeffer, Ingwer, Frühlingszwiebel und Knoblauch hinzufügen und bei mittlerer Temperatur köcheln lassen, bis alles leicht gebräunt ist und intensiv duftet.

Die Gewürze anschließend mit einem Schaumlöffel entfernen – benötigt wird nur das aromatisierte Öl.

Das Öl nun erneut stark erhitzen, bis es kurz vor dem Rauchpunkt steht (etwa 180 °C).

Den Herd ausschalten und das heiße Öl in drei Etappen über die Chilimischung gießen. Nach jeder Zugabe gut umrühren, damit sich die Aromen gleichmäßig verbinden.

Zum Schluss den Reisessig einrühren – er verstärkt sowohl Duft als auch Aroma.

Das Öl vollständig abkühlen lassen und in ein sauberes, luftdicht verschließbares Glas füllen. Kühl und trocken gelagert hält sich das Chiliöl mehrere Wochen.

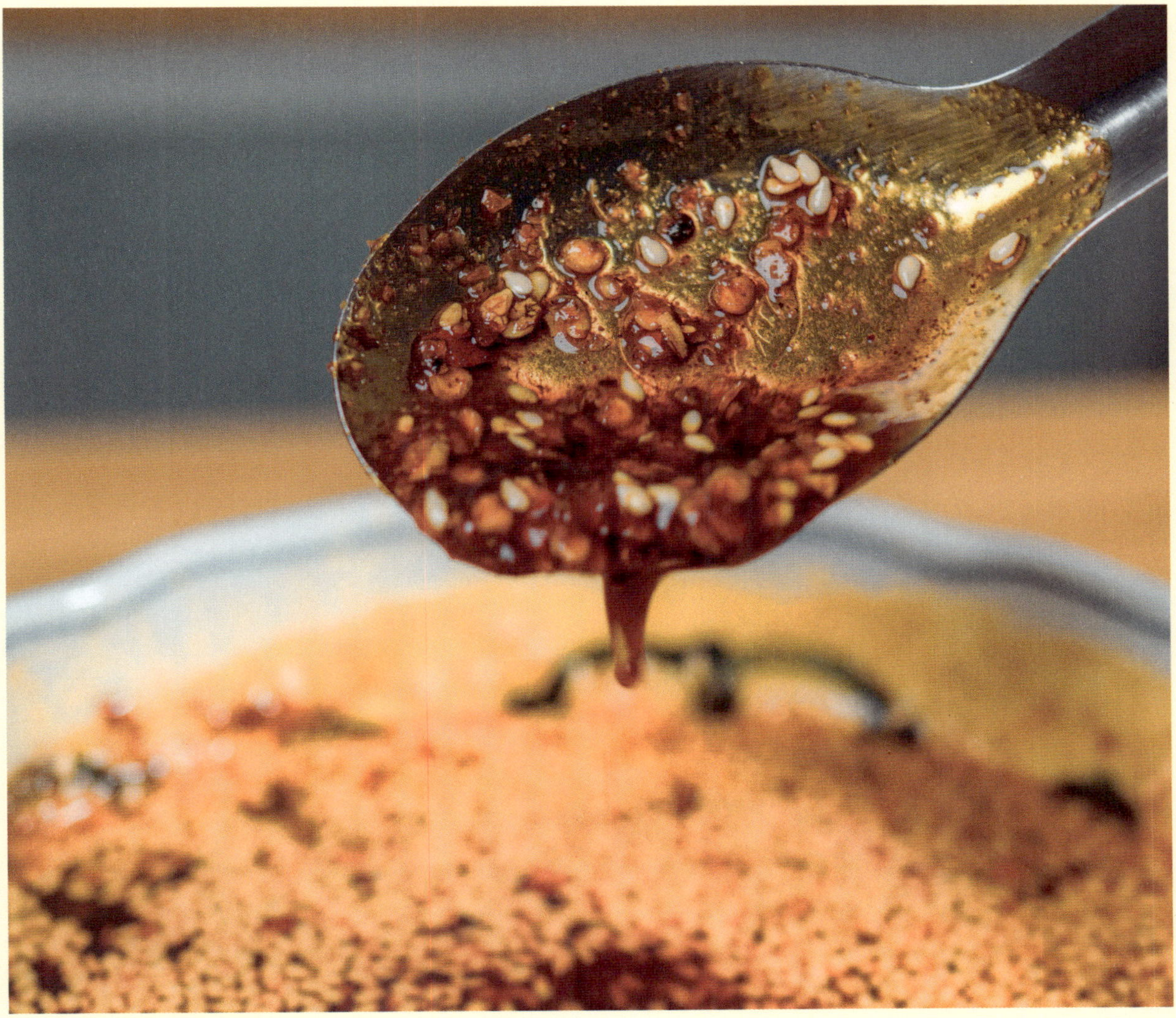

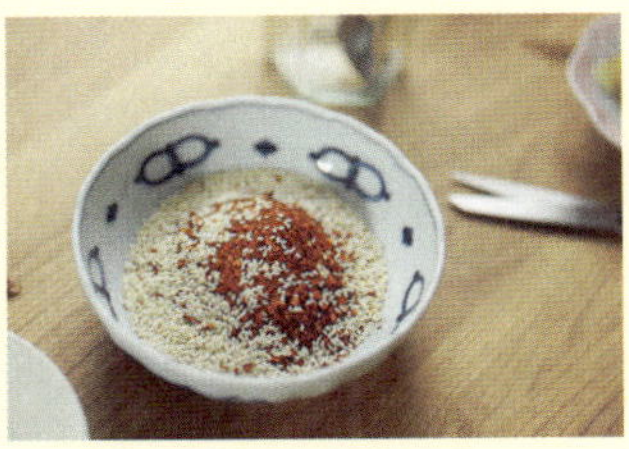

Chiliflocken, Sesam und Salz in einer hitzebeständigen Schüssel vermischen.

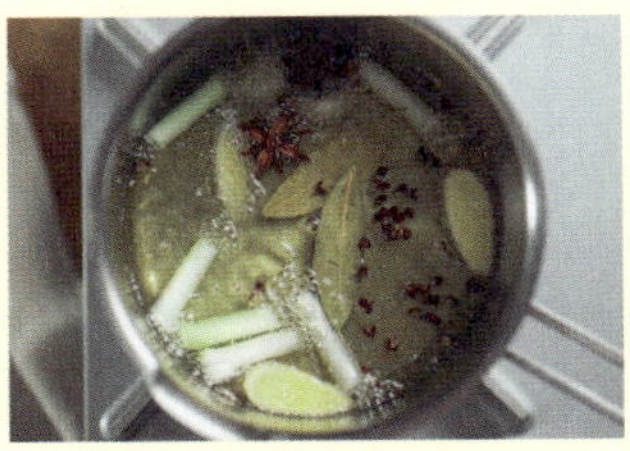

Das Öl mit den Gewürzen aromatisieren.

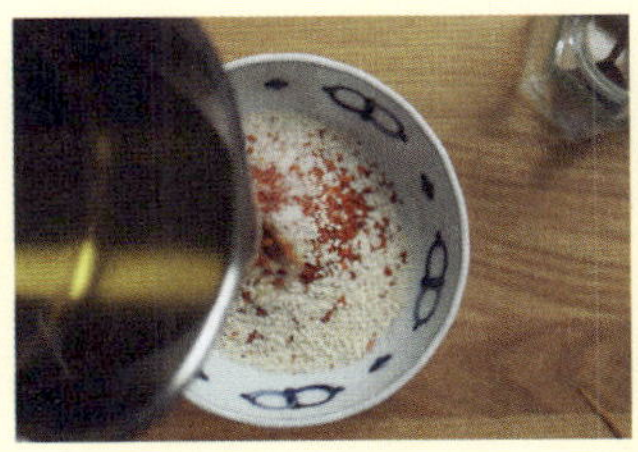

Das heiße Öl in drei Etappen über die Chilimischung gießen.

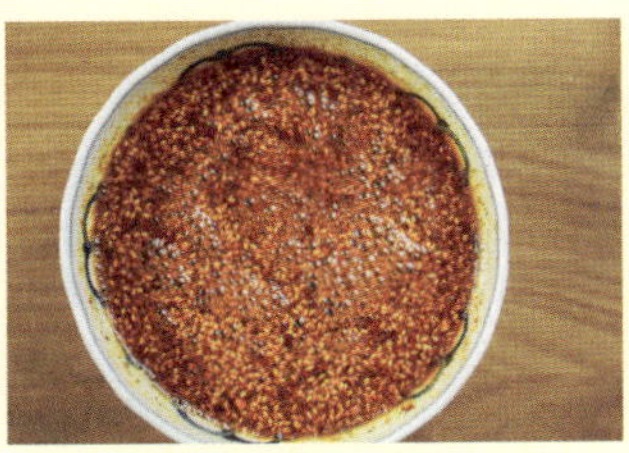

Nach jeder Zugabe gut umrühren.

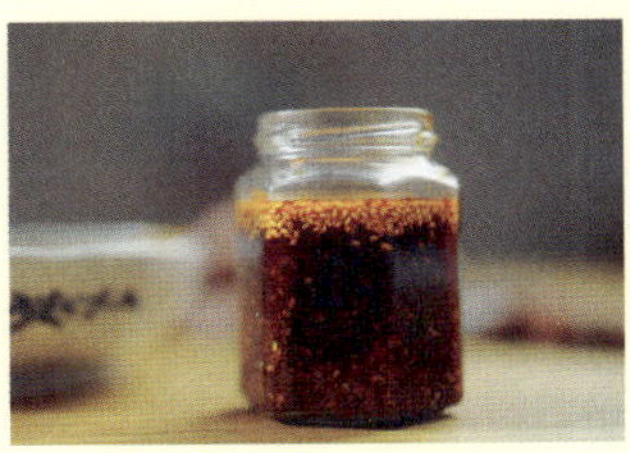

Das Öl vollständig abkühlen lassen und in ein sauberes, luftdicht verschließbares Glas füllen.

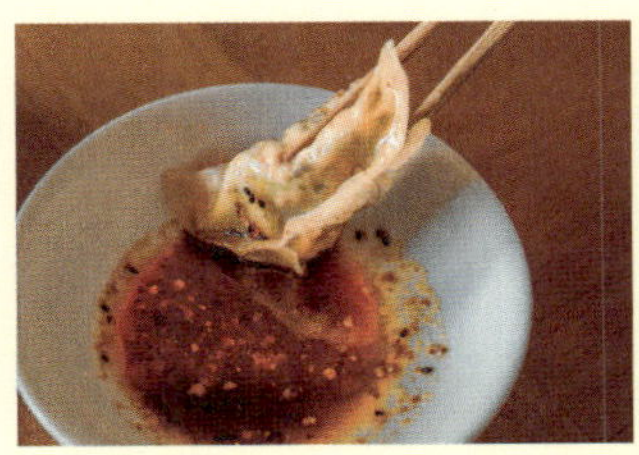

Ideal als Dip für Dumplings oder für Salat.

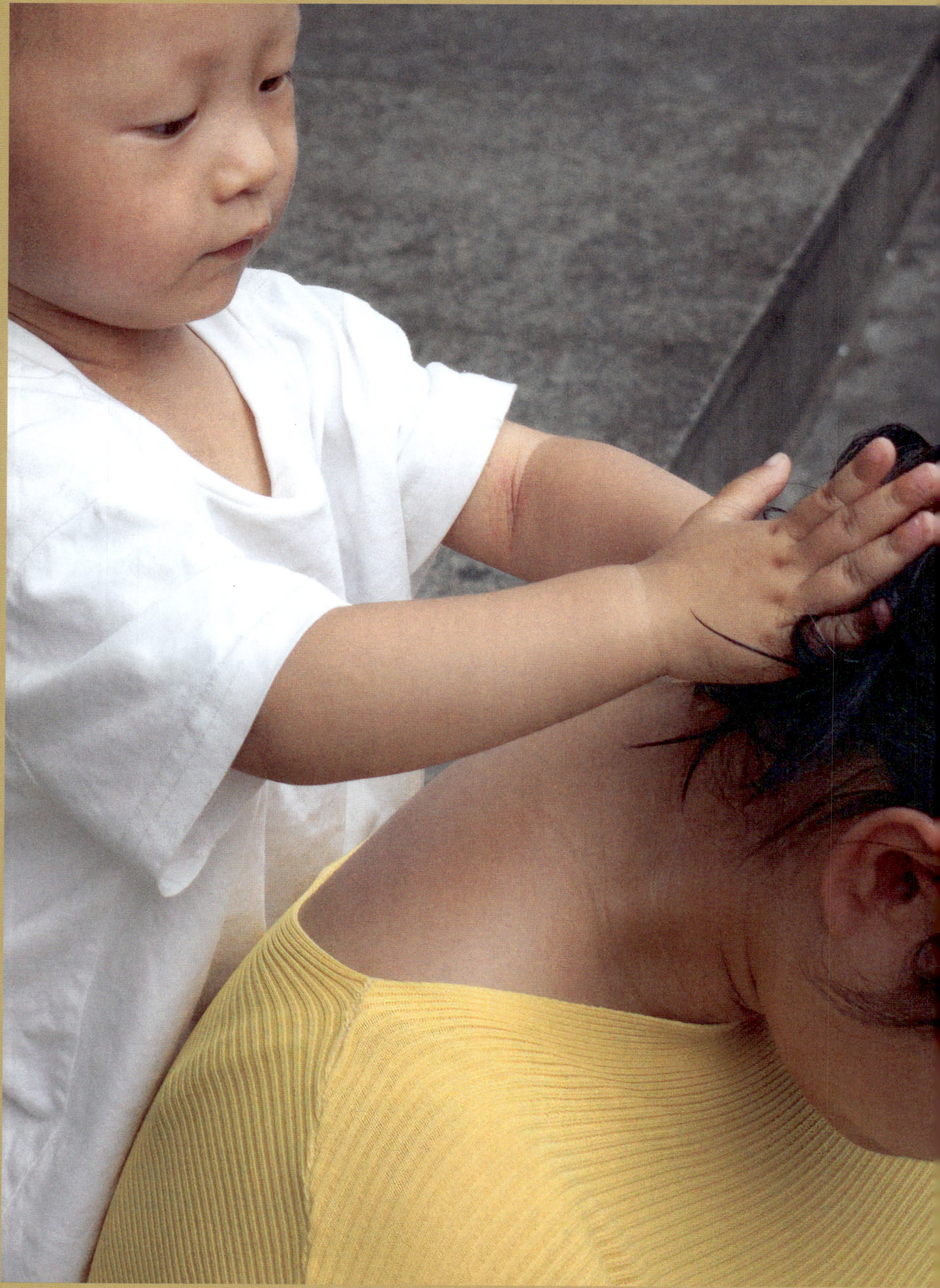

吃喝之外的养生之道

MAGISCHE MOMENTE FÜR KÖRPER UND GEIST

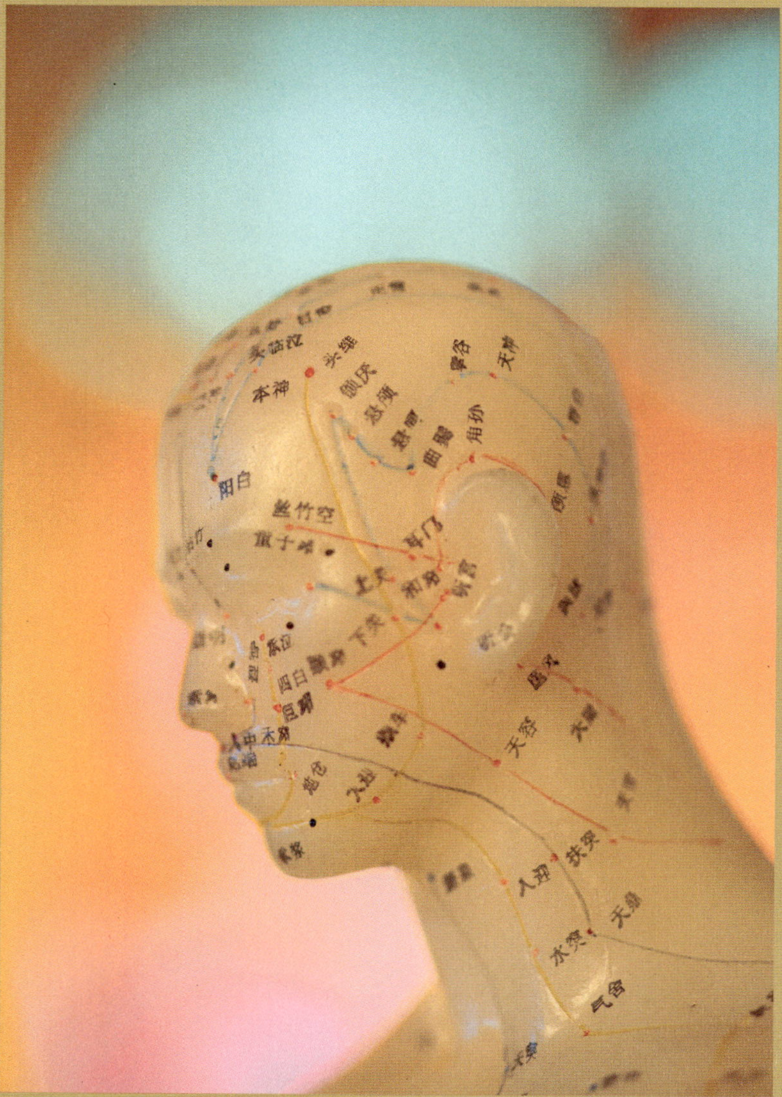
头维
本神
颔厌
曲鬓
角孙
阳白
丝竹空
耳门
四白
巨髎
地仓
天容
人迎
扶突
水突
天鼎
气舍

温暖触感与平衡

Wärme, Berührung und Balance

Meine chinesischen Freundinnen tun einiges für ihre Gesundheit – ohne viel Geld auszugeben, aber mit großer Wirkung. Nicht alles, was gesund ist, muss geschluckt, getrunken oder teuer gekauft werden. Neben Tee und einer ausgewogenen Ernährung pflegen viele Chinesinnen kleine Rituale, die im Alltag fast unsichtbar sind und dennoch eine große Wirkung entfalten.

In diesem Kapitel stelle ich Ihnen vier einfache traditionelle Selbstmassagetechniken vor, die mich und viele meiner Freundinnen seit Jahren begleiten. Sie kommen ganz ohne Cremes oder Pillen aus, dafür benötigt man nur Wärme, Achtsamkeit und ein Gespür für die Balance von Yin und Yang. Sie ergänzen eine gesunde Ernährung ideal, denn wahre Gesundheit betrifft den ganzen Menschen und nicht nur den Magen.

HINWEIS
Die in diesem Kapitel vorgestellten Selbstmassagetechniken ersetzen keine medizinische oder psychotherapeutische Behandlung. Bei offenen Wunden, akuten Entzündungen, Fieber, schweren psychischen Belastungen oder anderen ungeklärten Beschwerden sollte auf Selbstmassage verzichtet und gegebenenfalls ärztlicher Rat eingeholt werden.

揉
耳

Ohren massieren

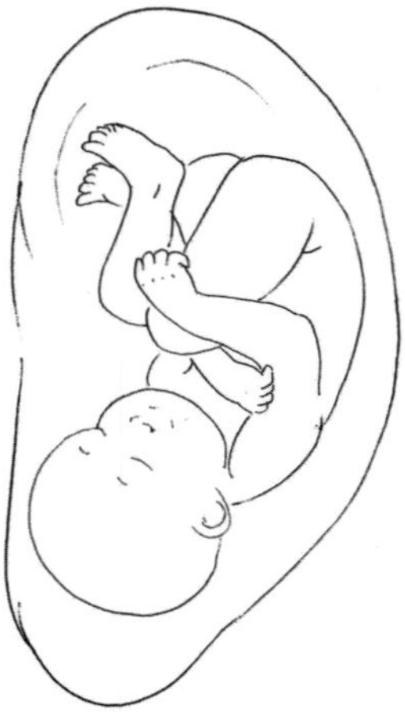

In China sagt man: »Ohren zu massieren wirkt besser als Ginseng zu essen.« Das mag übertrieben klingen, doch die Traditionelle Chinesische Medizin (TCM) misst den Ohren tatsächlich eine große Bedeutung bei. So heißt es bereits im Huangdi Neijing, dem Klassiker der chinesischen Medizin: »Die Ohren sind der Ort, an dem sich alle Leitbahnen treffen.« Aus heutiger Sicht entspricht das einem Mikrosystem: Auf der Ohrmuschel findet sich ein Abbild des gesamten Körpers, sodass jedes Organ und jeder Bereich einen entsprechenden Punkt hat. Massiert man das Ohr, stimuliert man somit den ganzen Körper. Nach ein paar Minuten fühlen sich die Ohren warm an und der Kopf wird oft auch klarer. Viele berichten, dass die Massage bei Müdigkeit, Nervosität oder kalten Händen hilft – typische Zeichen für eine angeregte Qi- und Durchblutung.

Die Methode ist einfach, kostet nichts und kann täglich angewendet werden – morgens zum Wachwerden oder abends zur Entspannung. Wichtig ist, dass es sanft geschieht und nicht schmerzt.

So funktioniert die Ohrmassage (4 einfache Techniken)

1. Ohrmuschel wärmen: beide Handflächen aneinander reiben, bis sie warm sind. Dann die warmen Hände auf die Ohren legen und die Ohrmuschel sanft hoch und runter sowie vor und zurück massieren, bis die Ohren angenehm warm werden.

2. Ohrläppchen massieren: mit Daumen und Zeigefinger die Ohrläppchen sanft greifen, leicht kneten und ziehen. Dies 50-mal nach unten, 50-mal nach vorne und 50-mal nach hinten wiederholen. (Die Zahl ist eine traditionelle Empfehlung – wichtiger ist ein ruhiger, angenehmer Rhythmus.)

3. Innere Vertiefungen drücken: mit dem Mittelfinger die weichen, kleinen Vertiefungen der Ohrmuschel leicht drücken – besonders angenehm bei Stress oder Verspannung.

4. »Die Ohren schließen und öffnen«: die flachen Finger hinter das Ohr setzen und die Ohrmuschel nach vorne schieben, sodass das Ohr den Gehörgang leicht bedeckt, dann wieder loslassen. Etwa 30–50 Wiederholungen.

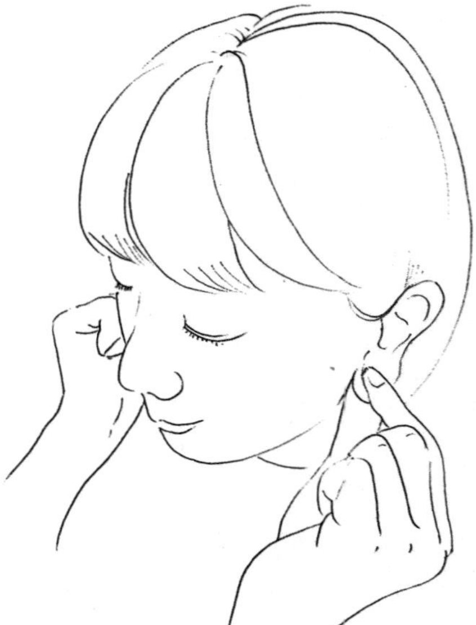

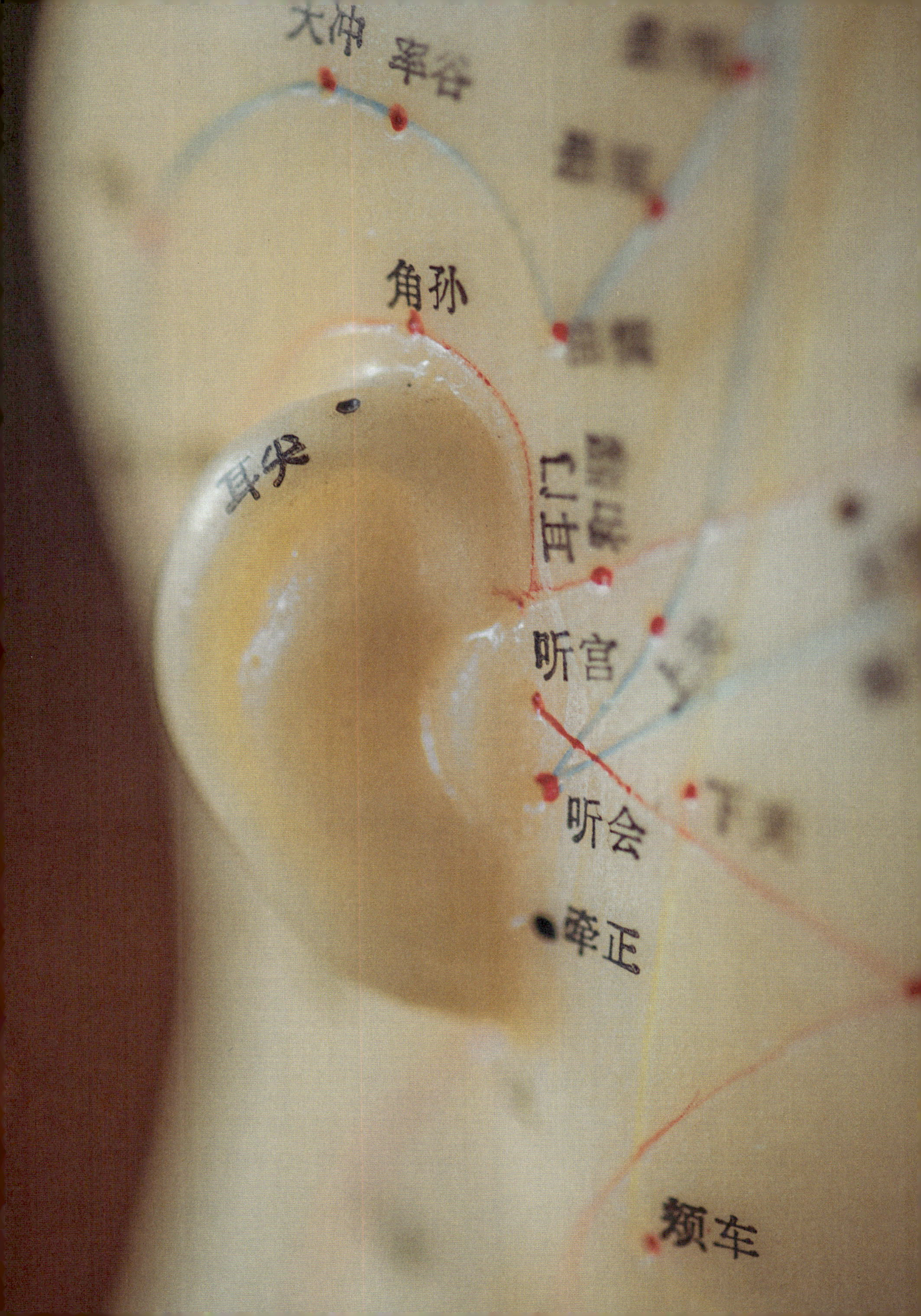

率谷
角孙
耳尖
耳门
听宫
听会
牵正
颊车

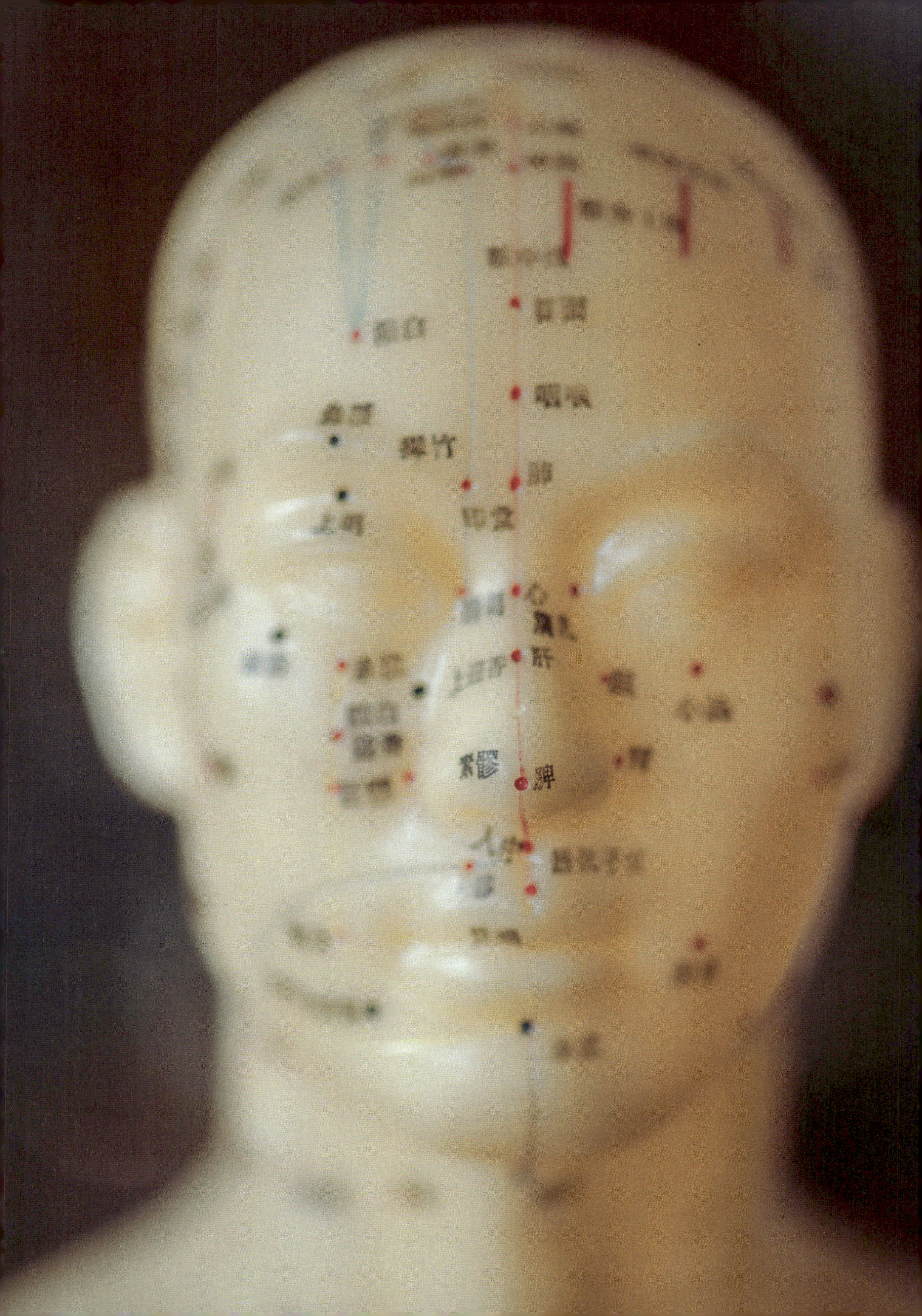

印堂
心
肝
素髎
脾
人中

浴
面

Gesichtsmassage

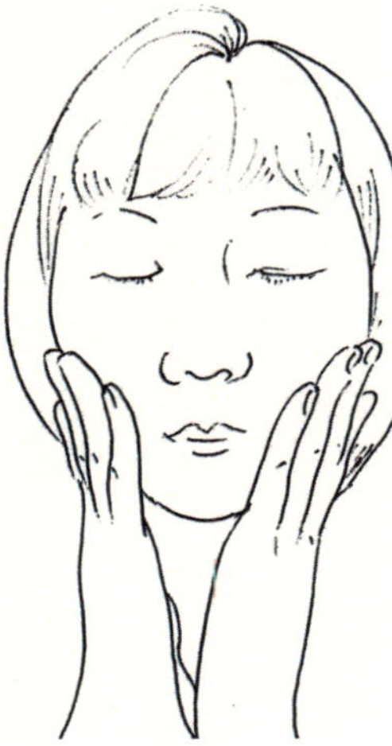

Die Gesichtsmassage, in der chinesischen Tradition auch »Gesicht baden« genannt, ist eine einfache Methode, um die Yang-Energie des Körpers zu aktivieren. Da im Bereich von Kopf und Gesicht mehrere wichtige Yang-Meridiane verlaufen, kann das sanfte Reiben der Gesichtshaut die Durchblutung fördern, die Meridiane regulieren und so für einen rosigen Teint, weniger Müdigkeit und ein wacheres Gefühl sorgen. Viele Menschen nutzen diese Technik morgens und abends, um Körper und Geist sanft »aufzuwecken« oder zu beruhigen.

Worauf Sie achten sollten: Arbeiten Sie immer mit sanftem Druck, damit die Haut nicht nach unten gezogen wird (Faltenbildung). Bei offenen Hautstellen, Ekzemen, starker Akne oder Infektionen sollte die Massage nicht durchgeführt werden. Optimal sind maximal 2–3 Anwendungen am Morgen nach dem Aufstehen oder am Abend vor dem Schlafengehen.

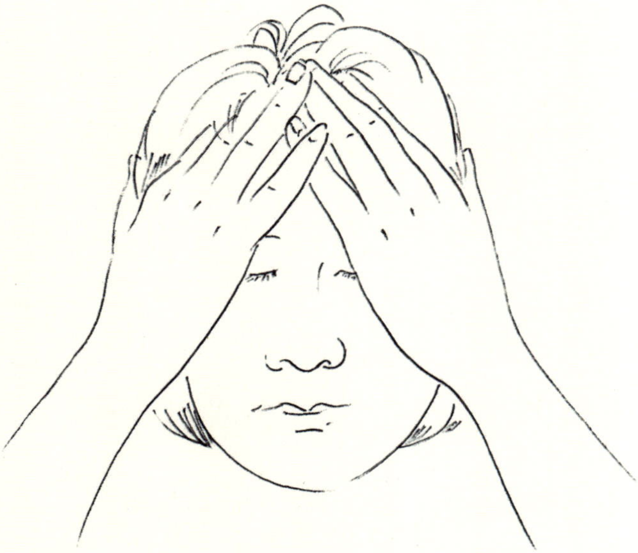

So funktioniert es

1. Hände gründlich reinigen.

2. Handflächen gegeneinander reiben, bis sie spürbar warm sind.

3. Mit den Mittelfingern entlang der Nasenseiten von unten nach oben streichen und dabei die übrigen Finger mitführen. Über die Stirn nach außen streichen und anschließend über die Wangen nach unten zurückführen, als würde man das Gesicht sanft waschen.

4. Dies etwa 10-mal wiederholen, insgesamt 1–2 Minuten, täglich 2- bis 3-mal.

熨
目

Augenwärmung

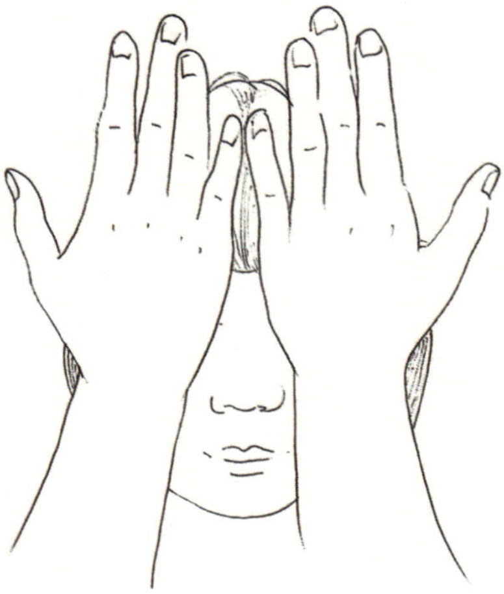

Bei der traditionellen Selbstpflegepraxis des »Augenwärmens« werden Wärme und sanfter Druck genutzt, um die Augenpartie zu entspannen. Durch die warmen Hände wird die Durchblutung gefördert, Kälte und Anspannung lösen sich und die Augenmüdigkeit kann spürbar nachlassen. In der Traditionellen Chinesischen Medizin (TCM) heißt es, dass diese Methode Qi und Blut harmonisiert und den Blick »klarer« macht.

Bei entzündeten, geröteten oder schmerzenden Augen, bei Problemen mit dem Augendruck (z. B. Glaukom) oder nach frischen Augenoperationen sollte diese Methode nicht angewendet werden. Im Zweifel bitte vorher eine Ärztin oder einen Arzt fragen.

So funktioniert es

1. Morgens nach dem Aufstehen die Hände kräftig aneinander reiben, bis sie deutlich warm sind.

2. Die warmen Handflächen sanft auf beide geschlossenen Augen legen.

3. Wenn die Wärme nachlässt, mit den Mittel- und Zeigefingern ganz leicht auf den Augapfel oder die umliegenden Bereiche drücken – immer nur so sanft, wie es sich angenehm anfühlt.

4. Den Vorgang insgesamt ca. 10-mal oder so lange, wie es angenehm ist, wiederholen. Ideal ist die Anwendung direkt nach der Gesichtsmassage.

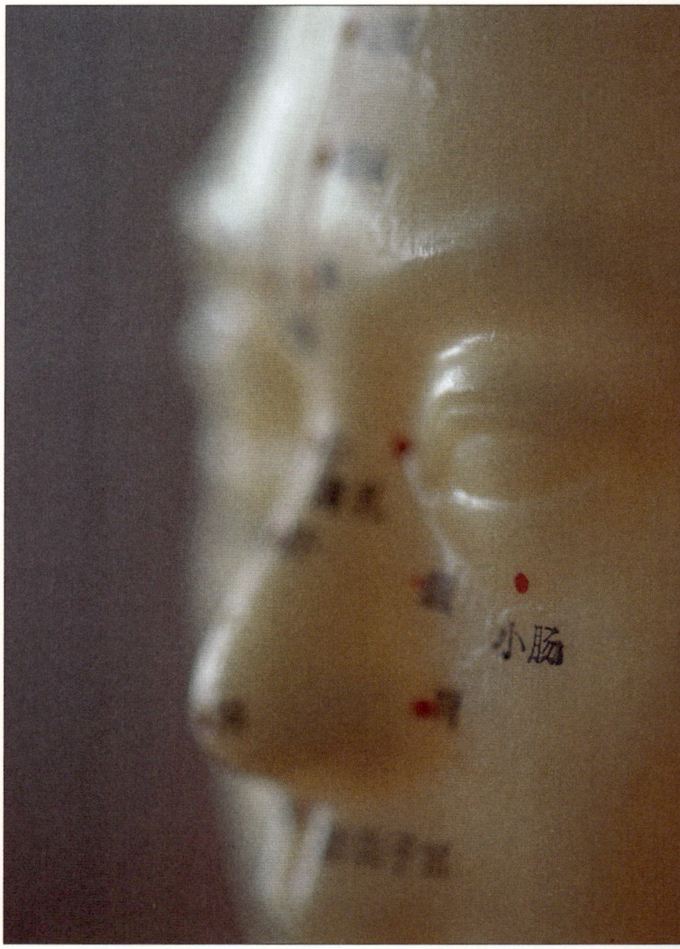

香
津
液

Speichel bewusst schlucken

In der westlichen Medizin wie auch in der Traditionellen Chinesischen Medizin (TCM) gilt: Ausreichend zu trinken stärkt das Immunsystem, die Verdauung und das Wohlbefinden. Besonders warmes oder heißes Wasser wirkt dabei wie ein sanftes »Lebensmedikament«: Es wärmt, beruhigt und regt den Stoffwechsel an. In der chinesischen Lebenspflege spielt zusätzlich der Speichel eine besondere Rolle. Durch das bewusste Sammeln und Schlucken von Speichel – ein jahrtausendealtes Ritual – soll laut TCM die Bildung der Körperflüssigkeiten (津液) angeregt werden. Dies kann die Verdauung unterstützen, den Magen beruhigen und Trockenheit im Mund- und Halsbereich lindern.

So funktioniert es

1. Ruhig sitzen oder stehen, den Mund schließen und die Zungenspitze sanft an den oberen Gaumen legen. Wenn sich genügend Speichel gebildet hat, diesen in mehreren kleinen Schlucken langsam hinuntergleiten lassen.

2. Traditionell kann man das Ritual mit leichtem Zähneklappern (叩齿) oder sanftem Zungekreisen (搅舌) kombinieren, um die Speichelbildung zu fördern.

3. Ideal sind jeweils 5–10 Minuten morgens und abends. Wie bei vielen chinesischen Gesundheitsgewohnheiten entfaltet sich die Wirkung durch regelmäßige, langfristige Praxis und nicht durch sofortige Effekte.

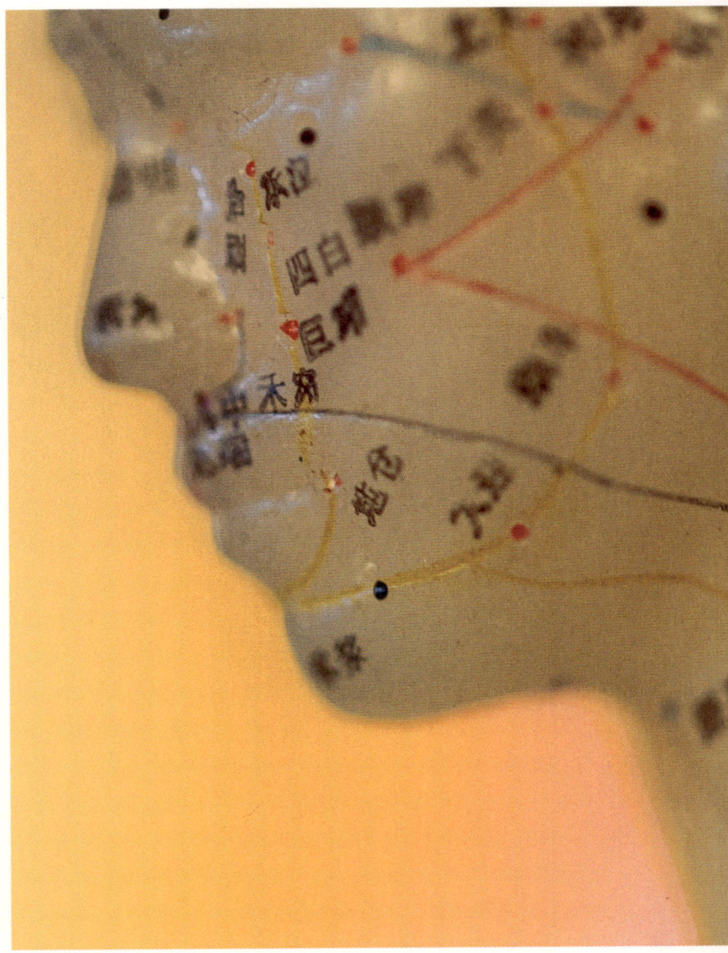

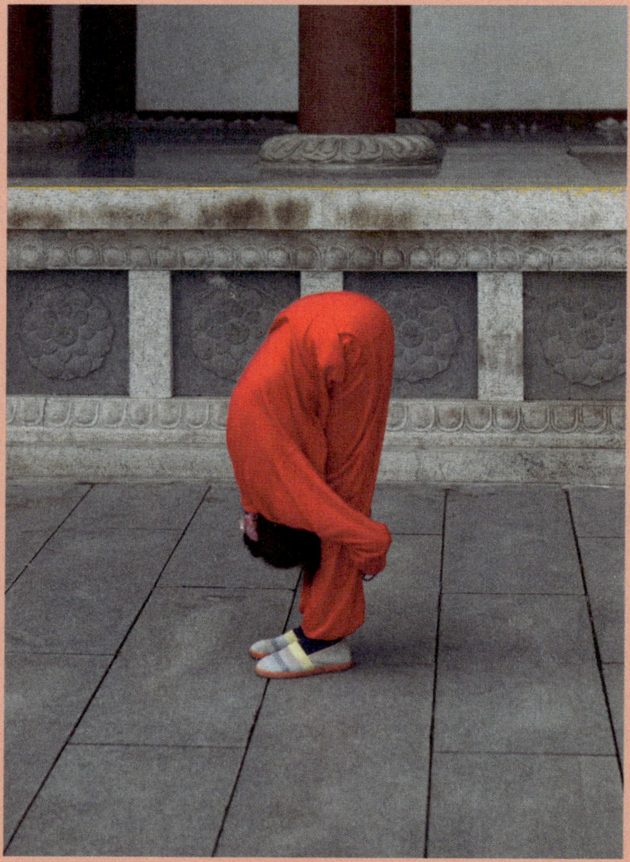

Im Essen sich selbst erkennen.

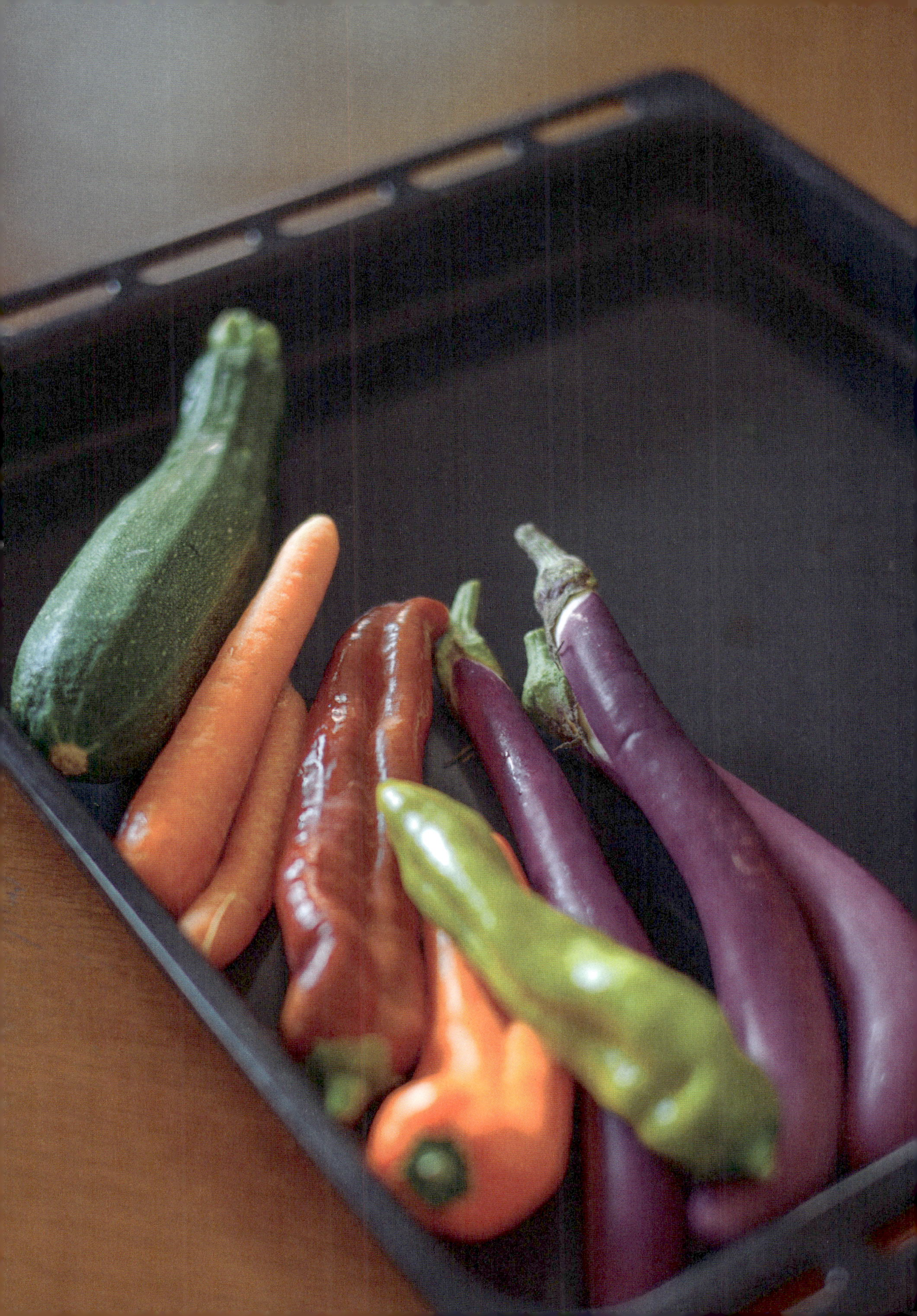

感谢

Danke

Von Herzen danke ich Feipeng – er ist nicht nur mein Mann, sondern auch mein bester Arbeitspartner. Ich danke ihm für seine stets offene Haltung, mit der er jedes neue Rezept neugierig und respektvoll betrachtet und probiert. Ebenso danke ich ihm für die großartigen Fotografien und die Buchgestaltung. Mit seinem humorvollen und zugleich wachen Blick für das Wesentliche gelingt es ihm, das Alltägliche in seinem Kern einzufangen. Wie er oft sagt: »Wohin auch immer uns unsere Füße tragen mögen, wir können den Ort, an dem wir uns gerade befinden, voll und ganz schätzen. Gibt es ein schöneres Geschenk?«

Ebenso danke ich meinen Eltern. In all meinen Lebensphasen – in Bildung, Beruf und bei persönlichen Entscheidungen – haben sie mich mit ihrer selbstlosen Liebe und Unterstützung begleitet wie ein stiller, warmer Strom, der mich überall erreicht, egal wo ich bin. Sie haben mir früh gezeigt, dass Kochen mehr ist als Nahrungszubereitung – es ist ein Akt der Liebe und der Verantwortung.

Ich danke meinen Lehrerinnen und Lehrern, sichtbaren wie unsichtbaren, jenen, die ihr Wissen über chinesische Küche, Ernährung und Lebenspflege über Generationen weitergegeben haben, ebenso wie denen, die mir im Westen neue Perspektiven eröffnet haben. Aus beiden Welten durfte ich lernen.

Von Herzen danke ich Frau Stefanie Gückstock und dem gesamten Team des Christian Verlags. Ihre Fragen, Ihr Vertrauen und Ihre Offenheit haben dieses Buch entscheidend mitgeprägt.

Ein besonderer Dank gilt allen Leserinnen und Lesern, die sich für achtsames Kochen, bewusstes Essen und einen liebevollen Umgang mit dem eigenen Körper interessieren. Dieses Buch ist für Sie geschrieben – als Einladung, den Alltag mit mehr Ruhe, Wärme und Aufmerksamkeit zu gestalten.

Und nicht zuletzt danke ich der Küche selbst: dem Schneidebrett, dem Messer, dem Feuer, den stillen Morgenstunden und den gemeinsamen Mahlzeiten. Sie alle haben mir gezeigt, dass Balance nicht gesucht werden muss, sondern entsteht, wenn wir aufmerksam sind.

参考资料

Literatur

Huangdi Neijing
Der Klassiker des Gelben Kaisers zur Inneren Medizin.
Klassisches Grundlagenwerk der Traditionellen Chinesischen Medizin, entstanden ca. 3.–1. Jh. v. Chr.

Zhang Zhongjing
Shang Han Lun – Abhandlung über kältebedingte Erkrankungen.
Verfasst ca. 200 n. Chr., eines der bedeutendsten Werke der chinesischen Medizin.

Zhang Baoxun
Alltagstaugliche Ernährungstherapie nach Symptomen.
Moderne Anwendung der chinesischen Diätetik, erstmals veröffentlicht 2024.

Michalsen, Andreas
Ernährung. Meine Quintessenz: Kraftvoll und gesund bleiben! Sicher länger leben!
Zusammenfassung zentraler Erkenntnisse aus Forschung und ärztlicher Praxis. Insel Verlag, 2024.

Green Book
Spielfilm (USA, 2018), Regie: Peter Farrelly.

杨
亚
欣

Über die Autorin Yaxin Yang

Yaxin Yang ist eine chinesische Kochbuchautorin und Kochlehrerin. In ihrer Arbeit verbindet sie fundiertes Wissen aus der westlichen Ernährungslehre mit den Traditionen der jahrtausendealten chinesischen vegetarischen Küche. Im Mittelpunkt stehen dabei das Gleichgewicht von Yin und Yang sowie die Wirkung von Lebensmitteln auf Körper und Geist.

In ihren Rezepten, Kochkursen und Ernährungsberatungen zeigt sie, wie sich diese Prinzipien alltagstauglich und genussvoll umsetzen lassen – mit vielseitigen pflanzlichen Gerichten. Ihr erstes Kochbuch *Sojabohne – Königin der Bohnen. Jahrtausendealte Kochkultur neu entdeckt* ist 2019 erschienen. Sie teilt ihre Rezepte und Kurse auf ihrer Website und außerdem auf YouTube und Instagram: @soyasoyang-soykitchen

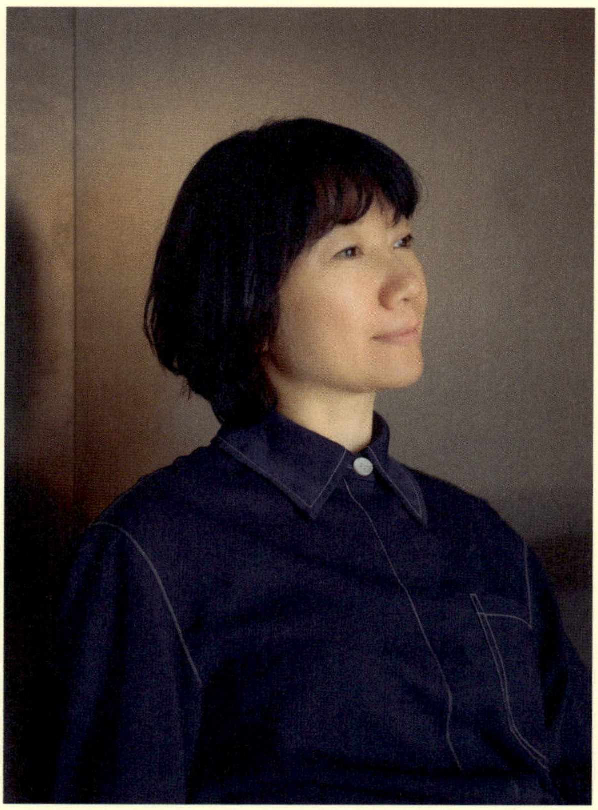

美
飞
鹏

Über den Fotografen Feipeng Jiang

Feipeng Jiang, geboren 1976 in Xi'an, der alten Stadt Chinas, entwickelte schon früh ein starkes Interesse an der aus der östlichen Philosophie hervorgegangenen visuellen Sprache. Später ging er nach Deutschland, um Kommunikationsdesign zu studieren, und erwarb 2007 seinen Abschluss an der Hochschule für Künste Bremen.

Sein erstes Werk zur Erforschung einer deutsch-chinesischen visuellen Sprache, »Mo Stadt«, wurde 2008 mit dem Red Dot Award: Communication Design ausgezeichnet. Die folgenden Arbeiten – »China Girl, China Boy – Chinas Kinder im Fokus« sowie »Coser Closer – Porträtfotografie von chinesischen Cosplay-Akteuren« – wurden in Oldenburg und Berlin ausgestellt und jeweils als gleichnamige Bildbände veröffentlicht.

Er arbeitete mit Yaxin an Fotografie und Gestaltung des Buches *Sojabohne – Königin der Bohnen* (2019 erschienen) und begann während der Pandemie er eine vegetarische Lebenspraxis. Gleichzeitig setzte er sich intensiv mit der Frage auseinander, wie sich traditionelle Printmedien und moderne, soziale Medien miteinander verbinden lassen. Daraus entstanden der YouTube-Kanal Soyasoyang-soykitchen sowie ein Instagram-Account für Foodfotografie.

In Zusammenarbeit mit Joachim Schmettau, ehemals Professor an der Universität der Künste Berlin, sowie der freien Künstlerin Susanna Wehland realisierte er mehrere Videoarbeiten. Heute lebt und arbeitet er als freier Fotograf, Künstler und Designer in Berlin, Peking und Xi'an.

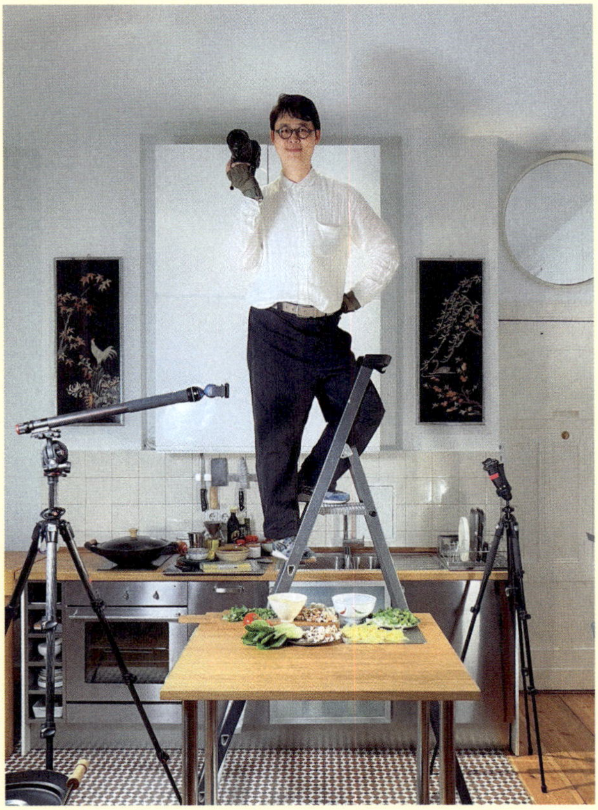

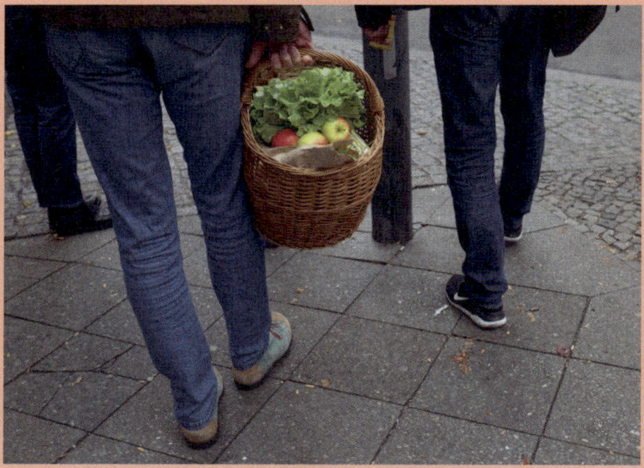

Das Leben mit all seinem Rauch und Feuer
– gemeinsam zubereitet.

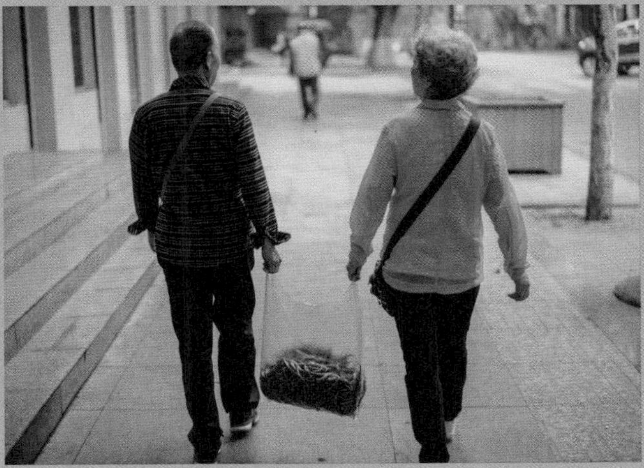

人间烟火，一起烹煮。

Register

Impressum

Produktmanagement: Stefanie Gückstock
Textredaktion: Mareike Weber
Korrektur: Dr. Iris Hahner

Layout und Satz: Feipeng Jiang
Repro: Repro LUDWIG:media
Herstellung: Elke Mader

Text, Rezepte und Illustrationen: Yaxin Yang

Fotografie und Gestaltung: Feipeng Jiang

Printed in Germany by Appl

Infanteriestraße 11a
80797 München

ISBN: 978-3-98951-074-6

Unser komplettes Programm finden Sie unter

www.christian-verlag.de

Die Deutsche Nationalbibliothek verzeichnet diese Publikation in der Deutschen Nationalbibliografie; detaillierte bibliografische Daten sind im Internet über http://dnb.d-nb.de abrufbar.

★★★★★

Sind Sie mit diesem Titel zufrieden? Dann würden wir uns über Ihre Weiterempfehlung freuen. Erzählen Sie es im Freundeskreis, berichten Sie Ihrem Buchhändler, oder bewerten Sie bei Onlinekauf. Und wenn Sie Kritik, Korrekturen, Aktualisierungen haben, freuen wir uns über Ihre Nachricht an:
Christian Verlag, Postfach 40 02 09, D-80702 München oder per E-Mail an lektorat@verlagshaus.de.

Ebenfalls erhältlich ...

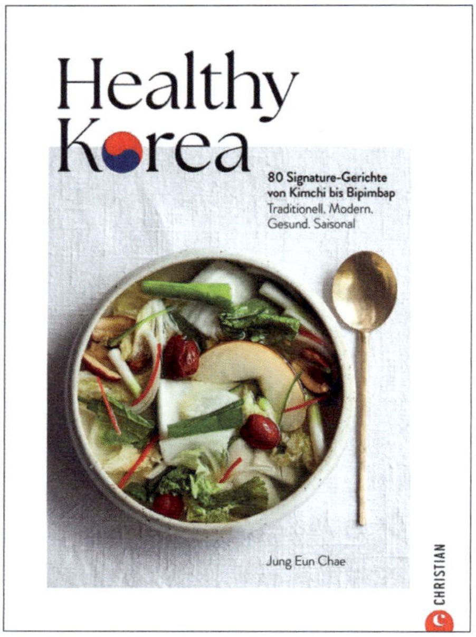

ISBN 978-3-95961-986-8

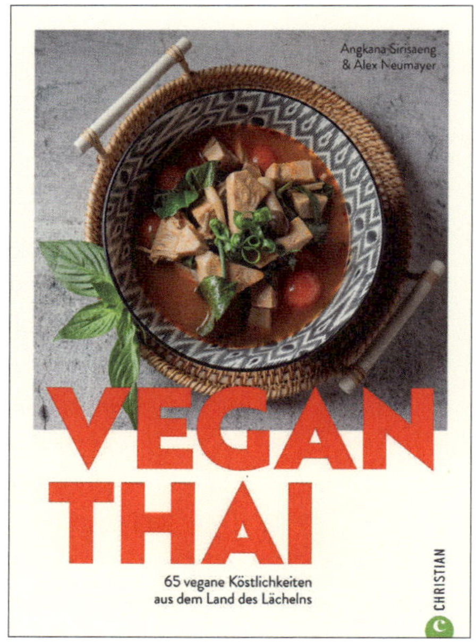

ISBN 978-3-95961-945-5

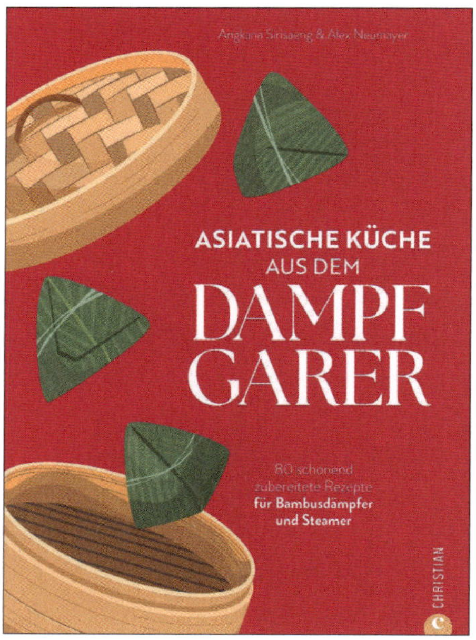

ISBN 978-3-95961-913-4

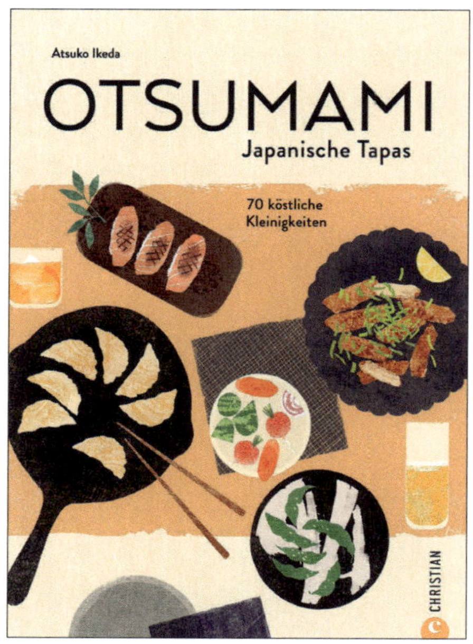

ISBN 978-3-95961-903-5

CHRISTIAN

www.christian-verlag.de